Klinische Anästhesiologie und In

Band 17

Herausgeber:
F. W. Ahnefeld H. Bergmann C. Burri W. Dick
M. Halmágyi G. Hossli E. Rügheimer
Schriftleiter: J. Kilian

Rohypnol (Flunitrazepam)
Pharmakologische Grundlagen –
Klinische Anwendung

Herausgegeben von

F. W. Ahnefeld H. Bergmann C. Burri W. Dick
M. Halmágyi G. Hossli E. Rügheimer

Unter Mitarbeit von

F. W. Ahnefeld, R. Amrein, H. Bergmann, K. H. Bock, J. B. Brückner
W. Dick, R. Dölp, A. Doenicke, H. J. Eberlein, A. Fisseler
J. Heermann, H. Heinzl, W. Heipertz, W. Heller, W. Hess, M. Heyden
G. Hossli, H. J. Johannsen, U. J. Jovanović, H. Junger, W. Kapp
D. Kielmann, J. Kugler, P. Kurka, M. Laub, W. Lorenz, P. Lotz
P. Milewski, G. Oser, Th. Pasch, E. Rügheimer, D. Schmidt
J. E. Schmitz, R. Schorer, O. Schulte-Steinberg, E. Schweichel
W. Sohler, M. Späth, H. Suttmann, J. Tarnow, H. Vontin, L. Wöller

Mit 93 Abbildungen

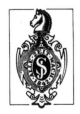

Springer-Verlag Berlin Heidelberg New York 1978

ISBN-13: 978-3-540-08900-1   e-ISBN-13: 978-3-642-67022-0

DOI: 10.1007/978-3-642-67022-0

2127/3140-543210

Vorwort

In der Schriftenreihe wurden bisher umgrenzte Themenbereiche dargestellt, die insbesondere für die Weiter- und Fortbildung im Fachgebiet der Anästhesie von besonderem Interesse sind. Dabei stand jedoch stets die für unser Fach wichtige interdisziplinäre Zusammenarbeit im Vordergrund.

Wir haben in diesem Band zum ersten Mal die Ergebnisse eines Workshop zusammengefaßt, zu dem zwar wiederum die Referenten und Diskussionsteilnehmer aus unterschiedlichen Fachgebieten stammten, bei dem es jedoch ausschließlich um die Bewertung und Charakterisierung eines neuen, für die Anästhesie interessanten Präparates ging. Das Flunitrazepam (Rohypnol) ist in einigen Ländern bereits seit mehreren Jahren im Handel, in anderen, so auch bei uns, war es bisher nur als Versuchspräparat erhältlich. Die gestellte Aufgabe bestand darin, eine Bilanz aufgrund vorliegender umfangreicher wissenschaftlicher Untersuchungen und klinischer Erfahrungen zu erstellen. Es ging uns darum, eine umfassende Information über die Pharmakologie dieser neuen Substanz zu vermitteln, insbesondere die Fragen beantworten zu lassen, in welchen Bereichen der Anästhesie und Intensivmedizin sich Indikationen für den Einsatz des Flunitrazepam ergeben. Der Anästhesist benötigt diese Informationen, um erkennen zu können, wo ein neues Präparat mit bereits vorhandenen konkurriert, wo die besonderen Vorzüge, aber auch Nachteile und Kontraindikationen liegen. Nur allzuoft ist versucht worden, gerade für neu eingeführte Mittel eine zu breit angelegte „Indikationspalette" zu empfehlen, nicht zuletzt deswegen, weil die Erstuntersucher ein solches Präparat besonders gut kennen und damit auch Indikationsgebiete „erschließen", die später nicht oder zumindest nicht in vollem Umfange bestätigt werden können.

Wir hoffen, daß die Beiträge und die Diskussion die für den Einsatz in der Praxis notwendigen Informationen und Empfehlungen vermitteln können. Einige Fragen sind verständlicherweise auch hier noch offen. Sie regen zu weiteren Untersuchungen an.

Wir haben der Firma Hoffmann-La Roche für die Unterstützung zu danken, die uns die Durchführung dieses Workshop ermöglichte. Eine gute Zusammenarbeit zwischen Wissenschaftlern, Klinikern und der pharmazeutischen Industrie ist gerade bei der Neueinführung eines Präparates unabdingbar, sie hat sich, wie wir meinen, gerade bei diesen Workshops bewährt, allen gemeinsam war das Bemühen um Objektivität.

VI

Wir danken Herrn Kilian, der als Schriftleiter die schwierige Aufgabe zu erfüllen hat, für die schnellstmögliche Publikation und die Zusammenstellung der Diskussion zu sorgen, in gleicher Weise unseren Sekretärinnen, Frau Schlenk und Frau Stüttler, nicht zuletzt dem Springer-Verlag für die gute und inzwischen oft bewährte Zusammenarbeit.

Im Juni 1978   Die Herausgeber

Inhaltsverzeichnis

Verzeichnis der Referenten und Diskussionsteilnehmer

Prof. Dr. F. W. Ahnefeld
Department für Anästhesiologie
der Universität Ulm
Steinhövelstraße 9
7900 Ulm (Donau)

Dr. R. Amrein
Firma Hoffmann-La Roche AG
Grenzacher Straße
CH-4000 Basel

Prof. Primarius Dr. H. Bergmann
Vorstand des Instituts
für Anaesthesiologie (Blutzentrale)
des Allg. öffentl. Krankenhauses Linz
A-4020 Linz (Donau)

Prof. Dr. J. B. Brückner
Institut für Anaesthesiologie
der Freien Universität Berlin
Klinikum Charlottenburg
Spandauer Damm 130
1000 Berlin 19

Prof. Dr. W. Dick
Department für Anästhesiologie
der Universität Ulm
Prittwitzstraße 43
7900 Ulm (Donau)

Prof. Dr. R. Dölp
Department für Anästhesiologie
der Universität Ulm
Steinhövelstraße 9
7900 Ulm (Donau)

Prof. Dr. A. Doenicke
Vorstand der Anaesthesie-Abteilung
der Chirurgischen
Universitäts-Poliklinik
Pettenkoferstraße 8 a
8000 München 2

Prof. Dr. H. J. Eberlein
Direktor des Instituts
für Anaesthesiologie
der Freien Universität Berlin
Klinikum Charlottenburg
Spandauer Damm 130
1000 Berlin 19

Prof. Dr. M. Halmágyi
Institut für Anaesthesiologie
des Klinikums der
Johannes Gutenberg-Universität
Langenbeckstraße 1
6500 Mainz (Rhein)

Dr. J. Heermann
Chefarzt der Hals-, Nasen-,
Ohren-Abteilung der
Krupp Krankenanstalten Gem. GmbH
Wittekindstraße 30–86
4300 Essen

Dr. H. Heinzl
Kantonsspital Zürich
Institut für Anästhesiologie
der Universitätskliniken
Rämistraße 100
CH-8091 Zürich

Dr. W. Heipertz
Institut für Anaesthesiologie der
Eberhard-Karls-Universität Tübingen
Calwer Straße 7
7400 Tübingen

Prof. Dr. G. Hossli
Kantonsspital Zürich
Direktor des Instituts für
Anästhesiologie der Universitätskliniken
Rämistraße 100
CH-8091 Zürich

X

Doz. Dr. U. J. Jovanović
Universitäts-Nervenklinik
und -Poliklinik
Röntgenring 12
8700 Würzburg

Dr. W. Kapp
Leiter der Abteilung
Klinische Forschung
Firma Hoffmann-La Roche AG
7889 Grenzach-Wyhlen

Prof. Dr. J. Kilian
Department für Anästhesiologie
der Universität Ulm
Steinhövelstraße 9
7900 Ulm (Donau)

Prof. Dr. W. Klaus
Direktor des Pharmakologischen
Instituts der Universität zu Köln
Gleueler Straße 24
5000 Köln 41

Prof. Dr. J. Kugler
Nervenklinik der Universität München
Abteilung für Elektroencephalographie
Nußbaumstraße
8000 München 19

Dr. P. Kurka
II. Chirurgische Abteilung
und Institut für Anästhesie
des Wilhelminenspitals
Montleartstraße 37
A-1160 Wien

Priv.-Doz. Dr. P. Milewski
Oberarzt am Department für
Anästhesiologie der Universität Ulm
Prittwitzstraße 43
7900 Ulm (Donau)

Priv.-Doz. Dr. Th. Pasch
Institut für Anaesthesiologie
der Universität Erlangen-Nürnberg
Maximiliansplatz 1
8520 Erlangen

Dr. J. E. Schmitz
Department für Anästhesiologie
der Universität Ulm
Steinhövelstraße 9
7900 Ulm (Donau)

Dr. O. Schulte-Steinberg
Chefarzt der Anästhesieabteilung des
Kreiskrankenhauses Starnberg
Oßwaldstraße 1
8130 Starnberg

Priv.-Doz. Dr. J. Tarnow
Institut für Anaesthesiologie
der Freien Universität Berlin
Klinikum Charlottenburg
Spandauer Damm 130
1000 Berlin 19

Dr. H. Vontin
Institut für Anaesthesiologie der
Eberhard-Karls-Universität Tübingen
Calwer Straße 7
7400 Tübingen

Verzeichnis der Herausgeber

Prof. Dr. Friedrich Wilhelm Ahnefeld
Department für Anästhesiologie
der Universität Ulm
Steinhövelstraße 9, 7900 Ulm (Donau)

Prof. Dr. Hans Bergmann
Vorstand des Instituts für
Anästhesiologie (Blutzentrale) des
Allgemeinen öffentlichen Krankenhauses
der Stadt Linz
A-4020 Linz

Prof. Dr. Caius Burri
Abteilung Chirurgie III
der Universität Ulm
Steinhövelstraße 9, 7900 Ulm (Donau)

Prof. Dr. Wolfgang Dick
Department für Anästhesiologie
der Universität Ulm
Prittwitzstraße 43, 7900 Ulm (Donau)

Prof. Dr. Miklos Halmágyi
Institut für Anästhesiologie
des Klinikums der
Johannes Gutenberg-Universität
Langenbeckstraße 1, 6500 Mainz

Prof. Dr. Georg Hossli
Kantonsspital Zürich
Direktor des Instituts für Anästhesiologie
der Universitätskliniken
Rämistraße 100, CH-8091 Zürich

Prof. Dr. Erich Rügheimer
Institut für Anästhesiologie
der Universität Erlangen-Nürnberg
Maximiliansplatz 1, 8520 Erlangen

Zur Pharmakologie von Flunitrazepam (vorgesehener Handelsname Rohypnol)

Von W. Kapp

Will man über die pharmakologischen Eigenschaften eines Benzodiazepinderivates sprechen, für das sich eine gute Wirkung im
Fachgebiet Anästhesie abzeichnet, so muß bei der Kürze der gegebenen Zeit vier wesentlichen Punkten Rechnung getragen werden.

1. Die Stellung des Präparates innerhalb der Gruppe der Benzodiazepine, wobei über vergleichende Untersuchungen mit Re-
   ferenzsubstanzen dieser Stoffgruppe berichtet werden soll.

2. Anschauungen über den Wirkungsmechanismus der Benzodiazepine, weil sich aus diesen Fakten möglicherweise Aussagen zur
   Interaktion und Wirkungsverstärkung ableiten lassen.

3. Pharmakologische Eigenschaften, die mit der Anwendung bei
   der Prämedikation und Narkoseinduktion in Zusammenhang stehen.

4. Die pharmakologischen Wechselwirkungen zwischen Flunitrazepam und Pharmaka, die als weitere Hilfsmittel bei der Narkose Verwendung finden.

Flunitrazepam ist ein Benzodiazepinderivat mit der in Abb. 1
dargestellten Struktur.

Zusammensetzung
<Rohypnol> enthält als Wirkstoff 5-(O-Fluorphenyl)-1,3-dihydro-
1-methyl-7-nitro-2H-1,4-benzodiazepin-2-on (Flunitrazepam)

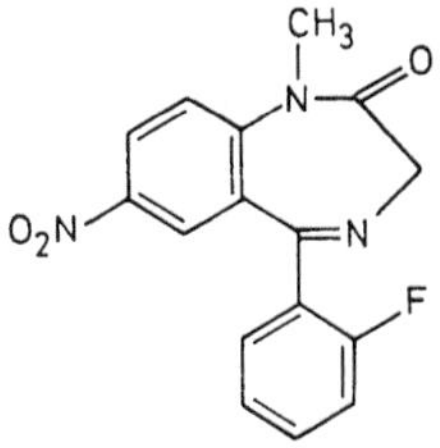

Abb. 1

Es handelt sich um ein 7-Nitro-Benzodiazepin, das an einem
Phenylring, der in Stellung 5 am Benzodiazepinmolekül steht,
in Orthostellung ein Fluoratom trägt. Der Wirkstoff hat, wie
alle Benzodiazepinderivate, vier Haupteigenschaften, die als
angstlösend, antikonvulsiv, muskelrelaxierend und zentraldämpfend bezeichnet werden. Die letztgenannte Eigenschaft fördert

den Schlafeintritt und verlängert die Schlafzeit. Die Eigenschaft zentraldämpfend ist sehr schwer konkret zu definieren und wird meist unter dem Begriff der Sedation zusammengefaßt. Wichtig für Flunitrazepam ist, daß die erwähnten pharmakologischen Effekte mit außerordentlich niedrigen Dosen erzielt werden, die keinen direkten peripheren Einfluß auf vegetative Funktionen haben, und daß eine ungewöhnlich große Spanne zwischen der erwünschten Wirkung und schädlichen oder letalen Effekten besteht.

Tabelle 1. Antikonvulsiver Effekt bei der Maus (nach BERNIS und STENIER ([1]))

	Minimaler Elektroschock, ED_{50}* in mg pro kg p.o.	Maximaler Elektroschock, ED_{50} in mg pro kg p.o.	Antipentetrazoltest ED_{50} in mg pro kg p.o.
Chlordiazepoxyd	65	15	15
Diazepam	25	10	1,5
Flunitrazepam	15	0,7	0,06

*Dosis effectiva 50

Tabelle 1 zeigt drei Benzodiazepine in ihrer Wirkung, bezogen auf den antikonvulsiven Effekt. Die Tabelle zeigt, daß Flunitrazepam das Benzodiazepinderivat ist, bei dem mit den niedrigsten Dosen im Vergleich zu anderen Wirkstoffen Wirkungen erzielt werden. Innerhalb der Benzodiazepinderivate zeichnen sich die 7-Nitro-Benzodiazepine durch eine besonders ausgeprägte antikonvulsive und muskelrelaxierende Wirkung aus. Vergleicht man hingegen die Wirkung von Flunitrazepam auf das aggresive Verhalten von Affen (Tabelle 2), so fällt auf, daß die Dosisunterschiede nicht mehr so ausgeprägt sind, wie man es bei dem antikonvulsiven Effekt zeigen kann.

Diese pharmakologischen Eigenschaften sind für die Anwendung des Präparates im Fachgebiet Anästhesie deshalb von Interesse, weil die Unterdrückung von Konvulsionen bei der Narkoseeinleitung für ein Präparat vorteilhaft ist; zumindest muß man von einem Anästhetikum fordern, daß es die Krampfschwelle nicht senkt. Hier nehmen die Benzodiazepine und unter ihnen wiederum die 7-Nitro-Verbindungen eine hervorragende Stellung ein. Es ist in diesem Zusammenhang interessant festzustellen, daß die pharmakologische Eigenschaft muskelrelaxierend bei den Benzodiazepinen fast immer mit dem Merkmal antikonvulsiv hoch korreliert.

Es drängt sich an dieser Stelle die Frage auf, ob nicht der einzige Unterschied zwischen Benzodiazepinen die Dosis-Wirkungs-Relation ist und ob es sich nicht somit um eine Stoffgruppe handelt, mit der, unter der Voraussetzung, daß man eine geeignete Dosierung in geeigneten Dosisintervallen gibt, gleiche

Tabelle 2. Wirkung von Flunitrazepam und anderen Substanzen auf
das aggressive Verhalten des Macaca philippinensis (1)

	Verab-reichungs-art	Anzahl Affen	Minimale wirk-same Dosis (mg pro kg)	Verhältnis Aggressivität zu Aktivität
Pentobarbital	s.c.	3	20	0,9
Chlordiazepoxyd	p.o.	7	1,0	0,3
Diazepam	p.o.	3	1,0	0,3
Flunitrazepam	p.o.	3	0,5	0,28

Wirksamkeiten beim Patienten erzielt werden können. Die Tatsache, daß alle Benzodiazepine, die in die Therapie eingeführt
wurden, ein relativ uniformes Verhalten in den pharmakologischen
Testen zeigten, berechtigt jedoch nicht zu der Aussage, daß sich
die Stoffgruppe nur in der Dosis-Wirkungs-Relation unterscheidet. Unter klinischen Aspekten finden wir andere Verhältnisse.
Bezogen auf ein ganz bestimmtes Therapieziel ist es möglich,
mit unterschiedlichen Wirkstoffen aus der Stoffgruppe der Benzodiazepine bei unterschiedlicher Dosierung den gleichen Effekt
zu erreichen. Es ist jedoch ganz entscheidend, ob das Therapieziel z. B. Angstlösung mit maximaler oder mit geringer Sedation
erzielt werden kann, oder ob bei einem Patienten, der zusätzlich unter Muskelverspannungen leidet, nicht eine Substanz gewählt werden muß, die auf dem Weg zum Therapieziel auch muskelrelaxierende Effekte zeigt. Es gibt nun Benzodiazepinderivate,
bei denen keine geeigneten Dosisintervalle und keine Wirkstoff-
dosen angegeben werden können, bei denen alle vier pharmakologischen Haupteigenschaften in klinische Wirksamkeiten umgesetzt
werden. Bei Flunitrazepam überwiegt die schlafinduzierende Eigenschaft des Präparates klinisch so stark, daß bei durchgeführten Untersuchungen in niedrigen Dosen das typische Spektrum eines Tranquilizers klinisch nicht verwertbar ist. Im Rahmen kli-
nisch-pharmakologischer Untersuchungen konnte so für Flunitrazepam gezeigt werden, daß das Präparat zwar eines der am stärksten wirksamen Antikonvulsiva ist, daß aber mit der Unterbrechung des Status mit großer Regelmäßigkeit ein Schlafzustand
eintrat, der die therapeutische Nutzbarkeit bei der Epilepsie
in Frage stellte. Von diesen Beobachtungen her wurde die klinische Prüfung als Hypnotikum eingeleitet und sofort die Frage
aufgeworfen, ob der Schlafzustand, der bei der intravenösen Injektion auftritt, nicht im Fachgebiet Anästhesie zur Narkoseinduktion genutzt werden kann.

Im Rahmen der pharmakologischen Untersuchungen zu Flunitrazepam zeigte sich im Gegensatz zu Pentobarbital, das die Weckreaktion komplett blockiert, daß Flunitrazepam keine Blockade
der Weckreaktion verursacht, obwohl die Substanz einen ausgeprägten sedativen Effekt hat.

Die Wirkung auf den Schlafzyklus von Affen ergab im Vergleich
zu Flurazepam eine deutliche Zunahme der power density im Fre-

4

quenzbereich von 22 - 24 Hertz in allen vier untersuchten Hirn-
gebieten (4).

Bezüglich der muskelrelaxierenden Wirkung erwies sich Flunitrazepam als deutlich stärker wirksam im Vergleich zu Diazepam und
Chlordiazepoxyd. Bezüglich der antikonvulsiven Eigenschaften
gilt das gleiche.

Bei dem Test auf zähmende Wirkung bei aggressiven Affen erwies
sich Flunitrazepam gleich stark wie Chlordiazepoxyd und Diazepam.

Über den Wirkungsmechanismus der Benzodiazepine.konnten durch
Untersuchungen in jüngster Zeit neue Aussagen gemacht werden
(3, 5). Die auffälligste neuropharmakologische Wirkung ist eine Verstärkung synaptischer Hemmechanismen auf verschiedenen
Ebenen im Zentralnervensystem. Für keine andere Stoffgruppe
fand sich bisher eine derart spezifisch ausgeprägte Wirkung.
Der Effekt der Benzodiazepine erstreckt sich nicht auf alle
inhibitorischen Synapsen, vielmehr verstärken diese Stoffe nur
jene prä- und postsynaptischen Hemmphänomene, bei denen Gammaaminobuttersäure (GABA) als inhibitorischer Transmitter nachgewiesen ist oder vermutet wird. Neuere Untersuchungen legen weiterhin sehr nahe, daß es im ZNS benzodiazepinspezifische Rezep-
toren gibt. Es darf mit großer Sicherheit geschlossen werden,
daß Benzodiazepine ihre zentrale Wirkungen nicht durch direkte
Dämpfung erregbarer Strukturen erzielen, wie z. B. die Narkotika, sondern durch einen verstärkten physiologischen Hemmecha-
nismus.

Im Hinblick auf die Verwendung von Flunitrazepam in der Anästhesie ist von Interesse, daß Sedativa und Hypnotika die pharmakologischen Effekte von Flunitrazepam häufig verstärken.

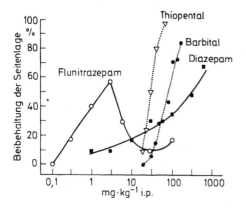

Abb. 2. Dosis-Wirkungs-Kurven verschiedener Substanzen für die
Erzeugung eines Zustandes bei Ratten, in der die Seitenlage toleriert wird (2)

Abb. 2 zeigt einen Vergleich der Dosis-Wirkungs-Kurven von Flunitrazepam, Diazepam, Thiopental und Barbital für die Erzeugung
eines Zustandes bei Ratten, in der die Seitenlage toleriert wird
(2).

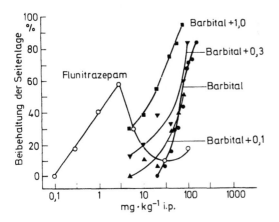

Abb. 3. Wirkung von Barbital auf die Beibehaltung der Seitenlage von Ratten (2)

Bei Abb. 3 wurde nun die Wirkung von Barbital auf die Beibehaltung der Seitenlage von Ratten dargestellt. Die Substanzen wurden i.p. verabreicht. Auf der Ordinate ist die Anzahl der Tiere
angegeben, welche die Seitenlage akzeptieren. Das Kriterium war,
ob Ratten, wenn sie in Seitenlage verbracht werden, diese Lage
beibehalten, aber durch taktile Reize weckbar wären. Dieser Zustand ist sicherlich nicht identisch mit physiologischem Schlaf,
stellt aber einen eindeutigen Parameter dar. Es zeigte sich,
daß die Dosis-Wirkungs-Kurve für Barbital sehr steil verläuft.
Nach Flunitrazepam allein (3 mg/kg Körpergewicht i.p.) blieben
etwa 50 % der Tiere in Seitenlage. Mit höheren Dosen nimmt die
Zahl der Tiere mit Seitenlage wieder ab. Barbital wurde dann
zusammen mit drei verschiedenen Dosen von Flunitrazepam verabreicht. Aufgrund der resultierenden Dosis-Wirkungs-Kurve darf
man annehmen, daß sich die Wirkungen der beiden Substanzen ad-
dieren und daß eine echte Potenzierung höchst unwahrscheinlich
ist. Dasselbe gilt für die Kombination von Flunitrazepam und
Thiopental.

Diese Untersuchungen werden ergänzt durch den Chlorprotrixen-
Potenzierungstest bei der Maus. Bei aller angebrachten Vorsicht
bei der Übertragung pharmakologischer Effekte auf den Menschen
darf aus Erfahrung festgestellt werden, daß sich dieser Test
als ein gutes Kriterium für die hypnotische Wirkung erwiesen
hat. So liegt die Dosis, bei welcher 50 % der Tiere schlafen,
für Pentobarbital bei 55 ± 3 mg/kg Körpergewicht p.o. und wird
durch die Gabe von Chlorprotrixen nicht verändert. Hingegen sind

mehr als 1.000 mg/kg Körpergewicht notwendig, wenn man Flunitrazepam gibt, was praktisch für eine minimale Wirkung auf das
Schlafverhalten spricht, während bei Vorbehandlung mit Chlorprotrixen nur 0,003 mg/kg Körpergewicht p.o. schon bei 50 % der
Tiere Schlaf hervorrufen.

Im selben Versuchsansatz benötigt man für Diazepam 225 mg/kg
Körpergewicht. Sind die Tiere mit Chlorprotrixen vorbehandelt,
so sinkt die notwendige Diazepamdosis auf 4,2 mg/kg Körpergewicht. Daraus darf geschlossen werden, daß von den genannten
drei Substanzen Flunitrazepam die Wirkung von Chlorprotrixen
am ausgeprägtesten verstärkt.

Analogversuche von STUMPF (6) zeigen, daß Mäuse mit Lachgas
nicht in Seitenlage zu bringen sind, sondern im Gegenteil erregt werden. In Kombination mit Flunitrazepam erzeugt jedoch
Lachgas einen Schlafzustand. Ob es sich hierbei um eine echte
Potenzierung handelt, ist unklar.

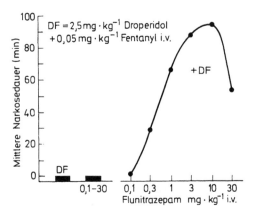

Abb. 4. Wirkung einer Kombination eines Neuroleptanalgetikums
mit Flunitrazepam (2)

Abb. 4 nimmt nun zu der wichtigen Problematik unter pharmakologischen Aspekten Stellung, wie die Wirkung bei Kombination eines Neuroleptanalgetikums mit Flunitrazepam ist (2). Mit der
Kombination Droperidol/Fentanyl ist an der Maus keine Narkose
zu erzielen. Die Tiere zeigten vielmehr das aus der Pharmakologie bekannte Bild der Neurolepsie. Bei niedriger Dosierung
bricht der an der Maus erregende Effekt von Fentanyl durch. Bei
der Kombination einer fixen Dosis des Neuroleptanalgetikums mit
steigenden Dosen von Flunitrazepam trat ab 0,3 mg/kg Körpergewicht bei allen Mäusen Narkose ein, wobei die Narkosedauer mit
steigenden Dosen von Flunitrazepam zunahm.

Zusammenfassend darf festgestellt werden, daß Flunitrazepam
alleine gegeben bei den gebräuchlichsten Tierspezies einen
schlafähnlichen Zustand überhaupt nicht oder erst in hohen i.v.

Dosen zu erzwingen vermag. Zwischen der kleinsten pharmakologisch wirksamen und den letalen Dosen besteht ein ungewöhnlich
großer Abstand. Die Wechselwirkung zwischen Flunitrazepam und
anderen zentral depressiven Pharmaka schwankt zwischen praktisch
reiner Addition von Barbituraten, möglicher Potenzierung mit
Lachgas und qualitativ neuartiger Wirkung mit einem Neurolepti-
kum.

Literatur

1. BERNIS, R., STENIER, P.: Etude clinique du Ro 5-4200 ou flu-
   nitrazépam en conjonction avec les anesthésiques volatils
   fluores. Vortrag 2as Jornadas y 1. Congreso international
   de la asociacion de médicos ex-residentes y residentes de
   anestesia, Mexico, 22. - 24.8.1974.

2. HAEFELY, W., CUMIN, R., KULCSAR, A., POLC, P., SCHAFFNER, R.:
   Einige Aspekte der Pharmakologie von Flunitrazepam ("Rohypnol"). In: Bisherige Erfahrungen mit "Rohypnol" (Flunitrazepam) in der Anästhesiologie und Intensivtherapie (eds. W.
   HÜGIN, G. HOSSLI, M. GEMPERLE), p. 13. Basel: Editiones Roche 1976.

3. HAEFELY, W., KULCSAR, A., MÖHLER, H., PIERI, L., POLC, P.,
   SCHAFFNER, R.: Possible involvement of GABA in the central
   actions of benzodiazepines. In: Advances in Biochemical Psy-
   chopharmacology (eds. E. COSTA, P. GREENGARD), p. 131. New
   York: Raven Press 1975.

4. Pharmakologi,che Studien (Hoffmann-La Roche).

5. POLC, P., MÖHLER, H., HAEFELY, W.: The effect of Diazepam
   on spinal cord activities: Possible sites and mechanisms
   of action. Arch. exp. Path. Pharmakol. 284, 319 (1974).

6. STUMPF, C., GOGOLAK, G., HUCK, S., ANDICS, A.: Wirkung zentral dämpfender Pharmaka auf die Stickoxydul-Narkose. Anaesthesist 24, 264 (1975).

Zur Pharmakokinetik und zum Metabolismus von Flunitrazepam

Von R. Amrein

1. Einleitung

Ich darf Ihnen etwas über den Metabolismus und die Pharmakokinetik von Rohypnol erzählen.

Zuerst möchte ich Ihnen die metabolischen Wege, über die Rohypnol eliminiert wird, vorstellen und einiges zu den im Blut und Urin nachweisbaren Metaboliten bemerken.

Dann wollen wir die Eindosenkinetik von Rohypnol an gesunden Probanden nach intravenöser, intramuskulärer und peroraler Gabe besprechen. Mögliche Änderungen der Pharmakokinetik durch Nierenfunktionsstörungen seien am Rande erwähnt.

Beziehungen zwischen der Pharmakokinetik und pharmakodynamischen Parametern von Rohypnol herzustellen, ist faszinierend. Über zwei Versuche will ich berichten.

Zuletzt soll die Zwei- und Mehrdosenkinetik besprochen werden: Die Zweidosenkinetik, weil sie für die Anästhesie von Bedeutung ist, die Mehrdosenkinetik, weil Rohypnol auch als Schlafmittel gebraucht wird, aber auch deswegen, weil Rohypnol in der Intensivpflege ein bis heute noch wenig genutztes Potential zu besitzen scheint.

2. Metabolismus

Flunitrazepam wird im menschlichen Körper praktisch vollständig metabolisiert. Die Aufklärung des Metabolismus erfolgte im wesentlichen durch WENDT (7). Fr fand im Blut nach der Verabreichung von Flunitrazepam neben unverändertem Wirkstoff das durch Reduktion entstandene 7-Aminoderivat, das Desmethylderivat, und postulierte die Bildung eines 3-Hydroxyderivates, da er das dazugehörige Glukuronid identifizierte (Abb. 1). HAEFELFINGER (5) hat dann später das 7-Amino-1-Desmethylderivat im Plasma identifiziert. Sowohl das 1-Desmethylderivat wie der 7-Aminometabolit besitzen im Tierexperiment eine gewisse pharmakologische Aktivität (3). Die Wirksamkeit beim Tier ist aber weniger stark als diejenige der unveränderten Wirksubstanz. Beim Menschen wurden die Metaboliten als solche noch nicht verabreicht. Deshalb sind die Eliminationshalbwertszeiten dieser Metaboliten nicht bekannt. Aufgrund der Untersuchungen von WENDT mit radiomarkiertem Flunitrazepam (7) kann bloß gesagt werden, daß die Halbwertszeit der Elimination für die 7-Aminometaboliten wahrscheinlich kürzer ist als 20 h und für die Desmethylverbindung kürzer als 31 h (Abb. 2). Wir können später noch die Eliminationshalbwertszeiten der Metaboliten diskutieren.

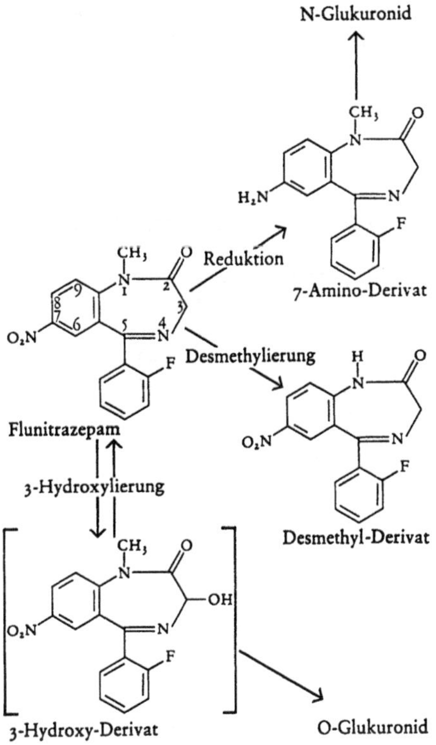

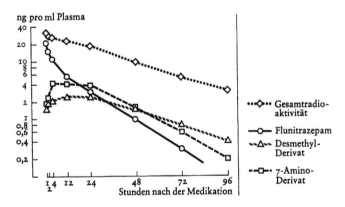

N-Glukuronid

CH₃

H₂N

F

7-Amino-Derivat

Reduktion

CH₃

O₂N

F

Flunitrazepam

Desmethylierung

H

O₂N

F

Desmethyl-Derivat

3-Hydroxylierung

CH₃

OH

O₂N

F

3-Hydroxy-Derivat   O-Glukuronid

Abb. 1. Flunitrazepam und dessen im Blut nachgewiesene Metaboliten (nach WENDT)

ng pro ml Plasma

···◇··· Gesamtradio-aktivität

—○— Flunitrazepam

··△·· Desmethyl-Derivat

··□·· 7-Amino-Derivat

Stunden nach der Medikation

Abb. 2. Plasmaspiegel nach i.v. Gabe von 2,8 mg 5-^{14}C-Flunitra-zepam

Die Primärmetaboliten ihrerseits werden weiter metabolisiert. Primär- und Sekundärmetaboliten erscheinen unverändert oder als Konjugate im Urin.

Etwa 90 % der als Rohypnol verabreichten Substanz erscheinen über verschiedenste Metaboliten im Urin, etwa 10 % erscheinen metabolisiert im Kot.

Rohypnol wird also im Körper praktisch vollständig metabolisiert, wobei drei prinzipiell verschiedene metabolische Wege
benutzt werden, nämlich die Bildung des Desmethylderivates, des
7-Aminoderivates und des 3-Hydroxyderivates.

3. Eindosenkinetik

3. 1. Eindosenkinetik nach intravenöser Applikation von Rohypnol an gesunden Probanden

Injiziert man Rohypnol intravenös, werden etwa die folgenden
Plasmaspiegel des unveränderten Pharmakons beobachtet (Abb. 3).
Sie sehen sofort, daß der Konzentrationsabfall im Plasma nicht
während der ganzen Beobachtungsdauer gleichmäßig erfolgt. In
der ersten Stunde wird ein ganz steiler Konzentrationsabfall
beobachtet; dann verschwindet Rohypnol mit einer mittleren Geschwindigkeit aus dem Plasma. Nach etwa 20 h wird die Endphase
erreicht, in der sich die Plasmakonzentration in etwa 20 h jeweils um die Hälfte zurückbildet.

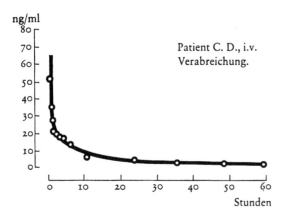

Abb. 3. Plasmakonzentrationen von Flunitrazepam nach intravenöser Injektion von 2 mg Rohypnol

Formal sind am Verschwinden von Rohypnol aus dem Plasma drei
Prozesse mit ganz verschiedenen Geschwindigkeiten beteiligt.
Die mathematische Beschreibung erfolgt mit einem triexponen-
tiellen Ausdruck der folgenden Art:

$$C_p = P \cdot e^{-\pi t} + A \cdot e^{-\alpha t} + B \cdot e^{-\beta t}$$

In Abb. 4 habe ich Ihnen den Plasmakurvenverlauf für einen Probanden gezeichnet und in die drei Exponentialterme zerlegt, deren Summe die ursprüngliche Kurve ergibt. Wie Sie sehen, ist
für den Abfall der Plasmakonzentration in der ersten Stunde
fast ausschließlich π verantwortlich. π entspricht einer Halbwertszeit von 10 min. Zwischen der ersten und etwa der fünf-

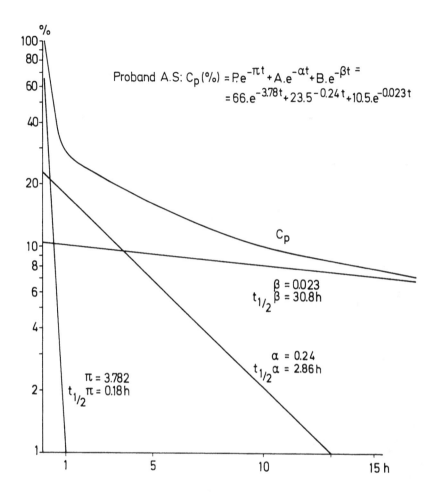

Abb. 4. Zerlegung einer Plasmaspiegelkurve von Rohypnol in drei
Exponentialterme. Maßgeblich für den raschen Konzentrationsabfall in den ersten 10 h sind π und α.

zehnten Stunde wird der Plasmakonzentrationsverlauf weitgehend
bestimmt durch α, dem im vorliegenden Fall eine Halbwertszeit
von knapp 3 h entspricht. Erst dann bestimmt β ausschließlich
den Konzentrationsverlauf. Zu Beginn der reinen β-Phase befinden sich aber nur noch etwa 6 % der ursprünglichen Rohypnolmenge im ersten Kompartiment. Für die Zeit, während der wir die
klinische Wirkung von Rohypnol beobachten können, ist also die
Eliminationskonstante β von geringer Bedeutung.

Mit der triexponentiellen Kurvenbeschreibung verbinden wir die
Vorstellung eines Dreikompartimentmodells mit Elimination aus
dem Zentralkompartiment (Abb. 5).

Unmittelbar nach intravenöser Injektion befindet sich die gesamte Rohypnolmenge im Zentralkompartiment, zu dem auch das

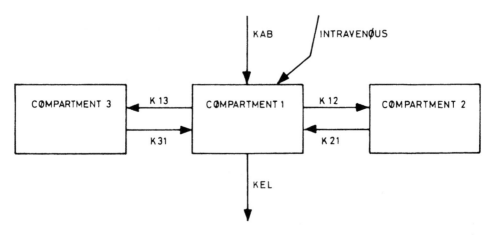

Abb. 5. Schematische Darstellung des benutzten Dreikompartimentmodells. KAB = Absorptionskonstante, Kel = Eliminationskonstante,
K_{12} und K_{21} = Austauschkonstanten zwischen dem ersten und dem
zweiten Kompartiment, K_{13} und K_{31} = Austauschkonstanten zwischen
dem ersten und dem dritten Kompartiment

Plasma gehört. Sofort beginnt das Medikament in die tieferen
Kompartimente, in der ersten Phase vorwiegend ins zweite Kompartiment, abzufließen.

Bereits nach 1 h finden wir im Zentralkompartiment nur noch etwa ein Drittel der ursprünglich vorhandenen Substanz, das zweite Kompartiment befindet sich praktisch im Konzentrationsgleich-
gewicht mit dem ersten und enthält jetzt annähernd die Hälfte
des Rohypnol. Im tiefen dritten Kompartiment finden wir etwa
15 % des Rohypnol, und 7 % sind zu dieser Zeit bereits ausgeschieden (Abb. 6).

9 h nach der Injektion befinden sich im Zentralkompartiment etwa 12 % der Dosis, im zweiten etwa 18 %, im tiefen dritten fast
40 %. Rund ein Drittel der Dosis ist zu dieser Zeit durch Metabolisierung eliminiert.

24 h nach der Injektion befinden sich nur noch 6 % der Dosis
im ersten Kompartiment, etwa 9 % befinden sich im zweiten und
30 % im dritten. Mehr als die Hälfte der Dosis ist zu diesem
Zeitpunkt aus dem Körper eliminiert.

3. 2. Eindosenkinetik bei peroraler und intramuskulärer Applikation

Verabreichen Sie Rohypnol peroral, sei es als Tabletten oder
als Tropfen, oder intramuskulär, dann verlaufen die Plasmakur-
ven sehr ähnlich. Rohypnol wird nach intramuskulärer und nach
oraler Applikation etwa gleich schnell absorbiert. Die Invasions-
halbwertszeit beträgt zwischen 10 - 30 min. Die Invasionsge-
schwindigkeit ist ähnlich wie die Geschwindigkeit, mit der das
Pharmakon aus dem Zentralkompartiment in die tieferen Kompartimente abfließt. Deshalb werden bei diesen Applikationsarten auch

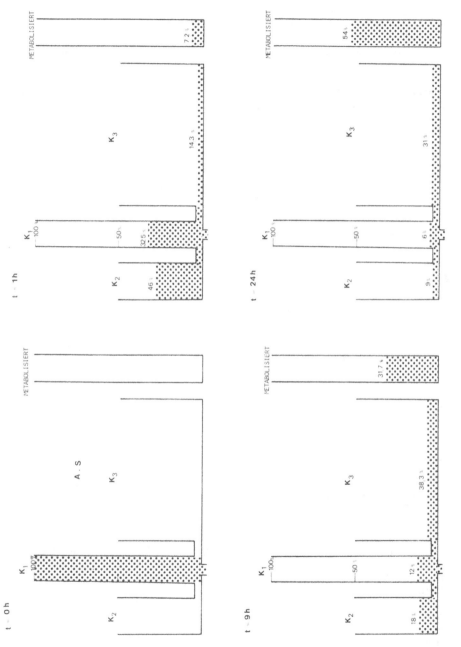

Abb. 6. Schematische Darstellung der relativen Rohypnolmengen, die sich zu verschiedenen Zeitpunkten in den drei Kompartimenten (K_1, K_2, K_3) befinden. Plasma gehört zum Zentralkompartiment K_1

nicht annähernd so hohe Spitzenkonzentrationen beobachtet, wie
bei i.v. Applikation erreicht wird. Meist sind die nach peroraler Applikation erreichten Spitzenkonzentrationen etwa ein Drittel so hoch wie nach intravenöser Verabreichung. Wirksame Blut-
spiegel werden 10 - 20 min nach peroraler oder intramuskulärer
Applikation beobachtet; die Maximalkonzentration ist etwa nach
1 1/2 h erreicht. Danach ist der Blutspiegelverlauf fast gleich
wie nach intravenöser Injektion (Abb. 7).

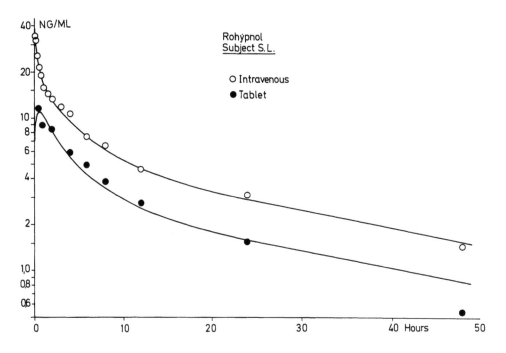

Abb. 7. Plasmaspiegel und Modellkurven nach intravenöser und
peroraler Verabreichung von Rohypnol

3. 3. Ausmaß der Absorption und Bioverfügbarkeit
Nach peroraler Gabe wird Rohypnol praktisch vollständig absorbiert. Bioverfügbar werden zwischen 80 und 90 % der Dosis. Gut
10 % der Dosis gehen wegen des first liver pass effect für die
Bioverfügbarkeit verloren (4).

3. 4. Dosis-Proportionalität
Im geprüften therapeutischen Bereich von 1 - 4 mg ist die Pharmakokinetik von Rohypnol streng dosisproportional (Abb. 8).

3. 5. Pharmakokinetik bei Nierenkranken
Wir haben bereits gesehen, daß bei Nierengesunden weniger als
2 % des verabreichten Rohypnol unverändert im Urin erscheinen.
Es ist deshalb zu erwarten, daß auch bei extrem niereninsuffizienten Patienten, ja sogar beim Anuriker, die Eliminationshalbwertszeit von Flunitrazepam gegenüber Gesunden nicht ver-

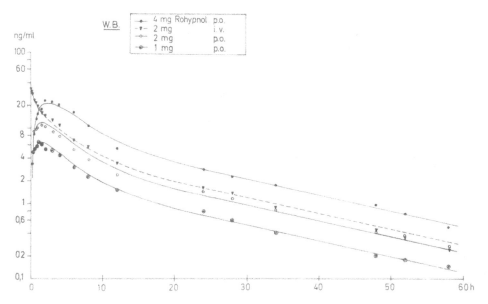

Abb. 8. Dosisproportionalität der Plasmaspiegel bei einem Probanden, der Rohypnol im cross over-Versuch in den Dosen von 1, 2 und 4 mg erhalten hatte

längert wird. Das gleiche gilt für Desmethylflunitrazepam, das bei Nierengesunden ebenfalls nur in sehr kleinen Mengen im Urin erscheint. Anders liegen die Verhältnisse beim 7-Aminoderivat und beim 7-Amino-1-Desmethylderivat des Flunitrazepam, die beide in größeren Mengen bei Nierengesunden im Urin erscheinen. Es ist zu erwarten, daß bei schwerer Niereninsuffizienz diese beiden Metaboliten im Plasma in höheren Konzentrationen vorkommen als bei Nierengesunden. In Tabelle 1 haben wir Daten von Nierengesunden den Meßergebnissen von zwei Patienten mit terminaler Niereninsuffizienz gegenübergestellt. Beide Gruppen erhielten an 30 aufeinanderfolgenden Tagen abends jeweils 2 mg Rohypnol per os. Die Angaben für die Nierengesunden entstammen einer Publikation, die wir zusammen mit WICKSTRØM (8) geschrieben haben; die Angaben über die Patienten mit Niereninsuffizienz verdanken wir HEIERLI und HAEFELFINGER (6). Wie Sie sehen, sind die Konzentrationen der beiden Aminometaboliten bei terminal Nierenkranken nach lang dauernder Rohypnolapplikation doppelt bis etwa achtmal so hoch wie bei den Nierengesunden.

4. Zusammenhänge zwischen klinischer Wirkung und Pharmakokinetik

1975 führten wir zusammen mit HÜGIN (1) in Basel Versuche durch, die zeigten, daß mindestens qualitativ Zusammenhänge bestehen zwischen Plasmakonzentration und Wirkung. Wir fanden gesteigerte Schlafbereitschaft, solange Plasmakonzentrationen von etwa 7 ng/ml überschritten waren. Die Patienten waren stärkstens sediert oder haben geschlafen, solange Plasmakonzentrationen von etwa 12 - 15 ng/ml überschritten waren. Für diese Zeit wiesen die Patienten eine weitgehende Amnesie auf (Abb. 9).

Tabelle 1. Plasmakonzentration von Flunitrazepam und seinen Hauptmetaboliten nach 14tägiger Verabreichung von 2 mg Rohypnol an Nierengesunde und Patienten mit terminaler Niereninsuffizienz (Konzentrationsangaben in ng/ml)

| | | Flunitrazepam | | | Desmethylmetabolit | | |
		9 h	24 h	36 h	9 h	24 h	36 h
Nierengesunde		5,1	2,8	1,9	2,8	2,7	1,5
Terminale Niereninsuffizienz	WUN	5,0	2,4	2,2	1,7	1,2	0,8
	GUE	2,0	1,3	1,4	3,3	2,6	2,6

| | | 7-Aminometabolit | | | 7-Amino-Desmethyl-Flunitrazepam | | |
		9 h	24 h	36 h	9 h	24 h	36 h
Nierengesunde		4,6	3,3	2,2	1,5	1,8	1,4
Terminale Niereninsuffizienz	WUN	18	17	16	5,8	5,2	5,7
	GUE	6,5	5,9	3,9	14	10	5,1

Ermutigt durch diesen ersten Erfolg, haben wir anschließend mit ZIEGLER (2) in Zürich einen Versuch an Probanden durchgeführt, bei dem diese Rohypnol in Dosen von 1, 2, 4 mg per os und 2 mg intravenös erhielten. Dabei sind wir der Frage nachgegangen, ob sich zwischen Plasmakonzentration einerseits, Feinmotorik, Gedächtnisleistung, Aufmerksamkeit und Sedationsgrad andererseits quantitative Beziehungen herstellen lassen. Zur Überprüfung der Feinmotorik benutzten wir einen eigenen, für diesen Versuch konzipierten Nachfahrtest, bei dem der Proband einen parallelen Linienzug mit dem Bleistift verfolgen muß. Zur Beschreibung der Gedächtnisleistung wurde versucht Aufmerksamkeit, Perzeption, kurz- und mittelfristige Gedächtnisleistung getrennt zu erfassen. Die Patienten beschrieben ihr Befinden in einer 12-Punkt-Bipolarskala. Für die meisten der überprüften Größen fanden wir enge Zusammenhänge mit der Plasmakonzentration. Bei Korrelation aller Meßwertpaare eines einzigen Individuums waren Korrelationskoeffizienten von 0,9 und höher nicht selten. Das heißt aber, daß bei einem bestimmten Individuum ein bestimmtes Verhalten oder Testergebnis zu vier Fünftel durch die Plasmakonzentration erklärt werden kann (Abb. 10). Für die meisten Meßgrößen ließ sich dabei zeigen, daß die Beziehungen zwischen Wirkung und Plasmakonzentration nicht einfach linear sind. Wie Sie aus den Abb. 11 und 12 ersehen können, ist die Wirkung annähernd proportional zum Logarithmus der Plasmakonzentration. In der Abb. 13 haben wir versucht, in einem dreidimensionalen Gebilde Wirkung und Plasmakonzentration in Abhängigkeit von der Zeit darzustellen, wobei die Wirkung in der Vertikalen, die Plasmakonzentrationen in der Sagittalen, die Zeit in der Horizontalen liegen.

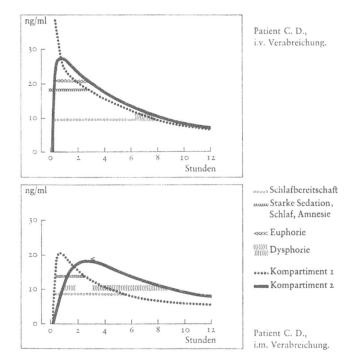

Patient C. D.,
i.v. Verabreichung.

○○○○○ Schlafbereitschaft
〰〰〰 Starke Sedation,
Schlaf, Amnesie

◁◁◁ Euphorie

((((((((Dysphorie

••••• Kompartiment 1
━━━ Kompartiment 2

Patient C. D.,
i.m. Verabreichung.

Abb. 9. Zusammenhang zwischen klinischer Wirkung und Rohypnol-
konzentration im ersten und im zweiten Kompartiment

Sie sehen, wie bei den verschiedenen Dosierungen die Wirkung
weitgehend definiert ist durch die jeweils vorhandene Plasmakonzentration. Da aber die Plasmakonzentration ihrerseits weitgehend bestimmt ist durch die Dosis und durch die Zeit nach der
Verabreichung, kommen wir zum Schluß, daß sich die wichtigsten
Rohypnolwirkungen aufgrund der Dosis für eine bestimmte Zeit
nach Applikation recht präzis voraussagen lassen.

5. Mehrdosenkinetik

5. 1. Zwei- und Dreidosenkinetik
In der Anästhesie kommt es häufig vor, daß zwei oder drei Dosen
von Rohypnol kurz nacheinander verabreicht werden. Rohypnol wird
verabreicht am Vorabend vor der Operation, am Tage der Operation
etwa 2 bis 3 1/2 h vor dem Operationsbeginn und schließlich unmittelbar vor der Operation als Narkoseeinleitung.

Wir wollen vorerst den Einfluß der Vorabenddosis auf die Narkoseinduktion untersuchen. Nach unseren Modellberechnungen wird
es für die bei den Narkoseinduktionen zu verwendende Rohypnolmenge eine geringfügige Rolle spielen, ob der Patient am Vorabend 2 mg Rohypnol bekommen hat oder nicht. Der Vorteil der
vorabendlichen Rohypnolgabe liegt also nicht darin, daß bei der
Narkoseinduktion Rohypnol gespart werden kann, sondern darin,
daß der Patient eine ruhige Nacht verbringt und gelassen der
Operation entgegensieht.

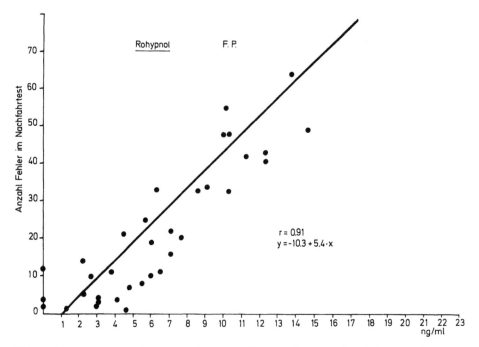

Abb. 10. Zusammenhang zwischen Plasmakonzentration und Fehlerzahl im Nachfahrtest

An vielen Spitälern wird Rohypnol am Operationstag etwa 3 h vor
dem vorgesehenen Operationsbeginn in einer Dosis von 2 mg intramuskulär appliziert, damit der Patient die Zeit vor der Operation nur sehr gedämpft, wenn überhaupt, erlebt. Theoretisch verstärkt und verlängert diese Dosis die Wirkung der nachfolgenden
Rohypnoldosis, wie Sie aus der Abb. 14 ersehen: Durch die Prämedikation besteht zum Zeitpunkt der Narkoseinduktion mit Rohypnol bereits eine relativ hohe Plasmakonzentration an Rohypnol.
Die Dauer der starken Sedation und der Amnesie wird so um Stunden verlängert.

Aufgrund theoretischer Berechnungen müßte es möglich sein, durch
die Verabreichung von 2 mg Rohypnol in der Prämedikation, verabreicht 3 h vor der Narkoseinduktion, bei der nachfolgenden Narkoseinduktion etwa 1 mg Rohypnol zu sparen. Gespräche mit Anästhesisten haben gezeigt, daß hier Theorie und Praxis gut über-
einstimmen. Bei der Verwendung von Rohypnol in der Prämedikation
kann bei der Narkoseinduktion Rohypnol gespart werden.

5. 2. Pharmakokinetisches Verhalten von Rohypnol bei Vielfach-anwendung

Wir haben kürzlich zusammen mit WICKSTRØM (8) eine Studie ab-
geschlossen, bei der die Patienten während eines Monats täglich
2 mg Rohypnol als Schlafmittel erhielten. Während der ersten
und der letzten Rohypnolnacht wurden die Plasmakonzentrationen

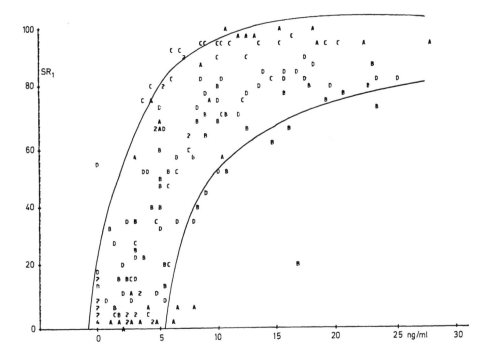

Abb. 11. Zusammenhang zwischen Selbstbeurteilung der Sedation
(SR$_1$) und Plasmakonzentration. A, B, C, D bedeuten vier verschiedene Probanden

von Rohypnol, Desmethyl- und 7-Aminometaboliten sowie von 7-Ami-
no-Desmethyl-Flunitrazepam vielfach untersucht. Dazwischen wurde jeden dritten Tag jeweils unmittelbar vor der nächsten Tabletteneinnahme eine Blutprobe auf die gleiche Art untersucht.

Nach den Eindrücken des Klinikers waren die Rohypnolwirkungen
während der gesamten Versuchsdauer konstant; es wurde also weder eine auf Kumulation zurückzuführende Wirkungsverstärkung
noch eine auf die Gewöhnung zurückzuführende Wirkungsminderung
beobachtet.

In Abb. 15 sehen Sie die Plasmakonzentrationen der unveränderten Wirkungssubstanz, des Desmethyl- und 7-Aminometaboliten an
einem typischen Fall. Wie aufgrund der Eindosenkinetik zu erwarten, kommt es zur geringfügigen Kumulation von Rohypnol, des
7-Amino- und des Desmethylmetaboliten. Den 7-Amino-Desmethyl-
metaboliten konnten wir im Plasma gerade noch feststellen, seine Konzentration lag aber während des gesamten Versuches jeweils in der Nähe der Nachweisgrenze von 1 ng/ml. Wir haben diesen Metaboliten deshalb in der vorliegenden Abbildung nicht berücksichtigt. Die Plasmakonzentrationen der Metaboliten laufen
bei der letzten Dosis im Kurvenendstück weitgehend parallel zur
unveränderten Wirksubstanz. Sie kumulieren im Plasma nicht stärker als die unveränderte Wirksubstanz. Diese Befunde sprechen
dafür, daß diese Metaboliten eine nur unbedeutend längere oder

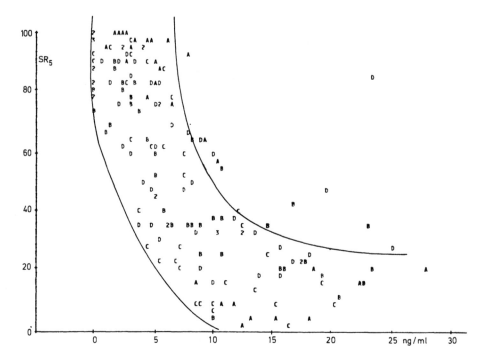

Abb. 12. Zusammenhang zwischen Selbstbeurteilung der Konzentrationsfähigkeit (SR$_5$) und Plasmakonzentration. A, B, C, D bedeuten vier verschiedene Probanden

sogar kürzere Eliminationshalbwertszeit als die unveränderte Wirksubstanz aufweisen.

In der Abb. 16 haben wir aufgrund der Modellkonstanten den mutmaßlichen Plasmaverlauf während der gesamten Versuchsdauer für die unveränderte Wirksubstanz berechnet und die tatsächlich gemessenen Plasmakonzentrationen in den Kurvenverlauf eingezeichnet. Aufgrund der Eindosenkinetik kann die Mehrdosenkinetik gut vorausgesagt werden.

Im Verlaufe der Therapie steigt die meßbare Konzentration an Rohypnol und seiner Metaboliten geringfügig an. Steady state-Bedingungen sind bereits nach weniger Dosen erreicht. Bedingt durch die speziellen pharmakokinetischen Eigenschaften von Rohypnol mit der stark ausgeprägten Verteilungsphase ist aber eine wesentliche Wirkungskumulation im Verlaufe einer prolongierten Therapie bei einem Dosierungsintervall von 24 h nicht zu erwarten und klinisch auch nicht beobachtet worden.

6. Zusammenfassung

Ich habe Ihnen gezeigt, daß Rohypnol praktisch ausschließlich durch Metabolisierung aus dem Körper entfernt wird, wobei primär drei verschiedene Metabolisierungswege benutzt werden; daß

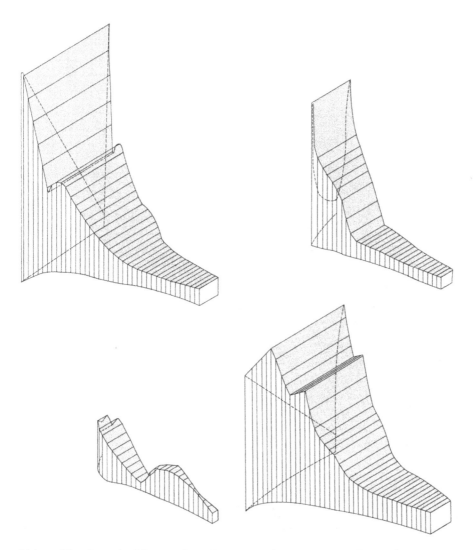

Abb. 13. Darstellung des Zusammenhangs von Plasmakonzentration und Fehlerverhalten im Nachfahrtest. Vertikal ist die Fehlerzahl, sagittal die Plasmakonzentration und horizontal die Zeit eingetragen. Während der ganzen Beobachtungszeit von 12 h besteht ein enger Zusammenhang zwischen Plasmakonzentration und Wirkung.

links oben: 2 mg i.v.
rechts oben: 2 mg p.o.
links unten: 1 mg p.o.
rechts unten: 4 mg p.o.

Rohypnol sich pharmakokinetisch mit etwas komplexeren Modellen einwandfrei beschreiben läßt, wobei diese Substanz gekennzeichnet ist durch die ausgeprochen starke Verteilungsphase; daß enge Beziehungen bestehen zwischen klinisch meßbarer Wirkung und

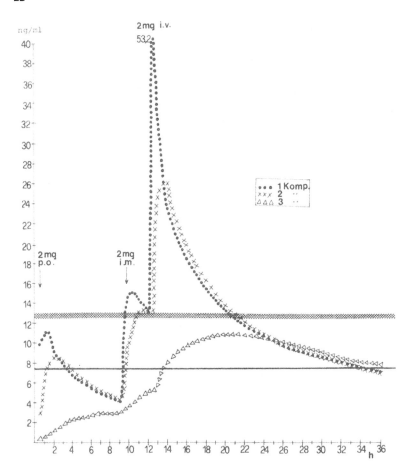

Abb. 14. Theoretischer Konzentrationsverlauf von Rohypnol in
den drei Kompartimenten, wenn bei Vorabendmedikation, Prämedikation und Narkoseinduktion je 2 mg Rohypnol verabreicht werden. Durch die Prämedikation mit Rohypnol wird die Wirkung von
Rohypnol bei der Induktion gesteigert und verlängert

Plasmakonzentration und schließlich, daß sich die Mehrdosenkinetik aufgrund der Eindosenkinetik zuverlässig voraussagen
läßt.

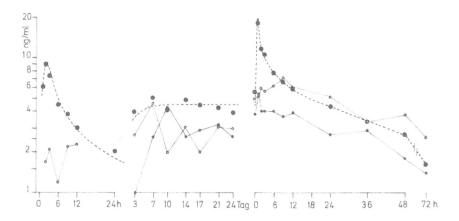

Abb. 15. Plasmakonzentration von Rohypnol und seinen Metaboliten bei täglicher Anwendung. Zwischen dem dritten und dem 24. Tag wurden nur C_{min}-Konzentrationen gemessen. Pat. R. R.
 5 - 4.200 ● Rohypnol
 5 - 4.435 ● Desmethylmetabolit
20 - 1.815 o 7-Aminometabolit
berechnet ----------

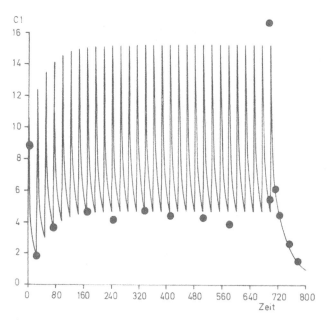

Abb. 16. Aufgrund der Eindosenkinetik wurde die Mehrdosenkinetik vorausberechnet. In die theoretische Kurve sind die gefundenen Plasmakonzentrationen eingezeichnet.
C 1 ——————— Modellkurve
● gemessene Konzentration

Literatur

1. AMREIN, R., CANO, J. P., HÜGIN, W.: Pharmakokinetische und pharmakodynamische Befunde nach einmaliger intravenöser, intramuskulärer und oraler Applikation von "Rohypnol". In: Bisherige Erfahrungen mit "Rohypnol" (Flunitrazepam) in der Anästhesiologie und Intensivtherapie (eds. W. HÜGIN, G. HOSSLI, M. GEMPERLE), p. 39. Basel: Editiones Roche 1976.

2. AMREIN, R., ZIEGLER, W., HARTMANN, D.: Zusammenhang zwischen Plasmakonzentration und meßbaren Wirkungen von Rohypnol. Zur Publikation vorgesehen.

3. BLUM, J. I.: Persönliche Mitteilung.

4. CANO, J. P., SOLIVA, M., HARTMANN, D., ZIEGLER, W. H., AMREIN, R.: Bioavailability from various galenic formulations of Flunitrazepam. Arzneimittelforsch. $\underline{27}$ (II), 2383 (1977).

5. HAEFELFINGER, P.: Determination of nanogram amounts of primary aromatic amines and nitro compounds in blood and plasma. J. Chromatogr. $\underline{111}$, 323 (1975).

6. HEIERLI, Ch., HAEFELFINGER, P.: Plasmaspiegel von Rohypnol (Flunitrazepam) und seiner Hauptmetaboliten nach mehrmaliger oraler Verabreichung von 2 mg bei Patienten mit terminaler Niereninsuffizienz. Zur Publikation vorgesehen.

7. WENDT, G.: Schicksal des Hypnotikums Flunitrazepam im menschlichen Organismus. In: Bisherige Erfahrungen mit "Rohypnol" (Flunitrazepam) in der Anästhesiologie und Intensivtherapie (eds. W. HÜGIN, G. HOSSLI, M. GEMPERLE), p. 27. Basel: Editiones Roche 1976.

8. WICKSTRØM, E., AMREIN, R., HAEFELFINGER, P., HARTMANN, D.: Pharmacokinetic and clinical observations on prolonged administration of Flunitrazepam. In press.

Vigilanzverlauf und Schlafqualitäten unter Einwirkung von Flunitrazepam

Von U. J. Jovanović

Einleitung

Die Substanz Flunitrazepam wurde von unterschiedlichen Gesichts-
punkten aus untersucht. Angefangen mit den pharmakologischen
(9, 27) und metabolischen (1, 41) Untersuchungen über die Auswirkungen auf die Atmung (40), auf das Herz-Kreislauf-System
(3, 29), auf den Schlafverlauf und das Schlafprofil (9, 21, 34,
35, 36), Anwendbarkeit in der Anästhesie (5, 12, 25, 26, 31, 32,
42) und Prämedikation (5, 26) sowie Prüfung der psychotropen
Effekte (30) wurde das relativ neue Präparat hinreichend getestet.

Eigene frühere Untersuchungen bezogen sich auf die polygraphischen Schlafregistrierungen nach Anwendung von Flunitrazepam im
Vergleich mit Plazebo bei Menschen mit Schlafstörungen (21). Die
Verkürzung der Latenzzeiten bis zum Einschlafen, bis zum Erreichen des ersten Tiefschlafes sowie der ersten REM-Phase, die Vertiefung des Schlafes, die Verringerung der Aufwachvorgänge und
die Verkürzung des Wachseins nach dem nächtlichen Aufwachen ver-
anlaßten uns zu weiteren Studien über diese Substanz. Inzwischen
sind auch andere bemerkenswerte Befunde erhoben worden (über die
auch heute gesprochen wird), so daß wir die bereits durchgeführten polygraphischen Schlafregistrierungen auch auf das Verhalten
von Menschen im Wachsein ausdehnten (Erfassung des Vigilanz-
Schlaf-Profils: (Abb. 1).

Technik und Methodik

I. Generelle Vorbemerkungen

Unsere frühere Methodik ist hinreichend bekannt (13). In den
letzten Jahren wurde jedoch von uns eine spezielle Möglichkeit
der Untersuchungen der biorhythmischen Vorgänge beim Menschen
geschaffen. Es handelt sich um die Erforschung des Menschen im
Wachsein wie auch im Schlaf. Beide Vorgänge können parallel ge-
forscht werden.

Während des Wachseins werden die Probanden/Patienten mittels
neurologischer, neurophysiologischer, psychiatrischer, körper-
licher Untersuchungen, Verhaltensbeobachtungen und mit Hilfe
von psychometrischen Tests und Fragebögen exploriert. Bei den
psychometrischen Tests handelt es sich in den meisten Fällen
um die Reaktionszeiten (RZ), und zwar einfache optische, einfache akustische, kombiniert optisch-optische und optisch-aku-

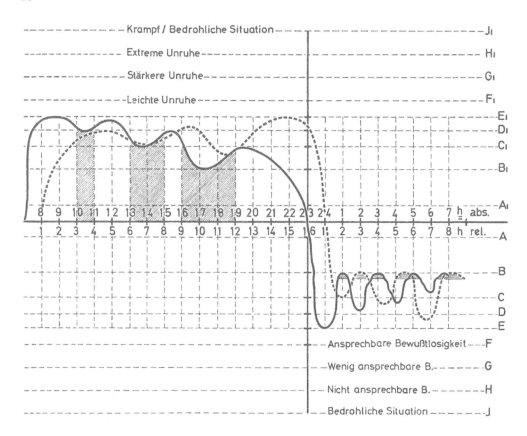

Abb. 1. Zirkadiane und ultradiane Periodik des Schlaf-Wach-
Seins (Schlaf-Wach-Zyklus; Vigilanz-Schlaf-Kurve) gewonnen an
1.052 gesunden freiwilligen Versuchspersonen (Vpn) jüngeren und
mittleren Alters.
Horizontal in der Mitte des Bildes ist eine Linie gezogen, die
um 7.00 Uhr morgens beginnt und wieder um 7.00 Uhr am nächsten
Tag endet. Die Zahlen über der Linie deuten auf die absoluten
Uhrzeiten hin (abs.); diejenigen unter der Linie verraten die
Stunden (also relative Zeiten), und zwar während des ganzen
Wachseins (links oben) und des Schlafes (rechts unten).
Vertikal rechts sind die Stufen oder Stadien des Wachseins bzw.
des Schlafes durch Buchstaben bezeichnet. Dabei ist E_1 = opti-
male Wachheit (Vigilanz) und sehr gute psychische Leistung;
D_1 = gute Wachheit (Vigilanz) und gute psychische Leistung;
C_1 = verminderte Wachheit und mäßige psychische Leistung; B_1 =
rasch sinkende Wachheit (Vigilanz) und mangelhafte psychische
Leistung; A_1 = passive Wachheit und passive psychische Leistung.
A = Stadium A (bedeutet den Übergang zwischen Wachsein und
Schlaf); B = Stadium B (verrät den Einschlafvorgang). Dicht unter dem Stadium B sind schraffierte Felder, die das periodische
Vorkommen von Träumen (REM-Phasen; Traumphasen; Phasen des pa-
radoxalen Schlafes = Phasen mit raschen Augenbewegungen) andeu-
ten sollen. C = Stadium C (demonstriert den leichten Schlaf);
D = Stadium D = Stadium des mittleren Schlafes; E = Stadium E =
Tiefschlaf.

stische Signale. Dazu werden noch d_2-Tests nach Brickenkamp, Zahlen-Nachsprechen-Tests, Benton-Tests und bei Bedarf auch Intelligenztests angewandt (22). Das Fragebogensystem umfaßt in jedem Fall das Freiburger Persönlichkeitsinventar (FPI) nach Fahrenberg und Selg, Manifesting Anxiety Scale nach Taylor, Hamilton Anxiety Rating Scale, Hamilton Rating Scale for Depression und Selbstbeurteilungsfragebögen über das Gefühl und die Schlafqualitäten an jedem Morgen und jedem Abend (20, 22). Bei der körperlichen Untersuchung werden insbesondere die Parameter im Bereich des Herz-Kreislaufs und der vegetativen Funktionen wie Ermüdung, Tremor, Schwitzen, trockener Mund und ähnliche Manifestationen erfaßt. Das EEG wird mindestens viermal am Tage abgeleitet und spektrographisch (siehe unten) ausgewertet.

Während des Schlafes der Probanden/Patienten werden grundsätzlich nach einem Polygraphie-System Elektroenzephalogramm (EEG), Elektrookulogramm (EOG), Elektromyogramm (EMG), Elektrokardiogramm (EKG), Elektrodermatogramm (EDG), Respirogramm (Resp.) abgeleitet. In speziellen Fällen werden dann noch Positographie (Pos.), Phallographie (PG), Kolpographie (KLG), Klitorographie (CLG), Urographie (URG) (Kontrolle des Einnässens) angewandt. Diese Ableitungen werden kontinuierlich vom Abend (vom Zubettgehen) bis zum morgendlichen Aufstehen vorgenommen. Eine Person wird in einer Serie von zehn bis 30 und mehr aufeinanderfolgenden Nächten untersucht.

Sowohl während des Wachseins als auch während des Schlafes der Probanden/Patienten wird ein Audio-Video-Recorder-System angewandt, so daß alles übersehen wird. Der ganze Vorgang kann audiovideometrisch-polygraphisch aufgenommen und reproduziert werden. Die Probanden/Patienten bleiben somit während der ganzen polygraphischen Untersuchung in ihren eigenen, wohnlich eingerichteten Zimmern mit allem Komfort. 15 Patienten/Probanden können zur Zeit simultan untersucht werden (20, 22).

II. Methodik der Untersuchungen mit Flunitrazepam

Verhaltensbeobachtungen und andere Tagesuntersuchungen

Die Substanz Flunitrazepam wurde von uns sowohl während des Wachseins der Probanden als auch während des Schlafes der Patienten in mehreren Serien untersucht (Reihenfolge der Untersuchungen wird hier nicht beachtet):

a) In der ersten Serie wurden 30 gesunde Versuchspersonen (Vpn) zwischen 21 und 32 Jahren (Mittel: 26,2 Jahre) beiderlei Geschlechts (21 männlich, neun weiblich) untersucht (Tabelle 1). Die Probanden wurden vom Versuchsleiter (VL) direkt beobach-

Fortsetzung der Legende Abb. 1

Über der periodisch verlaufenden Linie (Buchstaben F_1 bis J_1) sind die Stufen der abnormen Wachheit; unter den Schlafstadien (Buchstaben F bis K) sind jene der abnormen Bewußtlosigkeit. Diese Abbildung wird zur Orientierung über den periodischen Verlauf des Wach-Schlaf-Zyklus bei der Deutung der Einwirkungen der chemisch-pharmakologischen Substanzen (siehe Abb. 2 - 9) gegeben

tet (Ergebnisse wurden stündlich protokolliert). Die konti-
nuierlichen Beobachtungen erstreckten sich zunächst auf jeweils 24 h. Am Ende des Tages schliefen die Probanden in unserem speziell eingerichteten Hause ebenfalls unter Beobachtung. Im Laufe des Tages wurden außer Verhaltensbeobachtungen noch Blutdruck und Puls (im Stehen und Sitzen) und kombinierte Reaktionszeiten (optisch-akustisch) gemessen und
neurologische, psychiatrische und übrige körperliche Untersuchungen viermal (anderthalbstündlich) vorgenommen. Die jeweils erste Untersuchung wurde morgens vor der Gabe des Präparates durchgeführt. Diejenigen Versuchspersonen, die nach
der Einnahme des Präparates einschliefen, wurden polygraphisch
während des Tagschlafes untersucht. Nach Ablauf von 24 h haben
die Versuchspersonen die Aufgabe gehabt, ihre Erinnerung vom
Vortage jeweils stündlich einzutragen. Die Fragen lauteten:
Wo waren Sie? Was taten Sie und wie fühlten Sie sich gestern
zwischen 7.00 und 8.00 Uhr, zwischen 8.00 und 9.00 Uhr, 9.00
und 10.00 Uhr und so weiter bis 18.00 Uhr. Die Antworten der
Versuchspersonen wurden mit ihren eigenen, ebenfalls stündlichen Angaben vom Vortage sowie mit denjenigen des Versuchs-
leiters verglichen. Nach dem Abschluß der ersten Etappe wurden die Probanden einstweilig entlassen und hatten die Aufgabe, sich in den darauffolgenden Tagen wieder zu melden.
Am Ende des dritten Tages wurde gegen 19.00 Uhr abends ein
Interview über den ganzen Versuch und über das Befinden des
Probanden bis zu diesem Interview vorgenommen. Unten bringen
wir nun eine kurze Skizze diesbezüglicher Resultate.

Nach dem Ende dieser Doppelblindstudie wurden die Probanden
in drei Gruppen je nach Präparat (Plazebo = Gruppe A; Nitrazepam = Gruppe B; Flunitrazepam = Gruppe C) eingeteilt.

b) In der zweiten Serie wurden 20 gesunde Versuchspersonen (Tabelle 1) untersucht, wobei am Ende des Versuches die Gruppen
D und E mit jeweils zehn Versuchspersonen gebildet wurden.
Außer den Präparaten vollzog sich die übrige Methodik wie bei
der ersten Untersuchungsserie.

c) In der dritten Untersuchungsserie wurden erneut 20 Versuchspersonen (Tabelle 1) zum Versuch herangezogen; dabei unterschied sich nur die Dosis der Präparate von der zweiten Serie.

Polygraphische Schlafuntersuchungen in der Nacht
Neben diesen drei Serien mit insgesamt 70 Probanden (siehe Tabelle 1) haben wir eine nächtliche polygraphische Untersuchungsserie vorgenommen, in der zehn Patienten mit unregelmäßigen Ein-
schlaf- und Durchschlafstörungen mittleren Grades im Alter zwischen 22 und 40 Jahren (Mittel: 29 Jahre) beobachtet wurden.
Nur zwei der zehn Patienten litten an stärkeren Schlafstörungen.
Die übrigen acht wurden in einer homogenen Gruppe zusammengefaßt, deren Resultate im Text und in Abb. 5 - 9 dargestellt wurden. Jeweils eine Tablette in der Dosis von 2 mg wurde am Abend
unmittelbar vor dem Schlafengehen per os dargeboten. Jeder Patient wurde an zehn aufeinanderfolgenden Nächten untersucht. An
den ersten vier Abenden gaben wir ein Plazebo (Plazebo I). In
den jeweils weiteren drei Nächten wurde das Verum des Flunitra-

Tabelle 1. Angaben über die untersuchten gesunden Versuchspersonen und über die dargebotenen Präparate

Serie	Gruppe	Anzahl weibl.	männl.	total	Alter von – bis	Mittel	Ausgangsblutdruck systolisch	diastolisch	Puls	Größe	Gewicht	Präparat Name	Dosis
	A	4	6	10	22 – 32	25,1	125,5	88,3	79,3	172,6	62,9	Plazebo	–
I	B	1	9	10	22 – 30	24,6	127,7	88,3	71,7	176,2	67,2	Nitra-zepam	10 mg
	C	4	6	10	22 – 33	24,3	123,5	83,5	71,5	174,1	64,2	Flu-nitra-zepam	2 mg
	D	4	6	10	22 – 24	23,4	122,0	85,5	87,0	175,0	67,5	Dia-zepam	5 mg
II.	E	1	9	10	21 – 33	26,4	128,0	88,0	78,4	177,9	73,3	Pheno-barbit.	100 mg
	F	2	8	10	21 – 33	24,0	117,0	84,0	74,6	178,0	64,6	Dia-zepam	10 mg
III.	G	3	7	10	21 – 28	24,4	122,0	86,0	71,2	174,8	67,1	Pheno-barbit.	200 mg

Zeit der Gabe des Präparates: 10.00 Uhr $\pm$ 5 min

Phenobarbit. = Phenobarbitalnatrium

zepam (Präparation) gegeben. In den letzten drei Nächten wurde
wiederum Plazebo (Plazebo II) dargereicht.

In allen Nächten wurden kontinuierlich polygraphische Schlafregistrierungen (Standardprogramm) (EEG, EOG, EMG, EKG, EDG, Respirographie, Positographie) vorgenommen. Stimmungsfragebögen,
klinische und psychologische Untersuchungen vor und nach dem
Schlafengehen (siehe oben) ergänzten die polygraphischen Registrierungen. Auf diese Weise entstanden insgesamt 100 polygraphische Registriernächte. Die jeweils erste Nacht wurde als
Adaptationsnacht ("first night effect" (33)) angesehen und bei
der Auswertung nicht berücksichtigt. Somit verblieben für die
Auswertung 90 Registriernächte.

Für diesen Bericht wurden ausgewertet:
a) Latenzzeiten bis zum Einschlafen (Stadium A und B bzw. Stadium O und I), bis zum Erreichen der ersten Schlaftiefe (Stadium E bzw. IV) und der ersten Traumphase (T) bzw. der ersten
   REM-Phase;
b) Anzahl des Aufwachens in der Nacht (ohne das Wachsein vor
   dem Einschlafen und nach dem endgültigen Aufwachen morgens);
c) Dauer des Wachseins nach dem nächtlichen Aufwachen (ohne das
   Wachsein vor dem Einschlafen und nach dem endgültigen Aufwachen morgens);
d) Gesamtschlafdauer in einer Nacht (totale Schlafdauer = TSD),
   relative Schlafdauer (RSD) (Dauer des Schlafes abzüglich des
   Wachseins = W), tatsächliche Schlafdauer (TSD) (Dauer des Gesamtschlafes abzüglich der Stadien A und B);
e) Dauer der einzelnen Schlafstadien für eine ganze Nacht.

Zwei Nomenklaturen wurden gegeben: Stadium W (Wachsein), Stadium
A (Übergangsstadium), Stadium B (Einschlafstadium), Stadium C
(leichter Schlaf), Stadium D (mittlerer Schlaf), Stadium E (Tiefschlaf) und Traumphasen (T) decken sich mit der Nomenklatur nach
LOOMIS et al. (siehe 13, 22). Darüber hinaus wurde jene Nomenklatur von RECHTSCHAFFEN und KALES (39) angewandt (die Bezeichnungen: Stadium O, I, II, III, IV und REM sind in Abb. 5 im Vergleich mit der ersten Nomenklatur zu finden). Stadium W und O
können notfalls als ein Stadium (Wachsein) zusammengefaßt werden.

Resultate

I. Resultate der Verhaltensbeobachtungen und anderer Tagesuntersuchungen (Abb. 2 - 4)

Gruppe A (Plazebo): Vor, während und nach der Medikation im Verlauf von drei Tagen wurden keine Besonderheiten registriert.
Keine Ermüdung, keine Schläfrigkeit oder Amnesien.

Gruppe B (Nitrazepam 10 mg): Müdigkeit allein ohne Schläfrigkeit wurde bei drei der zehn Probanden 25 - 30 min nach der Medikamenteneinnahme beobachtet. Bei sechs von zehn Probanden wurde ein fester Schlaf 4 1/2 h nach der Medikamenteneinnahme re-

gistriert, der bei drei 1 h, bei anderen drei Probanden 2 h
lang dauerte. Nach dem Ausschlafen zeigte sich eine angedeutete Euphorie und gute Stimmung ohne fortdauernde Müdigkeit. Nur
bei einem von zehn Probanden wurden keine Ermüdungszeichen im
Verlauf des Versuches gefunden.

Gruppe C (Flunitrazepam 2 mg) wird wegen der enormen Wichtig-
keit im einzelnen skizziert.

Versuchsperson Nr. 2: Medikation um 10.00 Uhr. Um 10.27 Uhr
fühlte sich die Probandin müde, wackelig auf den Beinen. Mund,
Lippen blaß, Sprache verwaschen, Schwebe- und Hungergefühl. Um
11.00 Uhr wurde ihr eine Brezel gekauft. Um 11.10 Uhr kam sie
mit der Gruppe vom Spazierengehen zur Klinik zurück. Sie warf
sich gleich auf das Bett und schlief essend ein. Ein Stück der
Brezel blieb ihr unzerkaut im Mund. Der größere Teil fiel ihr
vom Mund auf die Brust. Die Probandin ließ sich während des
Schlafens durch den Lärm nicht stören. Um 12.25 Uhr wurde sie
plötzlich wach, stand auf und fragte unvermittelt "Wo bin ich?",
"Wer hat diese Brezel gekauft?", "Wer hat mich hierher gebracht?".
Ihr fehlten 20 min vor dem Schlafengehen, da sie sich an den
Kauf der Brezel und an das Spazierengehen vom Lebensmittelge-
schäft bis zum Klinikbett nicht erinnern konnte. Während des
Mittagessens zwischen 12.30 und 13.30 Uhr war sie gut gelaunt,
gesprächig. Sie erklärte, ihr ginge es o.k.. Um 13.45 Uhr waren wir bereits mit den Probanden in der Klinik. Die Probandin
warf sich wieder auf das Bett und schlief erneut ein. Der Schlaf
dauerte bis 14.30 Uhr. Danach Spaziergang und Spazierfahrt. Während des Nachmittags ging es der Probandin sehr gut. Am nächsten
Tag fehlte ihr die Erinnerung für den Vortag für die Zeit zwischen 11.00 und 12.00 Uhr. Wie oben erwähnt, hat sie nach 11.10
Uhr geschlafen. 10 min vor dem Schlafengehen sind am nächsten
Tage nicht zu erinnern gewesen. Zwischen 10.30 und 12.00 Uhr
(für den Vortag) konnte sich die Probandin mangelhaft erinnern,
sie konnte nur angeben, spazierengegangen zu sein. Wo sie spazierengegangen sei und worüber sie sich unterhalten habe, konnte sie nicht sagen. Nach 14.30 Uhr bestand eine sehr gute Erinnerung. Nach dem Ende des dritten Tages noch keine Erinnerung
an die Zeit zwischen 10.30 und 13.00 Uhr des ersten Tages. Mit
Sicherheit ist es eine Spanne von 10 min, die vor dem ersten
Schlafengehen nicht zu erinnern war. Die Reaktionszeiten: 398,
380 und 336 msec.

Versuchsperson Nr. 6: Medikament um 10.00 Uhr. Um 10.20 Uhr begann der Proband langsamer als sonst zu sprechen. Er gab Müdigkeit an, sei aber nicht so schläfrig, um schlafen gehen zu müssen. Spaziergang bis 12.00 Uhr. Um 12.00 Uhr Untersuchungen.
Zwischen 12.30 und 13.30 Uhr Mittagessen. Noch keine Auffälligkeiten. Der Proband wurde gebeten, sich seine Blutdruckwerte zu
merken und diese am nächsten Tag anzugeben. Der Blutdruck betrug
125/75 mm Hg und nach einer Kontrolle im Sitzen 110/85 mm Hg.
Der Proband gab am nächsten Morgen an, sein Blutdruck sei 117/
70 mm Hg gewesen. Der Blutdruck, der vor der Gabe des Präparates
gemessen wurde, wurde am nächsten Tag in genauen Zahlen angegeben. Der Proband konnte also seine Meßwerte 110 min nach der
Einnahme des Präparates nicht behalten und am nächsten Tag wie-

dergeben. Nach dem Mittagessen um 14.00 Uhr Reaktionszeiten.
Danach schlief der Proband bis 15.00 Uhr. Nach Angaben des Probanden sehr tief. Um 16.00 Uhr wurde dem Probanden die Aufgabe
gegeben, sich an die Kirche "Maria Rosenkranz" zu erinnern, die
er mit der Gruppe besucht hatte. Diesen Namen konnte er am nächsten Tage nicht mehr angeben. Die Reaktionszeiten: 368, 337,
314, 339 msec.

Versuchsperson Nr. 7: Medikamenteneinnahme um 10.00 Uhr. Danach
Spaziergang. Um 10.31 Uhr Müdigkeit, dem Probanden sei alles
weich unter den Füßen. Er sah blaß aus, gähnte beim Spazierengehen, sprach verlangsamt, sonst fühlte er sich subjektiv nicht
ganz schlecht. Mittagessen zwischen 12.30 und 13.30 Uhr. Nach
13.45 Uhr schlief der Proband imperativ ein (Abb. 2) und ver-
harrte im Schlafen bis 15.15 Uhr. Am nächsten Tag konnte er sich
nicht an das Mittagessen erinnern, er wußte auch nicht, Schwei-
nebraten gegessen zu haben. Die Tischgespräche konnte er überhaupt nicht angeben. Um 14.00 Uhr Reaktionszeiten. Nach Angaben
der Probanden sei er um 13.15 Uhr eingeschlafen. Da befand er
sich aber beim Mittagessen. Die eingetragene Uhrzeit ist also
nicht genau. Nachmittags Spaziergang und Spazierfahrt. Reaktionszeiten: 337, 388, 329, 329 msec.

Versuchsperson Nr. 12: Medikation um 10.06 Uhr. Um 10.27 Uhr
fühlte sich der Proband müde und sprach langsam. Die Sprache
war etwas verwaschen. Spaziergang zwischen 10.30 und 11.30 Uhr.
Um 11.45 Uhr Hungergefühle. Mittagessen um 12.30 Uhr. Der Proband klagte über Müdigkeit, er sei etwas wackelig auf den Beinen. Reaktionszeiten um 13.47 Uhr. Der Proband schlief um 14.30
Uhr im Freien vor der Klinik ein und wachte um 15.30 Uhr wieder
auf. Nachmittags Spazierfahrt und Spaziergang. Nach Angaben des
Probanden am nächsten Tag war er bis 16.00 Uhr müde und wackelig
auf den Beinen. Die Uhrzeiten und die Ereignisse sind aber genau angegeben. Reaktionszeiten: 471, 422, 415, 446 msec.

Versuchsperson Nr. 15: Medikamentengabe um 10.12 Uhr. Um 10.33
Uhr Koordinationsschwierigkeiten. Der Proband lallte beim Sprechen. Er sprach langsam. Zwischen 10.30 und 11.00 Uhr aß der
Proband einen Apfel. Um 12.30 Uhr Mittagessen. Zwischen 13.30
und 15.30 Uhr hat der Proband geschlafen. Im EEG fand sich eine Masse von Betawellen über den frontalen Hirnregionen in Form
von Betaspindeln. Der Schlaf war nach dem EEG nicht tief. Nachmittags Spaziergang und Spazierfahrt. Der Proband konnte sich
an die Zeiten außerhalb des Schlafes gut erinnern. Die Zeitan-
gaben sind genau. Reaktionszeiten: 497, 488, 445 msec.

Abb. 2. LEM (Long-EEG-Monitoring-Programm) bei einem 22 Jahre
alten Probanden, der 3 h 45 min nach einer peroralen Gabe von
2 mg Flunitrazepam eingeschlafen war. Die Registrierung begann
um 13.35 Uhr. Kurz vor 13.45 Uhr erkennt man einen plötzlichen
Beginn des Schlafes, der dadurch charakterisiert ist, daß jetzt
statt dominierender Alphawellen hohe Spektren von Betawellen
(beim vertikalen Pfeil beginnend) die Aktivität im EEG bestimmen. Das EEG-Spektrogramm wird jetzt auch bunter, die Wellen
haben breitere Frequenzbereiche. Eine Epoche: 20 s. Die übrigen Daten sind im Bild zu erkennen

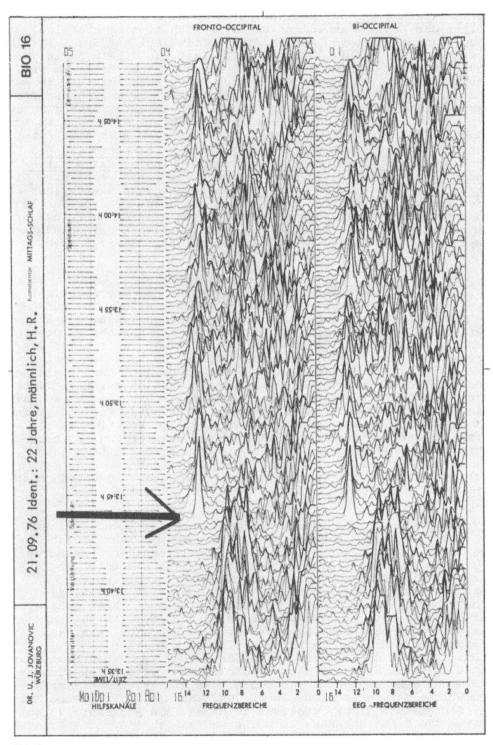

Abb. 2

Versuchsperson Nr. 18: Medikation um 10.15 Uhr. Um 10.34 Uhr wollte der Proband unbedingt schlafen, fühlte sich kraftlos, lachte unmotiviert und sprach fast kontinuierlich. Spaziergang zwischen 10.30 und 11.30 Uhr. Der Proband mußte beim Gehen gestützt werden. Unterwegs saß er 20 min auf einer Bank, um sich auszuruhen. Um 12.15 Uhr hat er sich ein Eis gekauft und gegessen. Um 12.30 Uhr Mittagessen. Im Restaurant nahm sich der Proband aus dem Nebenzimmer eine Gitarre und spielte. Dann ging er zum Klavier und spielte dort weiter. Er fragte niemanden um Erlaubnis. Auf der Rückfahrt sang er im Auto vor sich hin. Zwischen 14.00 und 16.00 Uhr tiefer Schlaf. Am nächsten Tag und auch drei Tage später konnte sich der Proband an das Gitarre- und Klavierspielen nicht mehr erinnern. Er hätte weder eine Gitarre, ein Klavier noch ein Gasthaus gesehen. An die übrigen Ereignisse konnte sich der Proband gut erinnern. Den vor der Medikamenteneinnahme gemessenen Blutdruck von 140/100 mm Hg hat er am nächsten Tage mit 140/120 angegeben. Um 18.30 Uhr Abendessen. Um 22.00 Uhr Bettruhe. Reaktionszeiten: 388, 396, 338 msec.

Versuchsperson Nr. 19: Medikamenteneinnahme um 10.09 Uhr. Um 10.38 Uhr schwankte der Proband und verlor das Gleichgewicht. Spaziergang. Die Zunge wurde schwer bewegt, allgemeine Müdigkeit zwischen 10.30 und 11.30 Uhr. Der Proband mußte gestützt werden, da er allein nicht gehen konnte. Die Sprache wurde sehr langsam und lallend. Zwischen 11.30 und 12.15 Uhr schlief der Proband auf einer Mauer neben der Klinik, um nach dem Wecken um 12.15 Uhr zum Mittagessen gefahren zu werden. Dort fühlte er sich schlechter als vor dem Spaziergang. Schlaf zwischen 14.00 und 16.00 Uhr. Die Reaktionszeiten um 12.16 Uhr gemacht zu haben, hat der Proband vergessen. Auch am nächsten Tag und am Ende des dritten Tages konnte er sich an diese Reaktionszeiten nicht erinnern. Nachmittags Ausflug und Spaziergang. Am nächsten Tag hat der Proband angegeben, sich an das Mittagessen nicht erinnern zu können. Er konnte auch nicht angeben, mit welchem Auto und von wem er die drei Kilometer zum Essen gefahren wurde. Die Reaktionszeiten: 468, 515, 456 msec.

Versuchsperson Nr. 24: Medikamenteneinnahme um 10.07 Uhr. Um 10.30 Uhr leichte Müdigkeit. Die Probandin war sehr willenlos. Sie legte sich hin und wollte nicht spazierengehen. Sie wurde aus dem Bett geholt. Als der Beobachter sich umdrehte, legte sie sich wieder hin und mußte erneut herausgeholt werden. Während des Spazierganges zwischen 11.10 und 11.45 Uhr war sie müde, aber ziemlich lustig und fühlte sich wohl. Reaktionszeiten um 11.43 Uhr. Mittagessen um 12.30 Uhr. Beim Mittagessen war die Probandin müde. Sie schlief am Tisch ein, ihre Haare fielen in die Suppe. Sie wurde schlafend auf ihrem Stuhl gestützt. Zwischen 13.30 und 16.30 Uhr Schlaf. Nach dem Erwachen um 16.30 Uhr konnte sie sich an die 30 min vor dem Schlafengehen nicht mehr erinnern. Sie wußte, daß sie irgendwohin gefahren worden war, aber nicht, wohin und was sie dort gemacht hatte. Sie glaubte nicht, gegessen zu haben. Die Rückfahrt (3 km) konnte sie nicht angeben. Am nächsten Tag gab sie keine Erinnerung zwischen 11.00 und 15.00 Uhr an. Es fehlten ihr 4 h. Danach gab sie an, geschlafen zu haben. Berücksichtigt man, daß sie um 13.30 Uhr schlafen ging und gegen 11.30 Uhr keine Erinnerung mehr besaß, so fehlten ihr vor dem Schlafengehen 2 h, die sie noch im Wachsein verbracht hat. Reaktionszeiten: 530, 680, 486 msec.

Versuchsperson Nr. 26: Medikamenteneinnahme um 10.09 Uhr. Um 10.30 Uhr wollte die Probandin unbedingt ins Bett, sie hatte Schwindelgefühle, stolperte beim Gehen, lallte beim Sprechen, Sprache verwaschen, Zunge schwer, Gesicht und Lippen blaß. Die Probandin wurde um 10.15 Uhr aufgefordert, spazierenzugehen, was schwer war, da sie immer wieder ins Bett wollte. Dreimal wurde sie herausgezogen. Jedes Mal warf sie sich wieder auf das Bett. Während des Spazierganges um 11.45 Uhr wurde sie ständig unterstützt, da sie allein nicht mehr gehen konnte. Im allgemeinen willenlos. Zwischen 12.30 und 13.30 Uhr Mittagessen. Danach Schlaf bis 15.30 Uhr. In diesen 2 h trat keine REM-Phase auf, es wechselten nur der leichte und der Tiefschlaf miteinander ab. Nach dem Schlafen erklärte die Probandin, sich nicht an das Mittagessen erinnern zu können. Auch nicht an das, was sie gegessen hatte. Am nächsten Tag gab sie an, zwischen 12.00 und 15.00 Uhr geschlafen zu haben. Der Schlaf begann jedoch um 13.30 Uhr, also 1 1/2 h später als nach ihren eigenen Angaben. Reaktionszeiten: 377, 429, 322 msec.

Versuchsperson Nr. 28: Medikamentengabe um 10.08 Uhr. Um 10.30 Uhr war der Proband unsicher, euphorisch und ungehorsam. Er schwankte beim Gehen und mußte unterstützt werden. Spaziergang zwischen 10.30 und 11.45 Uhr. Von 12.30 bis 13.30 Uhr Mittagessen. Am nächsten Tag konnte sich der Proband an einen Spaziergang nach 11.00 Uhr nicht mehr erinnern. Er habe von den Kollegen gehört, gegen 11.00 Uhr mit ihnen zusammen spazierengegangen zu sein. Er selbst wußte nichts mehr davon. Ganz dunkel kann er sich erinnern, daß er beim Gehen gestützt wurde. Beim Mittagessen hat er sich mit seinen Kollegen unterhalten. Am nächsten Tag konnte er sich nicht daran erinnern. Fester Schlaf zwischen 13.30 und 15.30 Uhr. Nach dem Schlaf nicht ganz ausgeruht. Nachmittags Spazierfahrt und Spaziergang. Nach dem Aufstehen nach 15.30 Uhr bis zum nächsten Tag gute Erinnerung. Der gleiche Tatbestand war auch drei Tage später noch erhalten. Reaktionszeiten: 392, 424, 419, 367 msec.

Gruppe D (Diazepam 5 mg): Leichte Müdigkeit stellte sich bei zwei Probanden nach 30 min, bei einem nach 55 min und bei einem vierten nach 15 min ein. Ein Proband schlief 2 1/2 h nach der Einnahme des Präparates ein. Keine Erinnerungslücken für die Untersuchungszeit.

Gruppe E (Phenobarbital 100 mg): Von zehn Probanden verspürten zwei die Müdigkeit 30 min nach Einnahme des Präparates, eine dritte Person 49 min danach. Keiner der Probanden schlief ein. Keine Amnesien für die ganze Untersuchungszeit.

Gruppe F (Diazepam 10 mg): Müdigkeit stellte sich 15 bis 58 min nach der Einnahme des Präparates bei acht von zehn Probanden ein (bei sechs 23 bis 30 min, bei einem nach 15 und bei dem achten

36

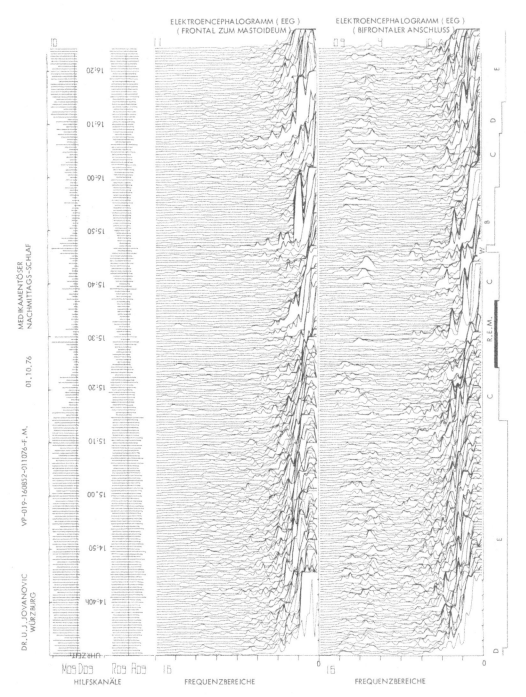

Abb. 3 a. LEM (Long-EEG-Monitoring-Programm) bei einem 24 Jahre
alten Probanden nach einer peroralen Gabe von 10 mg Diazepam.
Die Registrierung begann um 14.30 Uhr. Der Proband war kurz da-
vor (während des Montierens) eingeschlafen, so daß die Registrie-

nach 58 min). Zwei Probanden schliefen nach 4 h 20 min bzw. nach
4 h 30 min ein und schliefen 3 1/2 bzw. 4 1/2 h lang. Die Schlaf-
profile wurden registriert (Abb. 3 a und 3 b). Keine Amnesien
nach der Medikamenteneinnahme für die ganze Untersuchungszeit.

Gruppe G (Phenobarbital 200 mg): Müdigkeit trat bei drei Probanden 25 - 35 min nach der Medikamenteneinnahme auf, bei einem vierten nach 54 min, bei einem fünften nach 10 min und bei
zwei weiteren nach 115 min. Kein Schlaf während des Tages nach
der Medikamenteneinnahme, keine amnestischen Erscheinungen während der Untersuchungszeit von drei Tagen.

II. Resultate der polygraphischen Schlafregistrierungen in der
Nacht

In der Abb. 5 sind die Latenzzeiten bis zum Erreichen des ersten Tiefschlafes und der ersten REM-Phase wiedergegeben. Im
Durchschnitt verharrten die Patienten im Wachsein nach Gabe von
Plazebo I 15,38 min (s ± 9,91) bis zum Erreichen des Stadiums A.
Nach der Gabe des Präparates, aber auch nach Applikation von
Plazebo II kam es zu einer wesentlichen Verringerung dieser Latenzzeit. Im Durchschnitt verharrten die Patienten im Wachsein
und Stadium A nach Gabe von Plazebo I 22,21 min (s ± 12,22),
bis sie das Stadium B erreichten. Nach Gabe des Präparates re-
duzierte sich diese Latenzzeit auf 11,04 min (s ± 5,13). Nach
dem Absetzen des Präparates und erneuter Gabe von Plazebo kam
es zu einem leichten Anstieg dieser Latenzzeit (11,75 ± 6,47 min).
Sehr eindrucksvoll sind die Latenzzeiten bis zum Erreichen des
Stadiums C. Vor der Gabe des Präparates belief sich diese Latenzzeit auf 29,67 min (s ± 17,07), während der Präparatengabe
sank sie auf 14,52 min (s ± 4,79), um nach dem Absetzen des Präparates auf 22,56 min (s ± 17,55) anzusteigen. Eine ähnliche
Situation fand sich auch bezüglich der Latenzzeit bis zum Erreichen des Stadiums D. Hier verloren die Patienten in den vor-
angehenden Stadien nach Gabe von Plazebo I 46,42 min (s ± 34,28),
nach Gabe des Präparates 21,69 min (s ± 6,24 min) und nach Gabe
von Plazebo II (nach dem Absetzen des Präparates) 38,56 min
(s ± 28,78 min). Der Effekt des Präparates wurde auch in bezug
auf die Latenzzeit bis zum Erreichen des Tiefschlafes (Stadium
E) gesehen. Nach Gabe von Plazebo I verloren die Patienten 58,67
min (s ± 42,16). Das Präparat erwirkte eine Verkürzung der Latenzzeit auf 29,96 min (s ± 6,51). Nach Plazebo II stieg diese
Latenzzeit auf 46,56 min (s ± 28,24).

Eine andere Situation ergab sich in bezug auf die Latenzzeit bis
zum Erreichen der ersten REM-Phase. Im Durchschnitt pro Nacht

Fortsetzung der Legende Abb. 3a

← rung im Stadium D (siehe Abb. 1) begann. Der Tiefschlaf dauerte 42 min an. Danach kam es zu einem Wechsel der Stadien, bis
die erste REM-Phase auftrat. Auch nach der REM-Phase erkennt
man einen zyklischen Verlauf des Schlafes. Gegenüber der Kurve
in Abb. 2 sind hier, relativ gesehen, wenig Betawellen im EEG
nachzuweisen. Präparateneinnahme um 10.02 Uhr. Die übrigen Daten wie in Abb. 2 (soweit in diesem Bild nicht anders bezeichnet)

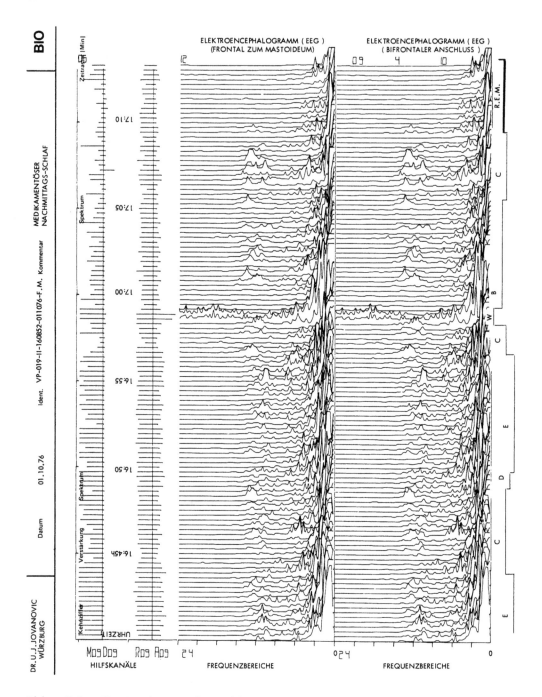

Abb. 3 b. Fortsetzung der Abb. 3 a mit leicht geänderten Verteilungen (siehe Bezeichnungen im Bild). Weiterhin zyklischer Schlaf ohne ausgeprägte Betawellen nach 10 mg Diazepam (weitere Erläuterungen siehe Abb. 3 a). Betawellen sind in einem relativ spät eingetretenen Schlaf nicht wie gleich darauf nachzuweisen

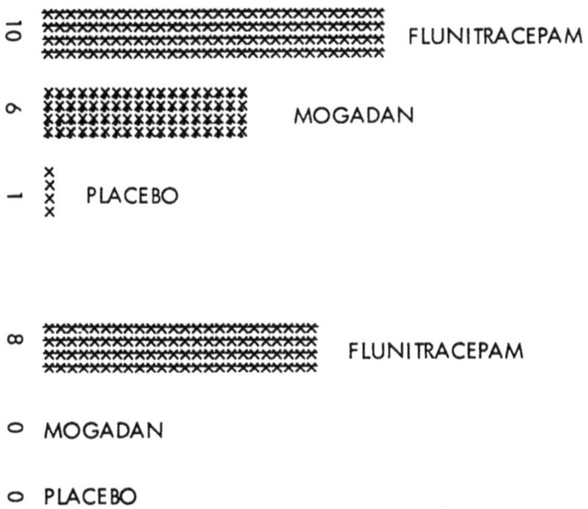

```
10  XXXXXXXXXXXXXXXXXXXXXXXXX
    XXXXXXXXXXXXXXXXXXXXXXXXX   FLUNITRACEPAM
    XXXXXXXXXXXXXXXXXXXXXXXXX

 9  XXXXXXXXXXXXX
    XXXXXXXXXXXXX              MOGADAN
    XXXXXXXXXXXXX

       X
 1     X                PLACEBO
       X
       X


 8  XXXXXXXXXXXXXXXXXXXX
    XXXXXXXXXXXXXXXXXXXX       FLUNITRACEPAM
    XXXXXXXXXXXXXXXXXXXX

 0  MOGADAN

 0  PLACEBO
```

Abb. 4. Die oberen drei Säulen geben die Anzahl der Probanden
an, bei denen ein Schlaf nach der morgendlichen Gabe von 2 mg
Flunitrazepam, Mogadan (Nitrazepam 10 mg) und Plazebo auftrat,
(der eine Proband war nach Plazebo zufällig eingeschlafen und
wurde im Text nicht verwertet). Die unteren drei Säulen geben
die Anzahl der Probanden an, bei denen eine postmedikamentöse
(totale) Amnesie (von kürzerer oder längerer Dauer; siehe Text)
registriert wurde. Jede Gruppe enthielt je zehn Probanden (weitere Erläuterungen im Text)

und Person betrug die Latenzzeit nach Plazebo I 133,08 min (s
+ 51,24). Nach Gabe des Präparates stieg dieser Wert auf 174,73
min (s + 97,49). Nach Plazebo II kam es zu einer deutlichen Reduzierung der Latenzzeit bis zur ersten REM-Phase mit etwas
stärkerer Standardabweichung als nach Plazebo I (125,06 + 55,35
min).

Die Häufigkeit des Aufwachens in der Nacht und die Dauer des
Wachseins nach dem nächtlichen Aufwachen (Abb. 6 und 7)
Nach Gabe von Plazebo I wachten die Patienten am häufigsten aus
dem Stadium C auf (Abb. 6). Die Streuung war relativ groß. Bezüglich des Aufwachens kommt an zweiter Stelle das Aufwachen
aus dem Stadium B und an dritter Stelle aus den REM-Phasen.

Nach der Gabe des Präparates kam es zu einer wesentlichen Reduzierung des Aufwachens in einer ganzen Nacht. Statt 3,77mal nach
Gabe von Plazebo I wachten die Patienten nur 0,48mal auf nach der
Applikation des Präparates und nach Gabe von Plazebo II kam es
zu einer Häufung des Aufwachens um das Mehrfache.

Die Dauer des Wachseins nach dem nächtlichen Aufwachen (Abb. 7)
betrug nach Plazebo I 28,94 min (s + 16,31). Am längsten blieben die Patienten nach dem Aufwachen aus den REM-Phasen wach.
Nach der Gabe des Präparates verringerte sich die Dauer des
Wachseins um mehr als das Zehnfache. Am längsten blieben die Patienten jetzt wach nach dem Aufwachen aus dem Stadium C. Nach

40

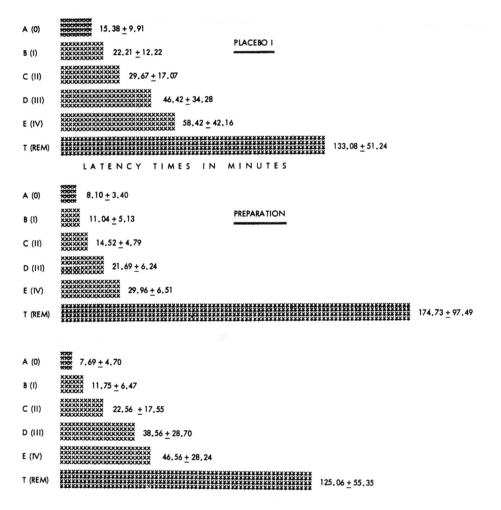

A (0)   15.38 ± 9.91

B (I)   22.21 ± 12.22   PLACEBO I

C (II)   29.67 ± 17.07

D (III) 46.42 ± 34.28

E (IV)   58.42 ± 42.16

T (REM) 133.08 ± 51.24

LATENCY TIMES IN MINUTES

A (0)   8.10 ± 3.40

B (I)   11.04 ± 5.13   PREPARATION

C (II)   14.52 ± 4.79

D (III) 21.69 ± 6.24

E (IV)   29.96 ± 6.51

T (REM) 174.73 ± 97.49

A (0)   7.69 ± 4.70

B (I)   11.75 ± 6.47

C (II)   22.56 ± 17.55

D (III) 38.56 ± 28.70

E (IV)   46.56 ± 28.24

T (REM) 125.06 ± 55.35

Abb. 5. Verkürzung der Latenzzeiten (in Minuten) bei Patienten
mit Schlafstörungen bis zum Einschlafen und Erreichen des ersten Tiefschlafes nach 2 mg Flunitrazepam am Abend vor dem Schlafengehen (mittlere Säulenreihe) gegenüber dem Plazebo I (in den
Nächten vor der Verumgabe) und Plazebo II (in den Nächten nach
dem Absetzen des Verum des Präparates = Präparation). Die Latenzzeiten bis zum Erreichen der ersten REM-Phase (T = REM) sind
nach der Verumgabe verlängert (weitere Erläuterungen siehe Text).
Plazebo II = die untere Säulenreihe

dem Absetzen des Präparates und Gabe von Plazebo II kam es erneut zu einer Zunahme des Wachseins nach dem nächtlichen Aufwachen mit großen Abweichungen vom Mittelwert.

Dauer des Schlafes in einer ganzen Nacht (Abb. 8).
Die Gesamtdauer des Schlafes (GSD) (totale Dauer des Schlafes;
totale Dauer des Im-Bett-Liegens: alle Stadien von W bis T zu-
sammengenommen) (Abb. 8) spielt hier keine große Rolle, da die

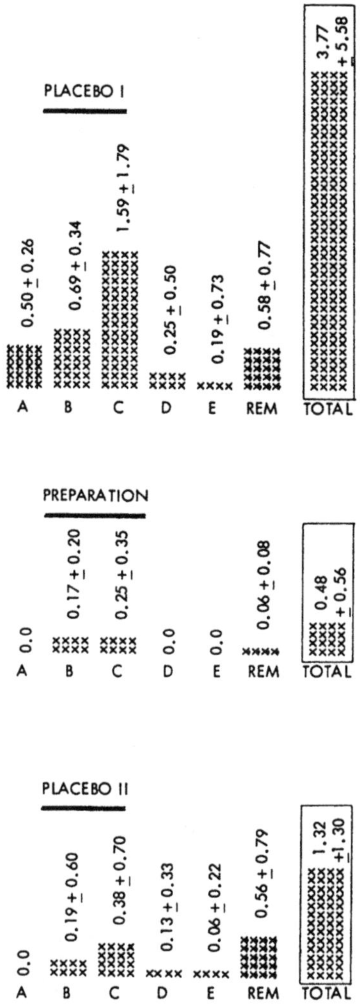

Abb. 6. Häufigkeit des Aufwachens in der Nacht bei Patienten mit Schlafstörungen nach Plazebo I (oben: in den Nächten vor der Verumgabe), nach Gabe von 2 mg Flunitrazepam vor dem Schlafengehen am Abend (Präparation) sowie nach Plazebo II (nach dem Absetzen des Verum). Deutliche Verringerung der Aufwachhäufigkeit nach Flunitrazepam

Patienten nach 8 h geweckt wurden. Von Bedeutung ist die relative Dauer des Schlafes (relative Dauer) (siehe Abb. 8), da hier vom Gesamtschlaf das Wachsein (W) abgezogen und dann der Schlaf in Minuten oder in Prozentsätzen ausgedrückt wird. Vor der Gabe des Präparates, d. h. nach Plazebo I, verharrten die Patienten im Bett 463,08 min (= 100 %). Davon entfiel auf das Wachsein eine relativ lange Zeit (siehe unten), so daß die relative Schlafdauer (RSD) nur 403,02 min, d. h. 87,3 % vom Gesamtschlaf beanspruchte. Normalerweise beträgt die Zeit des Wachseins in einer ganzen Nacht rund 3 % (13). Hier betrug sie 12,7 % des Gesamtschlafes, so daß ein relativ kleiner Prozentsatz auf den übrigen Schlaf entfiel. Die tatsächliche Schlafdauer (TSD) beanspruchte vor der Präparatengabe (d. h. nach Plazebo I) 392,96 min (= 84,86 % des Gesamtschlafes). Die tatsächliche Schlafdauer erfordert auch das Weglassen des Stadiums A (also zusammen W und A), da das Stadium A noch keinen erholsamen Schlaf bringt.

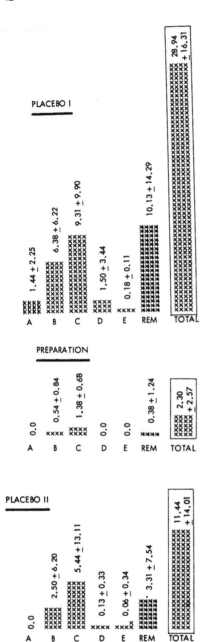

Abb. 7. Dauer des Wachseins nach
dem nächtlichen Aufwachen in Minuten (ohne das Wachsein vor dem
Schlafengehen und nach dem endgültigen Aufwachen am Morgen) bei
Patienten mit Schlafstörungen vor
der Präparatengabe (Plazebo I),
während der Gabe von 2 mg Flunitrazepam am Abend vor dem Schlafengehen (Präparation) und nach
dem Absetzen des Präparates (Plazebo II). Erhebliche Verkürzung
des nächtlichen Wachseins erkennt
man nur nach 2 mg Flunitrazepam.
Nach dem Absetzen des Präparates
(Plazebo II) tendieren die Werte
auf den Ausgangswert zurück

Nach der Gabe des Präparates veränderten sich diese Daten im po-
sitiven Sinne. Die GSD belief sich auf 463,57 min (= 100 %).
Die RSD betrug jedoch 447,5 min, d. h. 96,53 % des Gesamtschlafes.
Dieser Prozentsatz der relativen Schlafdauer hat sich den normalen Verhältnissen fast angeglichen (13, 22). Auch die TSD ist
hier sehr hoch. Sie betrug 444,93 min oder 95,98 % des Gesamt-

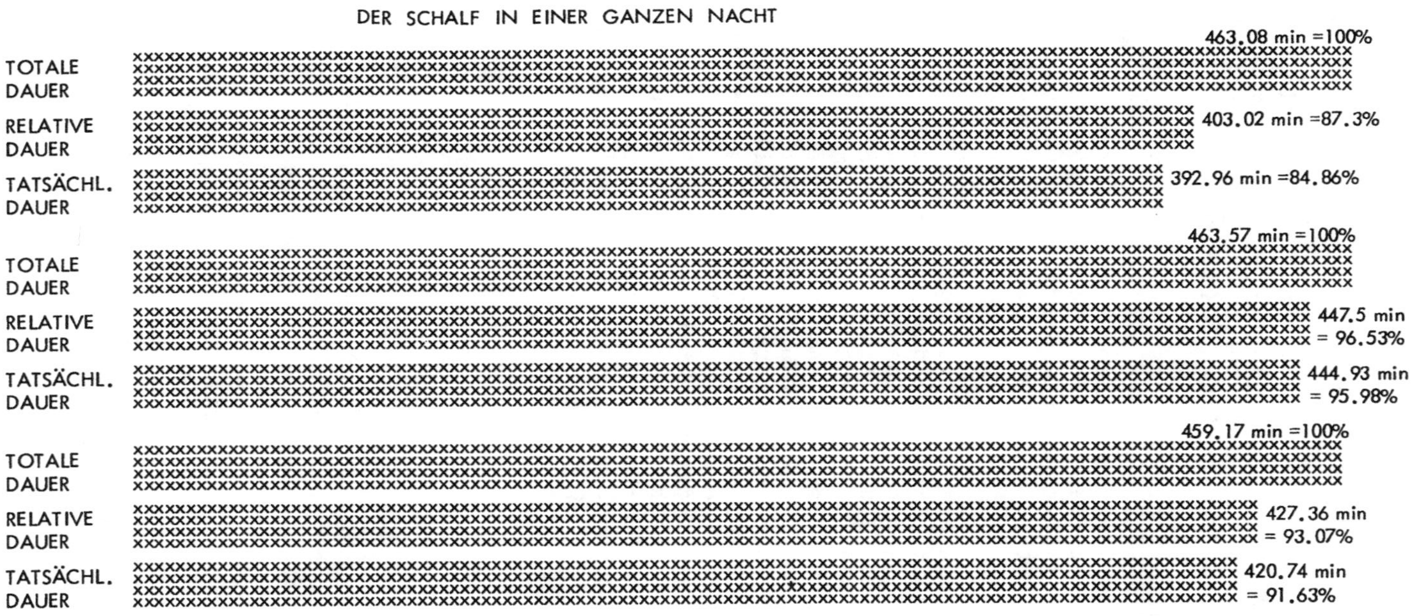

DER SCHALF IN EINER GANZEN NACHT

TOTALE DAUER — 463.08 min = 100%

RELATIVE DAUER — 403.02 min = 87.3%

TATSÄCHL. DAUER — 392.96 min = 84.86%

TOTALE DAUER — 463.57 min = 100%

RELATIVE DAUER — 447.5 min = 96.53%

TATSÄCHL. DAUER — 444.93 min = 95.98%

TOTALE DAUER — 459.17 min = 100%

RELATIVE DAUER — 427.36 min = 93.07%

TATSÄCHL. DAUER — 420.74 min = 91.63%

Abb. 8. Gesamtschlafdauer (totale Dauer), relative Schlafdauer (Schlafdauer abzüglich Wachsein), tatsächliche Schlafdauer (Schlafdauer ohne Wachsein und Stadium A: siehe Abb. 1) nach Plazebo I (die drei linken Säulen), nach der Gabe von 2 mg Flunitrazepam am Abend vor dem Schlafengehen (die drei mittleren Säulen) sowie nach Plazebo II (nach dem Absetzen des Präparates: die drei rechten Säulen). Nach der Gabe des Verum des Präparates verkürzt sich das Wachsein, so daß die relative und totale Schlafdauer prozentual und absolut zunehmen

schlafes. Diese Daten weichen von denjenigen nicht ab, die bei gesunden Menschen gewonnen wurden (13, 20, 22).

Wie die Abb. 8 demonstriert, veränderten sich die eben beschriebenen Werte nach Absetzen des Präparates und einer nachträglichen Gabe von Plazebo (Plazebo II) und gingen allmählich in Richtung der Ausgangswerte zurück. Dieses ganze Verhalten der Schlafdauer in einer Nacht spricht für einen pharmakologischen Effekt des Präparates, nicht etwa für eine Plazebowirkung.

Die Dauer der Schlafstadien innerhalb des Gesamtschlafes (Abb. 9)
Vor der Gabe des Wirkstoffes blieben die Patienten in einer ganzen Nacht relativ lange wach, dies beanspruchte 60,06 min (s + 35,38). Nach Gabe des Wirkstoffes verringerte sich das Wachsein in der Nacht auf 16,07 min mit einer Standardabweichung von + 11,65. Das Absetzen des Präparates führte zu einer Verdoppelung dieser Zeit.

Das Stadium A nahm nach Gabe des Präparates gegenüber Plazebo I wesentlich ab und verlängerte sich nach dem Absetzen des Präparates. Dagegen bewirkte das Präparat eine leichte Zunahme des Stadiums B gegenüber Plazebo I und II. Eine ähnliche Situation ist beim Stadium C zu erkennen. Stadium D nahm nach Gabe des Wirkstoffes zu. Nach dem Absetzen des Präparates wurde der gleiche Wert registriert wie vor dessen Verabreichung. Der Tiefschlaf (Stadium E) nahm nach der Gabe des Präparates ebenfalls zu. Nach dem Absetzen des Präparates kam es zu einer Verkürzung des Tiefschlafes. Der Wert ist jetzt kleiner als nach Plazebo I. Die Dauer der REM-Phasen waren vor der Verabreichung des Präparates relativ kurz. Das Präparat selbst erwirkte eine weitere, nicht signifikante Verkürzung der REM-Dauer. Nach dem Absetzen des Präparates kam es als Rebound-Phänomen zu einer Normalisierung der REM-Phasen-Dauer.

Diskussion

I. Zu Verhaltensbeobachtungen und anderen Tagesuntersuchungen

Bei der Gruppe A (zehn Probanden), d. h. nach Plazebo, ergaben sich beim Doppelblindversuch verständlicherweise keine pharmakologischen Effekte, so daß diese Gruppe nicht weiter diskutiert werden muß.

Von zehn Probanden der Gruppe B (Nitrazepam 10 mg gegeben um + 10.00 Uhr) haben zwar sechs geschlafen. Dieser Schlaf kam jedoch ausnahmslos nach 13.00 Uhr; in zwei Fällen nach 13.30 Uhr vor und in drei weiteren nach 14.00 Uhr, d. h. zur Zeit der physiologisch verringerten Vigilanz, wie dies aus der Abb. 1 zu ersehen ist. Vor dieser Zeit verspürte keiner der Probanden ein Schlafbedürfnis.

Dagegen unterschieden sich die Müdigkeit und die Schläfrigkeit bei den Personen der Gruppe C (2 mg Flunitrazepam, gegeben um

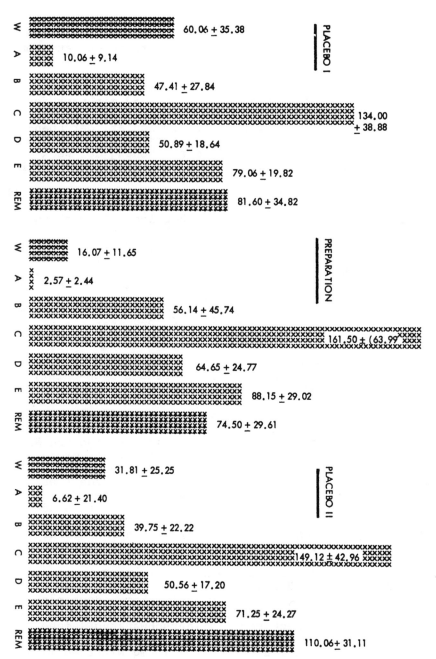

Abb. 9. Dauer der einzelnen Schlafstadien in Minuten in einer
ganzen Nacht: W = Wachsein; A = Übergangsstadium; B = Einschlafstadium; C = leichter Schlaf; D = mittlerer Schlaf; E = Tiefschlaf und REM = REM-Schlaf (REM = Rapid Eye Movements) nach
Plazebo I (vor der Gabe des Verum), nach 2 mg Flunitrazepam
(Präparation) sowie nach Plazebo II (in den Nächten nach dem Absetzen von Flunitrazepam). Deutliche Abnahme des Wachseins (W)

Fortsetzung der Legende s. S. 46 unten

+ 10.00 Uhr) von der Gruppe B in wesentlichen Punkten. Hier trat
die Müdigkeit erheblich schneller ein, und zwar bei allen zehn
Probanden. Auch die Schläfrigkeit, wobei die Probanden kaum vom
Schlaf abgehalten werden konnten, erfolgte relativ sehr rasch
und richtete sich nicht ganz nach dem Verlauf der Vigilanzkurve
der Abb. 1. Zwei der zehn Probanden konnten nicht vom Einschlafen
abgehalten werden und schliefen imperativ rund 52 min nach der
Medikamenteneinnahme ein. Aber auch die übrigen acht Probanden
waren nach 173 min, d. h. nach 2 h 53 min im Schlaf, der ebenfalls imperativ auftrat. Die Probanden konnten kaum geweckt werden. Die verringerte Weckbarkeit, also die Erhöhung der Weckschwelle, war für diese Gruppe (Flunitrazepam) charakteristisch.

Die Amnesien stellten sich bei acht von zehn Probanden (siehe Abb.
4) der mit 2 mg Flunitrazepam behandelten Gruppe ein und dauerten im Durchschnitt 50,4 min, doch mit erheblichen Schwankungen
vom Mittelwert: 10 min bei zwei Probanden, 15 min bei einem Probanden, 30 bei einem, 60 bei einem, 70 bei einem, 90 bei einem und
150 min bei einem Probanden. Von Bedeutung ist hier die Tatsache,
daß diese Amnesien anstelle des Schlafes auftraten, wenn er verhindert wurde, daß sie aber bei zwei Probanden auch dann auftraten, wenn der Schlaf erlaubt war. In diesen Fällen bestand die
Amnesie für die Zeit unmittelbar vor dem Schlafengehen. Die Amnesien traten rund 2 h nach der Einnahme des Präparates ein,
wurden aber auch nach 30 min registriert.

Nach 5 mg Diazepam (Gruppe D) wurde der Schlaf nur bei einem
von zehn und Ermüdung bei vier von zehn Probanden beobachtet,
ohne daß Amnesien nachgewiesen werden konnten.

Interessant ist weiter die Erscheinung, daß von zehn Probanden
(Gruppe E) nur bei drei eine Müdigkeit nach 100 mg Phenobarbital (gegeben um 10.00 Uhr) zeigten, und daß keiner eine Schläfrigkeit verspürte oder zum Schlaf neigte. Eine relativ große
Dosis von Phenobarbital hat hier schwächere Effekte gezeigt als
Nitrazepam 10 mg. Hier müssen gewisse chronobiologische Aspekte
eine Rolle spielen, wobei neben der Chronobiologie der Vigilanz
auch chronopharmakologische Prozesse zu berücksichtigen sind
(22). Die gleiche Dosis von Phenobarbital ruft - abends gegeben - einen eindeutigen Schlaf hervor (22). Diese Phenobarbital-
dosis erwirkte auch keine Amnesien bei den Probanden.

Nach 10 mg Diazepam (um 10.00 Uhr gegeben) (Gruppe F) waren nur
vier von zehn Probanden ermüdet, und zwar 25 - 50 min nach der
Gabe. Zwei von zehn schliefen ein. Der Schlaf kam jedoch nach
4 1/2 bzw. nach 4 h 20 min vor. Auch hier richteten sich die Erscheinungen der Probanden nach der Vigilanzschwankung (siehe
Abb. 1). Die 10 mg Diazepam unterscheiden sich einwandfrei sowohl von 100 mg Phenobarbital als auch von 10 mg Nitrazepam.

Fortsetzung der Legende Abb. 9

sowie Zunahme von C, D und E nach Flunitrazepam. Die REM-Phasen
haben in ihrer Dauer leicht abgenommen. Nach dem Absetzen des
Verum wird ein leichtes Rebound-Phänomen, insbesondere bei den
REM-Phasen registriert

Selbst eine Dosis von 200 Phenobarbital (Gruppe G) (gegeben um 10.00 Uhr) erwirkte während des Tages bei keinem der Probanden einen Schlaf. Bei sieben Probanden fanden sich Ermüdungszeichen von 10 - 115 min nach der Präparatengabe. Amnesien wurden auch nach dieser Dosis nicht gefunden.

Nach unseren Resultaten unterscheiden sich alle von uns geprüften Präparate in ihrer Wirkung voneinander, wenn sie gegen 10.00 Uhr morgens gegeben werden.

Nachweisbare, postmedikamentöse Amnesien in Verbindung mit einem imperativen Schlaf mit geringer Weckbarkeit bzw. erhöhter Weckschwelle wurden den obigen Befunden zufolge nur nach 2 mg Flunitrazepam gefunden. Diese Amnesien - aber auch Müdigkeit, Schläfrigkeit und Schlaf - halten sich weniger als andere Präparate an die Regeln der Vigilanzschwankungen der Abb. 1.

II. Zu den Resultaten der polygraphischen Schlafregistrierungen

Bei der Einordnung der Resultate der polygraphischen Schlafregistrierungen stoßen wir auf Schwierigkeiten, da sich die Methodik bei verschiedenen Autoren voneinander unterscheidet (17). PATEISKY (38) fand eine Reduktion der REM-Phasenzeit nach Anwendung von 10 mg Nitrazepam. Unsere Substanz hat zwar eine geringe Reduktion des REM-Prozentsatzes erwirkt, doch ist diese Reduzierung nicht signifikant. GASTAUT et al. (8) sahen dagegen keine Abnahme der REM-Phasenzeit nach Gabe von 10 mg Nitrazepam. Dabei war auch die Latenzzeit bis zum Auftreten der ersten REM-Phase nicht verlängert. Dagegen konnten wir etwas andere Resultate erheben. OSWALD et al. (37) beobachteten nach 15 mg Nitrazepam eine Reduktion des REM-Prozentsatzes von 25 auf 11 % des totalen Schlafes.

Die bei uns angewandte Dosis von Flunitrazepam bewirkte diesen Effekt nicht. Dagegen zeigte sich der Effekt der Verkürzung des Wachseins während der Nacht als stärker gegenüber demjenigen von Nitrazepam (13). Einen kleinen Unterschied dürfen wir auch gegenüber 30 mg und 100 mg Chlordiazepoxid feststellen (10). Gegenüber den Befunden von MONTI et al. (35), die früher Flunitrazepam untersuchten, fanden wir eine Übereinstimmung bezüglich der Schlafvertiefung und des Effektes auf den REM-Schlaf. Der Effekt des Flunitrazepam ist stärker als der von 1.500 mg Chloralhydrat (18). Methaqualon in der Dosis von 200 bis 300 mg bewirkt eine stärkere Verkürzung der REM-Zeit und eine stärkere Beeinflussung der raschen Augenbewegungen als Flunitrazepam (4, 6, 11, 14, 18, 24), und zwar sowohl allein als auch in einer Kombination mit anderen Substanzen. Diazepam (23) zeigt ebenfalls einen stärkeren Effekt auf die REM-Phasen, vor allem auf das Schlaf-EEG, als die hier von uns untersuchte Substanz Flunitrazepam.

Gegenüber Barbituraten unterscheidet sich die Wirksamkeit des Flunitrazepam. Nach Befunden von OSWALD und BERGER (37), BAEKELAND (2), EVANS et al. (7), KAY et al. (28) zeigen Barbiturate (Amylobarbiton, Heptobarbiton, Pentobarbiton) in mittleren Dosierungen eine deutliche Verkürzung der REM-Phasenzeit.

Aus den Resultaten unserer Untersuchungen (Beschleunigung des
Einschlafens, Bremsung des Aufwachens in der Nacht, Verkürzung
des Wachseins, Verlängerung des Tiefschlafes) und deren Vergleich
mit Befunden, die andere Autoren mit anderen Substanzen gewonnen
haben, kann geschlossen werden, daß wir in Flunitrazepam eine
Substanz mit neuen Effekten haben. Diese Substanz kann somit als
weitere Entwicklung auf der Suche nach besseren zentralwirkenden
Pharmaka gewertet werden.

Zusammenfassung und Schlußfolgerungen

I. Verhaltensbeobachtungen und andere Tagesuntersuchungen

70 gesunde freiwillige Personen beiderlei Geschlechts jüngeren
und mittleren Alters wurden in drei Serien und sieben Gruppen
zu je zehn Probanden (mit zehn Patienten, die im Schlaf untersucht wurden, insgesamt 80 Personen) im Verlauf des Tages ver-
haltensmäßig, neurologisch, psychiatrisch und testpsychologisch
untersucht. Die Untersuchungen erstreckten sich auf jeweils drei
aufeinanderfolgende Tage.

Gruppe A bekam Plazebo, Gruppe B 10 mg Nitrazepam, Gruppe C 2 mg
Flunitrazepam, Gruppe D 5 mg Diazepam, Gruppe E 100 mg Phenobar-
bital, Gruppe F 10 mg Diazepam und Gruppe G 200 mg Phenobarbital.
Alle Medikamente wurden um ± 10.00 Uhr morgens per os gegeben.

Die stärkste Wirkung zeigte die Dosis von 2 mg Flunitrazepam,
wobei starke Müdigkeit, Schläfrigkeit und Schlaf bei allen, postmedikamentöse Amnesien bei acht von zehn Probanden registriert
werden konnten. Ermüdung, Schläfrigkeit, Schlaf und postmedikamentöse Amnesien richteten sich nicht ganz nach den Schwankungen der Schlaf-Vigilanz-Kurve, sondern erfolgten vielmehr imperativ, relativ kurz nach der Einnahme des Präparates, wobei die
Amnesien dem Schlaf vorausgingen. Dagegen wurden bei keinem der
anderen Präparate erkennbare postmedikamentöse Amnesien gefunden. 10 mg Nitrazepam riefen die zweitstärkste Schläfrigkeit und
Schlaf hervor, wobei jedoch der Schlaf zur Zeit der sonst verringerten Vigilanz am Tage auftrat (siehe Abb. 1).

Relativ starke Dosen des Phenobarbital (100 und 200 mg) erwirk-
ten erstaunlicherweise keinen Schlaf am Tage, wenn das Präparat
gegen 10.00 Uhr morgens verabreicht wurde. Hier kommen chronobiologische Gesetze zum Vorschein, die noch zu diskutieren sind.

Die übrigen Präparate boten andere Effekte, so daß sich alle
hier von uns geprüften pharmakologischen Substanzen voneinander
unterschieden.

II. Polygraphische Schlafuntersuchungen in der Nacht

Mittels polygraphischer Schlafregistrierungen (EEG, EOG, EMG,
EKG, EDG, Respirographie, Positographie), neurologisch-psycho-

logischer Untersuchungen und Stimmungsfragebögen wurden zehn
Patienten mit unregelmäßigen Einschlaf- und Durchschlafstörung-
gen mittleren Grades und im Alter zwischen 22 und 40 Jahren (Mittel: 29 Jahre) in zehn aufeinanderfolgenden Nächten untersucht.

Die jeweils erste Nacht wurde als Adaptationsnacht nicht verwertet. In den weiteren drei Nächten wurde ein Plazebo (Plazebo I)
gegeben. In den darauffolgenden drei Nächten wurde eine Tablette
in der Dosis von 2 mg Flunitrazepam verabreicht. In den letzten
drei Nächten wurde wiederum Plazebo (Plazebo II) gegeben. Insgesamt kamen 90 Untersuchungsnächte zur Auswertung. Folgende
Ergebnisse konnten erhoben werden:

1. Die Latenzzeiten bis zum Einschlafen und Erreichen des ersten
   Tiefschlafes wurden durch das Präparat signifikant verringert.
   Die Latenzzeit bis zum Erreichen der ersten REM-Phase ist ver-
   längert worden.

2. Die Häufigkeit des Aufwachens in der Nacht wurde signifikant
   verringert. Durchschlafstörungen konnten somit für die Dauer
   der Behandlung behoben werden. Die Dauer des Wachseins nach
   dem nächtlichen Aufwachen wurde erheblich verringert.

3. Die Dauer des Wachseins in einer ganzen Nacht wurde erheblich
   verkürzt, die tieferen Schlafstadien, wie Stadium D und E,
   verlängert.

4. Die Dauer der REM-Phasen wurde geringfügig verkürzt. Diese
   Verkürzung war nicht signifikant (t-Test).

5. Das Präparat zeigte demzufolge einen deutlichen Effekt. Eine
   Plazebowirkung ist ausgeschlossen, da nach Plazebo vor der
   Gabe des Präparates (Plazebo I) und nach Absetzen des Wirkstoffes (Plazebo II) die oben erwähnten Resultate nicht gewonnen wurden.

6. Bei einem Vergleich mit den Ergebnissen anderer Autoren, die
   in der Literatur Effekte verschiedener Präparate beschrieben
   haben, stellte sich heraus, daß die hier untersuchte Substanz
   Flunitrazepam andere Eigenschaften aufweist. Diese Eigenschaften lassen Flunitrazepam von vielen anderen Präparaten
   unterscheiden.

Literatur

1. AMREIN, R.: Zur Pharmakokinetik und zum Metabolismus von Flunitrazepam. Workshop "Flunitrazepam (Rohypnol)", 11. - 13.
   1.1978, Ulm.

2. BAEKELAND, F.: Pentobarbital and Dextroamphetaminsulfate:
   Effects on the sleep-cycle in man. Psychopharmacol. 11, 388
   (1967).

3. BRÜCKNER, J. B., HESS, W., JOHANNSEN, H. J., KIELMANN, D., OSER, G., SCHWEICHEL, E.: Kreislaufbeeinflussung und Koronardurchblutung unter Flunitrazepam. Vergleich mit anderen Anästhetika. Workshop "Flunitrazepam (Rohypnol)", 11. - 13.1.1978, Ulm.

4. DAVISON, K., DUFFY, P., OSSELTON, J. W.: A comparison of sleep patterns in natural and mandrax induced sleep. Canad. med. Ass. J. 102, 506 (1970).

5. DICK, W., MILEWSKI, P.: Anwendung und Dosierung von Flunitrazepam in Kombination mit Analgetika. Workshop "Flunitrazepam (Rohypnol)", 11. - 13.1.1978, Ulm.

6. DIRSCHEL, T., KUGLER, J., PÖSL, Th.: Elektroencephalographische Untersuchungen einer neuen Methaqualon-Kombination. Med. Klin. 65, 1538 (1970).

7. EVANS, J. I., LEWIS, S. A., GIBBS, I. A. M., CHEETHAM, M.: Sleep and barbiturates. Some experiments and observations. Brit. med. J. 4, 291 (1968).

8. GASTAUT, H., LOB, H., PARY, J. J.: Action of Mogadon on the stages of REM sleep. Electroenceph. Clin. Neurophysiol. 22, 288 (1967).

9. HAEFELY, W., CUMIN, R., KULCSAR, A., POLC, P., SCHAFFNER, R.: Einige Aspekte der Pharmakologie von Flunitrazepam ("Rohypnol"). In: Bisherige Erfahrungen mit "Rohypnol" (Flunitrazepam) in der Anästhesiologie und Intensivtherapie (eds. W. HÜGIN, G. HOSSLI, M. GEMPERLE), p. 13. Basel: Editiones Roche 1976.

10. HARTMANN, E.: The effect of four drugs on sleep patterns in man. Psychopharmacol. 12, 346 (1968).

11. HARTMANN, E.: Pharmacological studies of sleep and dreaming: Chemical and clinical relationships. Biol. Psychiat. 1, 243 (1969).

12. HÜGIN, W., HOSSLI, G., GEMPERLE, M.: Bisherige Erfahrungen mit "Rohypnol" (Flunitrazepam) in der Anästhesiologie und Intensivtherapie. Basel: Editiones Roche 1976.

13. JOVANOVIC, U. J.: Normal Sleep in Man. Stuttgart: Hippokrates 1971.

14. JOVANOVIC, U. J.: Der Effekt einer Kombination von Methaqualon und Diphenhydramin auf den Schlaf gesunder Menschen. Med. Klin. 68, 334 (1973).

15. JOVANOVIC, U. J.: Der Schlaf beim Menschen in einer ungewohnten Schlafsituation. Polygraphische Registrierungen mit Placebo und einem barbitursäurefreien Schlafmittel. Arzneimittelforsch. (Drug Res.), 23, 1113 (1973).

16. JOVANOVIC, U. J.: Korrektur des gestörten Schlafprofils. Polygraphische Untersuchungen mit einem methaqualonhaltigen Kombinationspräparat. Ärztl. Praxis 25, 4325 (1973).

17. JOVANOVIC, U. J.: Zur Therapie von Schlafstörungen. Polygraphische Registrierungen des Schlafprofils bei Patienten mit Schlafstörungen nach Anwendung von Clindorm. Fortschr. Med. 92, 345 (1974).

18. JOVANOVIC, U. J.: Zum Problem der Effekte von zentral-wirkenden Pharmaka auf den REM-Anteil des Schlafes. Untersuchungen mit höheren Dosen von Chloralhydrat. Fortschr. Med. 92, 1090 (1974).

19. JOVANOVIC, U. J.: Rating scale for drug effects on sleep electroencephalograms. Ten categories of psychopharmacological agents. In: Psychotropic Drugs and the Human EEG (ed. T. M. ITIL). Mod. Prob. Pharmacopsychiat., vol. 8, p. 158. Basel: Karger 1974.

20. JOVANOVIC, U. J.: The sleep-waking cycle in healthy test subjects. Waking and Sleeping 1, 7 (1976).

21. JOVANOVIC, U. J.: Polygraphic sleep recordings before and after the administration of Flunitrazepam. J. Int. Med. Res. 5, 77 (1977).

22. JOVANOVIC, U. J.: Zur Methodik der Chronopsychologie: Psychometrische, polygraphische, klinische und Persönlichkeitsuntersuchungen. Inaugural-Dissertation (Philosophie). Würzburg 1978.

23. KALES, A., KALES, J. D., SCHARF, M. B.: Hypnotics and altered sleep-dream pattern I and II. Arch. Gen. Psychiat. 23, 211 (1970).

24. KALES, A., MALMSTROM, E. J., SCHARF, M. B., RUBIN, R. T.: Psychophysiological and biochemical changes following use and withdrawal of hypnotics. In: Sleep - Physiology and Pathology (ed. A. KALES). Philadelphia-Toronto: J. B. Lippincott Co. 1969.

25. KALMAR, L. H.: Neue intravenöse Narkotika. Anästh. Inform. 16, 104 (1975).

26. KAMMER, A., WÜEST, H. P., HOSSLI, G., LIEBMANN, P.: Vergleich der Wirkungen von Flunitrazepam ("Rohypnol") und Diazepam ("Valium" Roche) in der Prämedikation. In: Bisherige Erfahrungen mit "Rohypnol" (Flunitrazepam) in der Anästhesiologie und Intensivtherapie (eds. W. HÜGIN, G. HOSSLI, M. GEMPERLE), p. 111. Basel: Editiones Roche 1976.

27. KAPP, W.: Zur Pharmakologie von Flunitrazepam. Workshop "Flunitrazepam (Rohypnol)", 11. - 13.1.1978, Ulm.

28. KAY, D. C., JASINSKI, D. R., EISENSTEIN, R. B., KELLY, O. A.: Quantified human sleep after pentobarbital. Clin. Pharmacol. Ther. 13, 221 (1972).

29. KORTTILA, K.: The effect of Diazepam, Flunitrazepam and Droperidol with an analgesic on blood pressure and heart rate in man. Arzneimittelforsch. (Drug Res.) 25, 1303 (1975).

30. KUGLER, J.: Psychotrope Wirkung des Flunitrazepam. Workshop "Flunitrazepam (Rohypnol)", 11. - 13.1.1978, Ulm.

31. KURKA, P.: Die kombinierte "Rohypnol"-Stickoxydul-Narkose. In: Bisherige Erfahrungen mit "Rohypnol" (Flunitrazepam) in der Anästhesiologie und Intensivtherapie (eds. W. HÜGIN, G. HOSSLI, M. GEMPERLE), p. 124. Basel: Editiones Roche 1976.

32. KURKA, P.: Klinische Erfahrungen mit Flunitrazepamkombinationsnarkosen. Workshop "Flunitrazepam (Rohypnol)", 11. - 13.1.1978, Ulm.

33. MENDELS, J., HAWKINS, D. R.: Sleep laboratory adaptation in normal subjects and depressed patients (first night effect). Electroenceph. Clin. Neurophysiol. 22, 556 (1967).

34. MONTI, J. M., ALTIER, H.: Flunitrazepam (Ro 5-4200) and sleep cycle in normal subjects. Psychopharmacol. (Berl.) 32, 343 (1973).

35. MONTI, J. M., TRENCHI, H. M., MORATES, F.: Axiones de un derivado benzodiazepinico, el Ro 5-4200 sobre el EEG y el ciclo de sueno en pacientes con insomnio. Acta neurol. latinoamer. 17, 5 (1971).

36. MONTI, J. M., TRENCHI, H. M., MORATES, F., MONTI, L.: Flunitrazepam (Ro 5-4200) and sleep cycle in insomniac patients. Psychopharmacol. (Berl.) 35, 371 (1974).

37. OSWALD, I., BERGER, R. J.: Melancholia and barbiturates: A controlled EEG, body and eye movement study of sleep. Brit. J. Psychiat. 109, 66 (1963).

38. PATEISKY, K.: All night EEG recording of normal and drug induced sleep in human. Progr. Brain Res. 18, 221 (1965).

39. RECHTSCHAFFEN, A., KALES, A.: A Manual of Standardized Terminology, Techniques and Scoring System for Sleep Stages of Human Subjects. Washington/D. C.: Public Health Service, U. S. Government Printing Office 1968.

40. SCHMITZ, J. E.: Auswirkungen des Flunitrazepam auf die Atmung. Workshop "Flunitrazepam (Rohypnol)", 11. - 13.1.1978, Ulm.

41. WENDT, G.: Schicksal des Hypnotikums Flunitrazepam im menschlichen Organismus. In: Bisherige Erfahrungen mit "Rohypnol" (Flunitrazepam) in der Anästhesiologie und Intensivtherapie (eds. W. HÜGIN, G. HOSSLI, M. GEMPERLE), p. 27. Basel: Editiones Roche 1976.

42. WICKSTRØM, E.: Double-blind study of Flunitrazepam (Ro 5-4200) and mandrax. Anaesthesist 23, 90 (1974).

Einfluß von Flunitrazepam auf Verhalten und Psyche

Von J. Kugler, A. Doenicke, H. Suttmann, M. Laub, M. Späth und
L. Wöller

I. Problem

Von den Benzodiazepinen werden viele Derivate (z. B. Chlordiazepoxid) als Tranquillanzien benützt und dienen somit einer gezielten Psychopharmakotherapie. Man vermutet ihren Hauptangriffs-
ort im limbischen System. Manche Derivate (z. B. Diazepam, Clonazepam) haben starke muskelrelaxierende und antikonvulsive Eigenschaften und sind die Mittel erster Wahl zur Behandlung eines
Status epilepticus. Einige der intravenös anwendbaren Substanzen (z. B. Flunitrazepam, Lormetazepam) haben starke hypnotische
Effekte, weshalb man sie in der Anästhesie zur "balanced anesthesia" einsetzt.

Die intravenös anwendbaren Benzodiazepine mit hypnotischer Wirkung unterscheiden sich von den typischen Hypnoanalgetika (Barbiturate) durch ihre besonderen Hauptangriffsorte in den zerebralen Neurensystemen, ihre spezifische Pharmakodynamik, deren
Dauer und ihre elektroenzephalografischen Begleiterscheinungen.

In einer früheren Untersuchung (5) hatten wir bei gesunden Versuchspersonen nach intravenösen Gaben von Flunitrazepam amnestische Episoden berichtet. Unklarheiten über die Bestimmung des
Begriffes der amnestischen Episoden, ihre Entstehungsmechanis-
men und ihre Häufigkeit hatten kritische Einwände zur Folge.
Wir haben deshalb die Auslösung von solchen Störungen durch Benzodiazepine in weiteren Versuchen geprüft und ihre Bedeutung zu
klären versucht.

II. Methode

Drei Gruppen von je 12 gesunden männlichen Versuchspersonen erhielten bei einer systematischen Untersuchung verschiedener Hypnoanalgetika unterschiedliche Dosen von 0,5, 1,0 und 2,0 mg/
70 kg KG Flunitrazepam intravenös injiziert. Die Injektionen
dauerten jeweils 60 s.

15 min vor den Injektionen wurden polygrafische EEG-Ableitungen
begonnen und bis zur vierten Stunde nach den Injektionen fort-
gesetzt; dabei wurden Blutgase gemessen.

Vor Beginn der EEG-Ableitungen, nach ihrem Abschluß, wie auch
am Morgen des nächsten und übernächsten Tages wurden neurologische und psychiatrische Elementarbefunde erhoben, Protokoll-
bogen über das subjektive Befinden angefertigt und psychologische Testuntersuchungen durchgeführt. Diese schlossen besondere Prüfungen des Erinnerungsvermögens ein (Abb. 1).

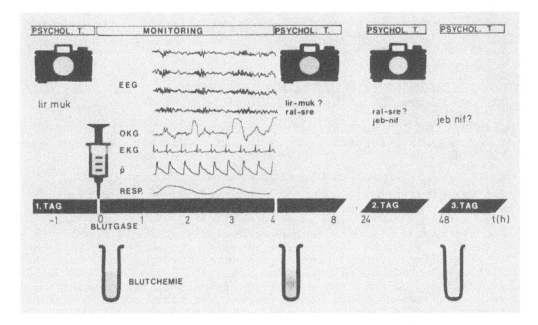

Abb. 1. Schematische Darstellung des Versuchsablaufes (Lormetazepam - Flunitrazepam)

Eine Testaufgabe diente dem Erfassen des visuellen Erinnerungsvermögens: Die Versuchsperson hatte etwa 30 min vor der Injektion in einem etwa 10 min dauernden Spaziergang auf den Straßen
in Kliniknähe ein beliebiges Motiv mit einer Sofortbildkamera
zu fotografieren. Das Fotografieren desselben Motives sollte sie
etwa 4 1/2 h und am Morgen nach der Injektion wiederholen. Dadurch konnte dokumentiert werden, ob die Versuchsperson fähig
war, sich des fotografierten Motives zu erinnern. Die Identität
der Fotos diente zum Nachweis des ungestörten Erinnerungsvermögens.

III. Material

Zur Verfügung stehen uns die alten klinischen und elektroenzephalografischen Beobachtungen aus dem Jahre 1974 von zehn gesunden männlichen Versuchspersonen mit einem Durchschnittsalter von
24 Jahren, die 0,03 mg/kg KG Flunitrazepam intravenös binnen
1 min erhalten hatten, und die neuen Beobachtungen aus dem Jahre 1977 von 36 gesunden männlichen Versuchspersonen mit einem
Durchschnittsalter von 23 Jahren, die drei verschiedene Dosen
von Flunitrazepam erhalten hatten.

IV. Beobachtungen

Von den zehn im Jahre 1974 untersuchten Personen konnten sich
fünf nach Beendigung der Versuche mit Flunitrazepam nicht daran
erinnern, daß bei ihnen 60 min nach der Injektion neurologische
Elementarbefunde erhoben worden waren (8). Vier dieser Versuchs-

personen berichteten am Morgen nach der Injektion, daß sie sich
nur an gewisse Fragmente der Ereignisse im Tagesablauf nach der
Injektion erinnern konnten (5).

Bei den 36 im Jahre 1977 untersuchten Personen bestanden Angaben über Gedächtnislücken in unterschiedlichem Ausmaß, und zwar
bei den höheren Dosen häufiger als bei den niedrigen.

Nach 0,5 und 1,0 mg Flunitrazepam wurden von je zwei der 12 Versuchspersonen Erinnerungslücken angegeben, nach 2,0 mg dagegen
von sieben der 12 Versuchspersonen.

Das fotografierte Motiv war vier Versuchspersonen (einer mit
0,5 mg, einer mit 1,0 mg und zweien mit 2,0 mg) bei den gefor-
derten Wiederholungen nicht mehr erinnerlich.

Die elektroenzephalografischen Kurven zeigten nicht wie bei Barbituraten flüchtige tiefe Narkosestadien und wechselhafte Nach-
schlafstadien, sondern einen langsameren Übergang in leichte bis
mittlere Schlafstadien, die dann bis zur vierten Stunde ziemlich
gleichförmig beibehalten wurden. Es waren aber die Standardabweichungen zwischen den einzelnen Versuchspersonen sehr groß
(Abb. 2 a und b; Publikation in Vorbereitung).

V. Diskussion

Das beobachtete Verhalten der Versuchspersonen, die Angaben über
ihr subjektives Befinden und die fehlende Identität der fotografierten Bildmotive bestätigen, daß bei einem nicht unerheblichen
Teil der Versuchspersonen das Erinnerungsvermögen eingeschränkt
war.

Einschränkungen des Vermögens, sich an relativ kurze Zeit, d. h.
viele Minuten bis mehrere Stunden, zurückliegende Ereignisse erinnern zu können, bezeichnen wir als amnestische Episoden, sofern der Betroffene in dieser Zeitspanne wach, besonnen, orien-
tiert und zu koordinierten zielstrebigen Handlungsabläufen fähig
war und keine neurologischen oder andere psychischen Störungen
hatte. Das schließt nicht aus, daß während dieser Zustandsänderungen bei intensiver Beobachtung geringfügige psychophysische
Leistungsmängel nachweisbar sein könnten. In der psychiatrischen
Literatur werden derartige Zustände auch als Ictus amnesticus (2)
oder transiente globale Amnesien beschrieben. Wenn sie sich mit
Vigilanzminderung, Störungen der kritischen Selbstbesinnung,
Orientierungsstörungen oder Auffälligkeiten des Verhaltens verbinden, bezeichnet man sie dagegen gewöhnlich als Dämmerzustände oder Verwirrtheitszustände (Tabelle 1).

Es kann nicht mit letzter Sicherheit entschieden werden, ob ein
Teil einfacher Erinnerungsstörungen bei amnestischen Episoden
auf einer Blockade von Reproduktionsvorgängen beruht. Offenbar
ist aber vorzugsweise die Übernahme von rezenten Wahrnehmungen
aus dem Immediatgedächtnis in das Kurzzeitgedächtnis und damit
die weitere Speicherung im Langzeitgedächtnis gestört (Tabelle 2).

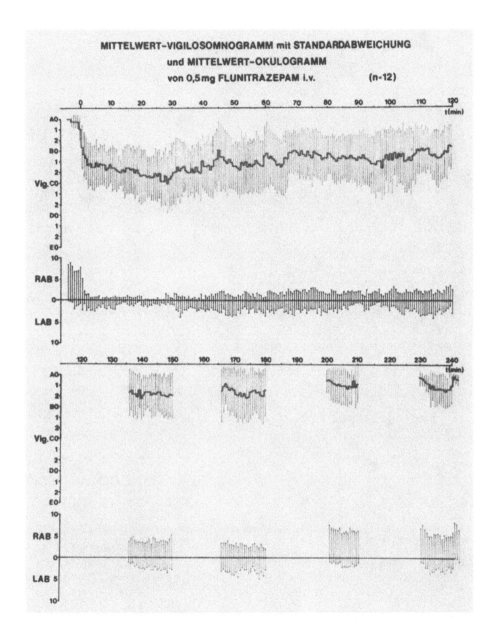

Abb. 2 a. Vigilosomnogramme nach 0,5 und 2,0 mg Flunitrazepam
i.v. bei jeweils 12 gesunden Versuchspersonen

Es gibt triftige Gründe für die Annahme, daß die Übernahme ge-
speicherter Wahrnehmungen aus dem Immediatgedächtnis in das
Kurzzeitgedächtnis neben der kritischen Selbstbesinnung einer
der störbarsten psychischen Elementarvorgänge ist. Möglicherweise hängt das mit der spezifischen Produktion von Proteinen
in den Neuren zusammen. Die Leistungsfähigkeit der Neuren bei
der enzymatischen Proteinbindung ist eine wichtige Voraussetzung
für die ungestörte Gedächtnisbildung. Die Initiation des Zusam-

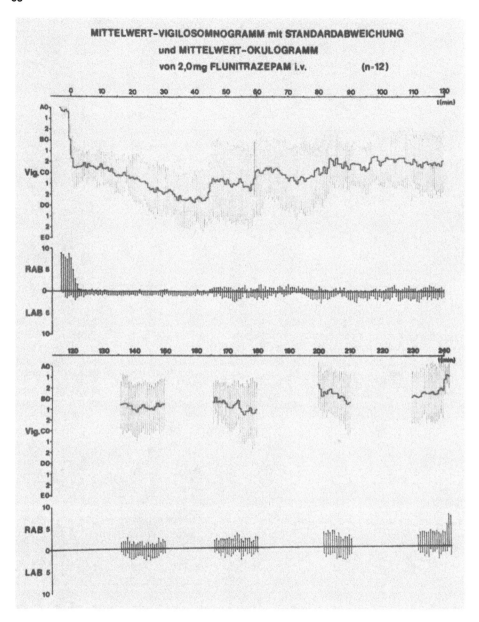

Abb. 2 b. Vigilosomnogramme nach 0,5 und 2,0 mg Flunitrazepam i.v. bei jeweils 12 gesunden Versuchspersonen

menflusses von Oligo- zu Polypeptiden zur weiteren Bildung von Proteinen unter dem Einfluß von Enzymen scheint sehr störanfällig zu sein. Störungen der Proteinbindung in den Neuren können nicht nur durch traumatische oder entzündliche Gehirnprozesse, sondern auch durch zerebrale Zirkulationsänderungen und durch Stoffwechseländerungen in den Neuren verursacht werden, die von Medikamenten (insbesondere von Psychopharmaka) ausgelöst werden. Dazu bedarf es bei weitem nicht des Überschreitens bestimmter

Tabelle 1. Unterschiedliche Kombinationen von elementaren Funktionsstörungen bei verschiedenen Durchgangssyndromen

Durchgangssyndrom	Erinnerung	Vigilanz	Besinnung	Orientierung
amnestische Episode	O	+	+	+
besonnener Dämmerzustand	O	O	+	+
Dämmerzustand	O	O	O	+
Verwirrtheitszustand	O	O	O	O

Toleranzgrenzen, die auch mit anderen klinisch erkennbaren Zeichen einer Intoxikation verbunden wären. Es kann sich um außerordentlich subtile neuronale Stoffwechseländerungen handeln, wie sie auch bei der Gabe therapeutischer Dosen von Psychopharmaka beginnen. So wurden erst jüngst wieder amnestische Episoden (1) und besonnene Dämmerzustände (6) bei der Behandlung von Psychosen mit Psychopharmaka beschrieben, wie man früher auch bestimmte Zirkulationsstörungen (4) und Traumen (7) und selbst streßbedingte Merkfähigkeitsstörungen (3) und Verdrängungsphänomene als Ursache für amnestische Episoden angeschuldigt hat.

Änderungen des neuronalen Stoffwechsels als Voraussetzung für das Einsetzen von amnestischen Episoden scheinen besonders durch solche Substanzen verursacht zu werden, die relativ langsam anfluten, keine schweren Zustandsänderungen auslösen, langsam ausgeschieden werden und offenbar auch bestimmte Hauptangriffsorte bevorzugen.

Die Wirkungsqualitäten des Flunitrazepam scheinen diesen pharmakokinetischen Bedingungen sehr nahe zu kommen. Wenn es dabei zu amnestischen Episoden kommt, handelt es sich aber um keinen spezifischen Effekt, da ähnliche Störungen auch bei anderen langsam resorbierten und langsam eliminierten Substanzen beobachtet werden. Im Hinblick auf die Ziele der Anästhesie kann es sich dabei um einen durchaus erwünschten Effekt für chirurgische Eingriffe handeln; das vor allem, wenn in der postoperativen Phase mit Schmerzzuständen oder ängstliche Spannung fördernden Umwelteinflüssen (Intensivstation) zu rechnen ist.

VI. Zusammenfassung

Wir haben bei insgesamt 46 gesunden Versuchspersonen nach intravenösen Gaben von Flunitrazepam klinische, elektroenzephalografische und testpsychologische Untersuchungen durchgeführt.

Bei 12 der 46 Versuchspersonen bestanden Gedächtnislücken; bei vier von ihnen betrafen sie nur einzelne kurz dauernde Ereig-

Tabelle 2. Schematische Darstellung der Gedächtnisbildung

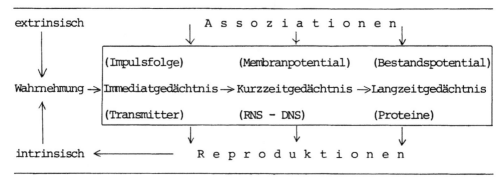

nisse, bei den übrigen acht waren sie darüber hinausgehende amnestische Episoden ohne Orientierungs- oder Verhaltensstörungen.

Wir nehmen an, daß es zu geringfügigen Änderungen des neuronalen Stoffwechsels kommt. Vermutlich ist durch die verlangsamte Initiation der Bildung von Peptidketten die Übernahme von rezenten Wahrnehmungen aus dem Immediatgedächtnis in das Kurzzeitgedächtnis und die nachfolgende Speicherung im Langzeitgedächtnis vermindert.

Die Dosisabhängigkeit dieser Erscheinungen nach Flunitrazepam läßt annehmen, daß es sich tatsächlich um pharmakodynamische Effekte des Wirkstoffes handelt.

Für die anästhesiologische Praxis stellen solche Phänomene keine Kontraindikation, sondern unter gewissen Bedingungen sogar einen nützlichen Begleiteffekt dar.

Literatur

1. BOENING, J.: Ictus amnesticus und Psychopharmakatherapie. 17. Neuropsychiatr. Symp., Pula, Jugoslawien, 7. - 12. Juni 1977, p. 52.

2. GANNER, H.: Ictus amnesticus. Ärztl. Praxis 26, 1872 (1974).

3. KUGLER, J.: Stress- und Merkfähigkeit. In: Stress und Nervensystem (eds. H. LECHNER, O. SCRINZI), p. 32. München-Gräfelfing: Werk-Verlag 1975.

4. KUGLER, J.: Gedächtnisstörungen bei zerebralen Zirkulationsstörungen. Ärztl. Praxis 26, 2193 (1974).

5. KUGLER, J., DOENICKE, A., LAUB, M.: Metabolisch-toxisch verursachte amnestische Episoden. Münch. med. Wschr. 117, 1585 (1975).

6. MÜHLEN, H. v. d.: Der "geordnete Dämmerzustand" als lithium-
   induzierte Komplikation. Psycho 4, 174 (1978).

7. MÜLLER, D., KUNZE, H. G., SCHMACK, R.: Differentialdiagnosti-
   sche Fragestellung: traumatischer Dämmerzustand oder amnestische Episode? Schweiz. Arch. Neurol. Neurochir. Psychiatr.
   119, 157 (1976).

8. SCHWELLER, G.: Gehirnfunktion nach 3 i.v. Hypnotika Thiopental, Etomidate, Ro 5-4200. Inaugural-Dissertation, Ludwig-
   Maximilians-Universität München, 1975.

Histaminliberierung durch Flunitrazepam

Von A. Doenicke und W. Lorenz

Seit gut zehn Jahren wird von der Arzneimittelkommission unter anderem auch die Überprüfung einer Histaminfreisetzung durch neu zu registrierende Medikamente gefordert. Pharmaka, die seit Jahren bzw. seit Jahrzehnten im Handel sind und bei denen mit modernen Untersuchungsmethoden eine Histaminfreisetzung nachgewiesen wurde, müssen in die Diskussion einbezogen werden. Es bleibt dem Untersucher überlassen, eine gewisse Wertung vorzunehmen.

Unsere Arbeitsgruppe (1, 3, 4, 5) ist in der glücklichen Lage, seit 1968 mit ein und derselben Untersuchungstechnik und Methodik zahlreiche Pharmaka untersucht zu haben, so daß eine gewisse Wertigkeit vorgenommen werden kann. Es lag daher nahe zu prüfen, ob Flunitrazepam beim Menschen histaminliberierende Eigenschaften besitzt, seine Applikation damit potentiell das Risiko beinhaltet, bei Patienten eine Überempfindlichkeitsreaktion im Sinne einer anaphylaktoiden Reaktion auszulösen.

Material und Methodik

Die Untersuchungen wurden an zehn freiwilligen Versuchspersonen (Studenten im Alter von 20 - 30 Jahren, sieben Männer, drei Frauen) durchgeführt (Tabelle 1). Sie waren zum Zeitpunkt der Untersuchung anamnestisch gesund. Flunitrazepam (Chargen-Nr. 712164) wurde ihnen in einer Dosis von 0,02 mg/kg KG i.v. in 60 s verabreicht. Entsprechend den Angaben des Herstellers wurden Wirkstoff und Diluens bei jeder Testperson frisch gemischt und in dieser Form verabreicht.

Blut wurde unmittelbar vor der Injektion in zwei Proben zu je 20 ml, ferner nach Gabe des Psychopharmakons in der ersten, dritten, sechsten, zehnten und zwanzigsten Minute entnommen, und das Histamin in den Proben nach einer von LORENZ angegebenen Methode bestimmt (6, 7).

Die Histaminfreisetzung wurde nach den von uns schon früher beschriebenen Kriterien bewertet (3).

Neben der Histaminbestimmung wurde auch auf klinische Zeichen der Histaminfreisetzung, d. h. auf Symptome einer allergischen Reaktion, sorgfältig geachtet, Puls und Blutdruck mit unblutigen Methoden gemessen und nach Effloreszenzen am Körper, besonders am Thorax, gesucht.

Zur Zuverlässigkeitsprüfung der Histaminbestimmung wurde eine Qualitätskontrolle mit Mischserum durchgeführt. Bei jedem Probanden wurde für den Blankwert, den höchsten Histaminwert und die Qualitätskontrolle das Fluoreszenzspektrum aufgenommen.

Tabelle 1. Merkmale der freiwilligen Versuchspersonen.
m = männlich, w = weiblich, N. M. = nicht Medizinstudent, M. =
Medizinstudent. Anamnestische Angaben über allergische Reaktionen waren selten. Diazepam oder andere Benzodiazepine wurden
von den Probanden eingenommen (ja) oder noch nie eingenommen
(nein)

Test-person Nr.	Alter (Jahre)	Geschlecht	Gewicht	Beruf	Allergie (ja/nein)	Diazepam (ja/nein)
1	27	m	90	N. M.	ja	nein
2	22	m	67	N. M.	nein	ja
3	20	m	66	N. M.	nein	ja
4	20	m	72	M.	ja	nein
5	18	m	75	N. M.	nein	nein
6	26	w	54	M.	nein	nein
7	24	w	58	N. M.	nein	nein
8	30	m	65	N. M.	nein	ja
9	25	w	50	N. M.	nein	ja
10	28	m	70	N. M.	nein	ja
$\pm$ S.D.	24 $\pm$ 4	7/3	67 $\pm$ 11	8/2	2/8	5/5

Dies geschah sowohl unter Normalbedingungen wie auch nach zwei-
stündigem Kochen.

Ergebnisse

Keine der zehn Versuchspersonen zeigte ernste Zeichen einer anaphylaktoiden Reaktion wie Blutdruckabfall, Urtikaria, Broncho-
spasmus; leichte Reaktionen wurden nur bei einer Person beobachtet, entsprechend der Versuchsperson 1 in Tabelle 2 unter den
reagierenden Testpersonen. Diese Testperson wies zwei Quaddeln
am Thorax auf.

Die Probanden fühlten sich nach dem Abklingen der hypnotischen
Wirkung (Ansprechbarkeit) wohl.

Die Plasmahistaminkonzentrationen der zehn Probanden sind in
Abb. 1 aufgeführt. Danach zeigten nach unseren Kriterien fünf
Probanden Histaminfreisetzung und fünf nicht. Das Ausmaß der
Histaminfreisetzung kann aber als sehr gering angesehen werden.
In vier der Fälle wurde gerade 1,0 ng/ml erreicht. Dieser Wert
gilt für uns als Grenzkriterium für eine Histaminfreisetzung.
Das zweite Kriterium, nämlich Anstieg nach Applikation des Phar-
makons und Abfall innerhalb der Testperiode im Sinne einer Ki-
netik, zeigten allerdings alle fünf Versuchspersonen.

Tabelle 2. Histaminspiegel im Plasma nach Gabe von 0,02 mg/kg
Flunitrazepam i.v. (Rohypnol)

Testperson Nr.	Plasmahistaminkonzentration (ng/ml)						
	vor Flunitrazepam		nach Flunitrazepam				
	1	2	1	3	6	10	20 min
Reagierende Testpersonen							
1	0,2	0,2	0,2	0,5	1,0	1,0	0,9
2	0,4	0,3	0,5	1,0	0,9	0,7	0,7
3	0,4	0,4	0,5	1,0	0,8	0,6	0,6
4	0,5	0,4	1,0	0,7	0,4	0,3	0,4
5	0,5	0,5	0,6	0,9	1,0	1,2	0,5
$\bar{x}$ ± S.D.	0,4	0,4	0,6	0,8	0,8	0,8	0,6
	± 0,1	± 0,1	± 0,3	± 0,2	± 0,2	± 0,4	± 0,2
Nichtreagierende Testpersonen							
1	0	0	0	0	0	0	0
2	0	0	0,1	0	0	0	0
3	0,4	0,3	0,6	0,4	0,3	0,3	0,4
4	0,5	0,4	0,5	0,2	0,7	0,4	0,5
5	0,6	0,6	0,4	0,4	0,6	0,5	0,8
$\bar{x}$ ± S.D.	0,3	0,3	0,3	0,2	0,3	0,2	0,3
	± 0,3	± 0,3	± 0,3	± 0,2	± 0,3	± 0,2	± 0,3

Diskussion

Die vor vier Jahren gemachte Feststellung, daß bisher alle untersuchten intravenösen Anästhetika und Hypnotika (mit Ausnahme
des Etomidate) beim Menschen eine histaminliberierende Eigenschaft aufweisen, haben wir vor einem Jahr dahingehend geändert,
daß auch nach Etomidate die Möglichkeit der Histaminfreisetzung
besteht. Allerdings mit dem Hinweis, daß diese nicht so inten-
siv wie nach Althesin, Propanidid, Thiopental und Methohexital
zu erwarten sei (2). Unseren Hinweis begründen wir mit der Beobachtung, daß sowohl bei Probanden als auch bei Patienten vereinzelt Erytheme nach Etomidate auftraten, ohne daß ein Anstieg
des Plasmahistaminwertes gemessen werden konnte. Unterstützt
wird diese klinische Beobachtung durch experimentelle Ergebnisse (8).

Vergleicht man Flunitrazepam mit unseren früheren Ergebnissen
nach Propanidid, Thiopental, Methohexital und Althesin, so zeigte Flunitrazepam nach Etomidate das beste Ergebnis.

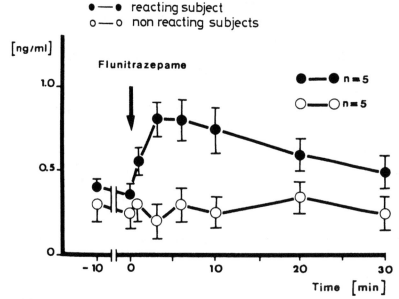

Abb. 1

Um dieses schlüssig zu beweisen, wäre jedoch eine kontrollierte Studie notwendig. Von Interesse wäre auch die Frage, ob der Lösungsvermittler nicht allein Histamin freisetzt.

Zusammenfassung

Flunitrazepam zeigte bei zehn Versuchspersonen eine Histaminfreisetzung sehr geringen Ausmaßes, aber mit einer Inzidenz von 50 %. In bezug auf die Histaminfreisetzung bringt es keine beweisbaren Vorteile gegenüber den übrigen von uns nachgeprüften Anästhetika. Flunitrazepam scheint Histamin aber in geringerem Ausmaß freizusetzen als verschiedene andere Anästhetika.

Literatur

1. DOENICKE, A., LORENZ, W.: Histaminfreisetzung und anaphylaktoide Reaktionen bei intravenösen Narkosen. Biochemische und klinische Aspekte. Anaesthesist 19, 413 (1970).

2. DOENICKE, A., LORENZ, W., HUG, P.: Histamine et Etomidate. Ann. Anaesth. Franc. (1978) (in press).

3. DOENICKE, A., LORENZ, W., BEIGL, R., BEZECNY, H., UHLIG, G., KALMAR, L., PRAETORIUS, B., MANN, G.: Histamine release after

intravenous application of short-acting hypnotics: a comparison of etomidate, althesin (CT 1341) and propanidid. Brit. J.
Anaesth. 45, 1097 (1973).

4. LORENZ, W., DOENICKE, A., HALBACH, S., KRUMEY, I., WERLE, E.:
   Histaminfreisetzung und Magensaftsekretion nach Propanidid.
   Klin. Wschr. 47, 154 (1969).

5. LORENZ, W., DOENICKE, A., MESSMER, K., REIMANN, H. J., THER-
   MANN, M., LAHN, W., BERR, J., SCHMAL, A., DORMANN, P., REGEN-
   FUSS, P., HAMELMANN, H.: Histamine release in human subjects
   by modified gelatine (Haemaccel) and dextrane: an explanation
   for anaphylaktoid reactions observed under clinical conditions?
   Brit. J. Anaesth. 48, 355 (1972).

6. LORENZ, W., DOENICKE, A., MEYER, R., REIMANN, H. J., KUSCHE,
   J., BARTH, H., GEESING, H., HUTZEL, M., WEISSENBACHER, B.:
   Histamine release in may by propanidid and thiopentone. A
   new method for plasma histamine determination. Brit. J. Anaesth. 44, 355 (1972).

7. LORENZ, W., REIMANN, H. J., BARTH, H., KUSCHE, J., MEYER, R.,
   DOENICKE, A., HUTZEL, M.: A sensitive and specific method for
   the determination of histamine in human whole blood and plasma. Hoppe-Seylers Z. physiol. Chem. 353, 911 (1972).

8. WATKINS, J., PADFIELD, A., APPLEYARD, T. N., THORNLON, I. A.:
   Subclinical response in vivo to intravenous anaesthetics.
   Brit. J. Anaesth. 1978 (in press).

Auswirkungen des Flunitrazepam auf die Atmung

Von J. E. Schmitz, P. Lotz, K. H. Bock, A. Fisseler und F. W. Ahnefeld

1. Einleitung

Der Wert des Pharmakons im klinischen Routinebetrieb wird entscheidend durch die Sicherheit in seiner Anwendung geprägt. Dabei ist es notwendig, neben den erwünschten auch die unerwünschten Wirkungen zu erfassen und zu untersuchen. Naturgemäß stehen dabei eventuelle Beeinflussungen der vitalen Funktionen im Vordergrund. Da die geforderte Wirkung und unerwünschte Begleiterscheinungen in einer strengen Dosis-Wirkungs-Relation zueinander stehen, gilt es besonders, die Effekte zu untersuchen, die bei der Anwendung üblicher klinischer Dosierungen entstehen.

Flunitrazepam stellt als neuartiges Sedativum und Hypnotikum eine Alternative zu den zur Zeit im Handel befindlichen Präparaten dar. Normalerweise wird ein Sedativum präoperativ intramuskulär appliziert. Wenn der Patient bereits vor Operationsbeginn an eine Infusion angeschlossen ist und wenn ein schneller Wirkungseintritt erwünscht ist, wird die Prämedikation jedoch auch häufig intravenös verabreicht. Uns interessierte daher besonders die Frage nach der Auswirkung von Flunitrazepam auf die Atmung, falls dieses Präparat intravenös injiziert wird.

Ein ausreichender Sedierungseffekt und eine wirksame Anxiolyse werden dabei, nach eigenen klinischen Erfahrungen, in einer Dosierung zwischen 0,5 mg und 1,0 mg i.v. erreicht. Wir haben daher unsere Untersuchungen in diesen Dosierungen unter standardisierten Bedingungen an einem einheitlichen Probandenkollektiv durchgeführt und dabei besonderen Wert auf die Auswirkungen auf die Atmung im unmittelbaren Anschluß an die Injektion gelegt. Wie wir bereits in einer früheren Publikation an einfachen Ventilationsgrößen zeigen konnten, führt Flunitrazepam bereits in einer Dosierung von 0,5 mg i.v. insbesondere in den ersten 10 min nach Applikation zu einer Atemdepression (21). Ziel dieser Arbeit ist es, diese Befunde zu untermauern und zu ergänzen. Wie aus der Literatur bekannt ist, lassen sich Beeinflussungen der Atmung durch Pharmaka am besten durch Zumischen von CO_2 zur Inspirationsluft - als standardisierter Atemreiz - verifizieren (1, 5, 7, 9, 10, 11, 19, 20, 22, 26).

2. Methode

Die vorliegenden Untersuchungen wurden an sieben freiwilligen Probanden beiderlei Geschlechts durchgeführt (Durchschnittsalter 30,1 Jahre, durchschnittliches Körpergewicht 68,9 kg). Die Versuche wurden nach 12stündiger Nahrungskarenz im Liegen in einem gleichmäßig temperierten, ruhigen Raum durchgeführt. Nach einer kurzen Ruheperiode zur Adaptation an die Versuchsappara-

tur erhielten die Probanden ein Inspirationsgemisch aus Preß-
luft, Sauerstoff und 4 bzw. 5 Vol.% CO_2. Diese Vorperiode wurde über 20 min bis zum sicheren Erreichen eines steady state
aufrechterhalten. Danach erhielten die Probanden - über eine
vor Versuchsbeginn in die linke Kubitalvene eingelegte Verweil-
kanüle, die mit einer Halbelektrolytlösung über den Versuchs-
zeitraum hin offen gehalten wurde (Tutofusin HL 5 - Pfrimmer) -
unbemerkt 0,5 mg bzw. 1,0 mg Flunitrazepam. Die Injektion erstreckte sich gleichmäßig über einen Zeitraum von 1 min. Die
anschließende Untersuchungsphase betrug 20 min. Alle Messungen
wurden in den ersten 5 min nach Injektion in einminütigen, die
folgenden in nahtlos ineinander übergehenden 5-Minuten-Interval-
len durchgeführt. Die in den Abbildungen dargestellten Werte
zeigen in den ersten 5 min nach Injektion die Mittelwerte aus
den einminütigen Messungen, die übrigen Angaben geben die jeweiligen Durchschnittswerte für das entsprechende 5-Minuten-Inter-
vall wieder. Die Probanden atmeten dabei über ein Zweigeventil
til das oben definierte Inspirationsgemisch ein. Die Exspira-
tionsluft wurde für die jeweiligen Untersuchungsintervalle über
einen Dreiwegehahn abwechselnd zwei Wright-Spirometern zugelei-
tet und gemessen. Die in- und exspiratorischen O_2- sowie CO_2-
Partialdrucke wurden über eine am Mundstück plazierte Kapilla-
re von einem Respirationsmassenspektrometer (Typ MGA 1100; Per-
kin-Elmer) kontinuierlich gemessen und durch einen Schreiber
der Firma Gould registriert. Dabei kann der endexspiratorische
CO_2-Partialdruck unter den gegebenen Verhältnissen dem alveolären und damit beim Lungengesunden auch dem arteriellen PCO_2
gleichgesetzt werden.

Die Atemfrequenz wurde über atemsynchrone Impedanzänderungen
durch seitlich am Thorax angebrachte Elektroden auf einem Schreiber der Firma Hewlett-Packard fortlaufend registriert und nach
Versuchsende für jedes Intervall ausgezählt.

Nach gängigen Formeln wurden aus der Ventilation und dem endexspiratorischen CO_2-Partialdruck die CO_2-Antwortkurven und der
Erregbarkeitsquotient berechnet. Die Größe der Erregbarkeit des
Atemzentrums ist gegeben durch die Steilheit einer solchen Erregbarkeitskurve. Der Erregbarkeitsquotient selbst ist seiner-
seits ein Maß für die Steilheit dieser Geraden und damit ein
Maß für die Erregbarkeit des Atemzentrums (11). Alle Berechnungen von Atemgrößen wurden mit einem programmierten Tischrech-
ner durchgeführt, dabei wurde ein apparativer Totraum von 50 ml
berücksichtigt. Zur Darstellung der Ergebnisse wurden Mittelwerte und Standardabweichungen sowie Standardabweichungen des
Mittelwertes berechnet, zur statistischen Sicherung der Ergebnisse wurde der t-Test für Paardifferenzen angewandt. Dabei wurden alle Meßwerte nach Injektion von Flunitrazepam mit dem letzten 5-Minuten-Intervall der Vorphase verglichen.

Die Messungen, die nur mit Raumluft durchgeführt wurden, d. h.
ohne Zumischung von CO_2 zur Inspirationsluft, wurden auf die
gleiche Weise an einem einheitlichen Probandenkollektiv von
zehn Versuchspersonen durchgeführt.

3. Ergebnisse

Die Abb. 1 - 4 zeigen Atemminutenvolumen, endexspiratorischen
CO_2-Partialdruck sowie die spezifische Ventilation vor und nach
Injektion von 0,5 mg Flunitrazepam bei Atmung von Raumluft. Dabei wird das Verhältnis von Atemminutenvolumen zu O_2-Aufnahme
als spezifische Ventilation bezeichnet. Sie stellt ein Maß für
den Atemantrieb dar. Sie erhöht sich unter physiologischen Verhältnissen erst unter höchsten körperlichen Belastungen, Veränderungen unter Ruhebedingungen deuten auf Änderungen der Atemregulation hin.

Bereits unter den genannten Bedingungen tritt eine signifikante Erniedrigung des Atemminutenvolumens in den ersten 10 min
nach Injektion auf, um nach 25 min den Ausgangswert wieder zu
erreichen.

Atemminutenvolumen

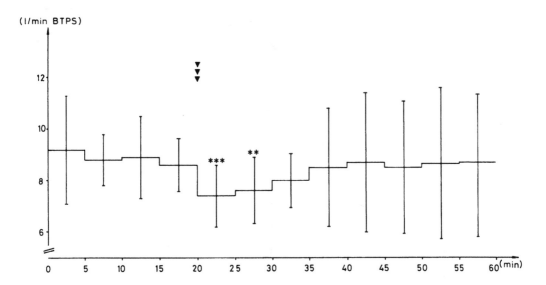

Abb. 1. Atemminutenvolumen nach 0,5 mg Rohypnol i.v.. Die Pfeile geben den Zeitpunkt der Injektion an

Die Abb. 2 zeigt den endexspiratorischen CO_2-Partialdruck, dieser verhält sich gerade gegensinnig zum Atemminutenvolumen und
nimmt in den ersten 10 min post injectionem signifikant zu. Er
erreicht ca. 10 min nach Flunitrazepamapplikation wieder seinen
Ausgangswert.

Die Atemfrequenz steigt unmittelbar nach Gabe von Flunitrazepam
an und erreicht nach 10 min ihren Höhepunkt (Abb. 3). Allerdings
ist der Effekt bei dieser Versuchsanordnung nicht sehr deutlich
ausgeprägt.

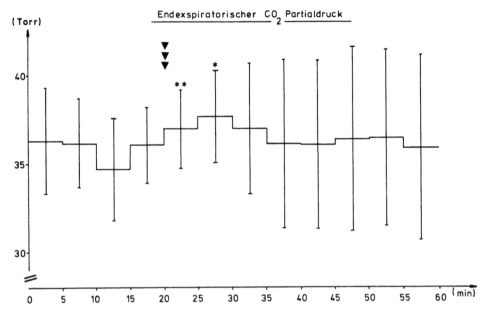

Abb. 2. Endexspiratorischer CO_2-Partialdruck nach 0,5 mg Rohypnol i.v.

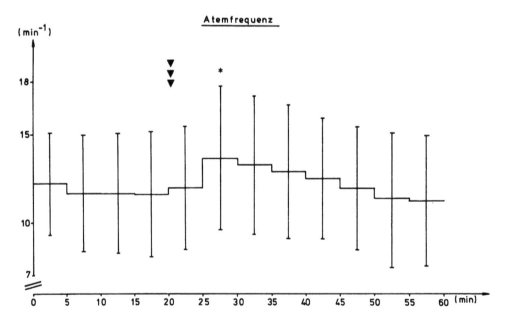

Abb. 3. Atemfrequenz nach 0,5 mg Rohypnol i.v.

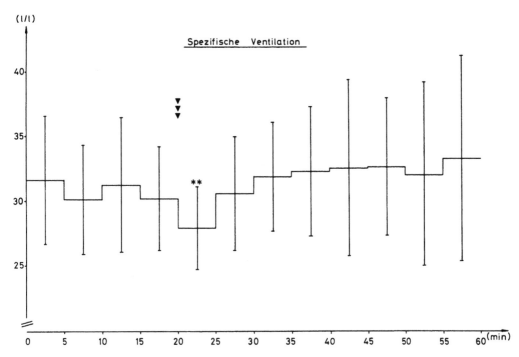

Abb. 4. Spezifische Ventilation nach 0,5 mg Rohypnol i.v.

In der Abb. 4 ist das Verhalten der spezifischen Ventilation dargestellt. Diese ist in den ersten 5 min nach Injektion deutlich erniedrigt und normalisiert sich erst wieder nach ca. 10 min.

Die folgenden Abbildungen zeigen das Verhalten von Atemminutenvolumen und endexspiratorischem CO_2-Partialdruck nach Verabreichung eines Inspirationsgemisches, das 4 bzw. 5 Vol.% CO_2 enthält.

Sowohl bei Injektion von 0,5 mg als auch bei 1 mg Flunitrazepam fällt das Atemminutenvolumen deutlich ab, der Effekt ist allerdings bei Zumischung von 4 Vol.% CO_2 nicht so stark ausgeprägt (Abb. 5). Ein gänzlich entgegengesetztes Verhalten zeigt der endexspiratorische CO_2-Partialdruck. Dieser steigt insbesondere nach Gabe von 1 mg Flunitrazepam signifikant an. Er erreicht sein Maximum ca. 10 - 15 min nach Injektion. Sowohl Atemminutenvolumen als auch endexspiratorischer CO_2-Partialdruck sind bis Versuchsende - bei beiden Dosierungen - noch deutlich gegenüber dem Ausgangswert verändert (Abb. 6).

Noch deutlicher werden die Veränderungen anhand des Erregbarkeitsquotienten dargestellt, der das Verhältnis von Ventilationsänderung zur Änderung des endexspiratorischen CO_2-Partialdruckes widerspiegelt. In dieser Abbildung sind die Erregbarkeitsquotienten prozentual gegenüber dem Ausgangswert aufgetragen. Es zeigt sich sowohl für 0,5 mg als auch für 1,0 mg Flu-

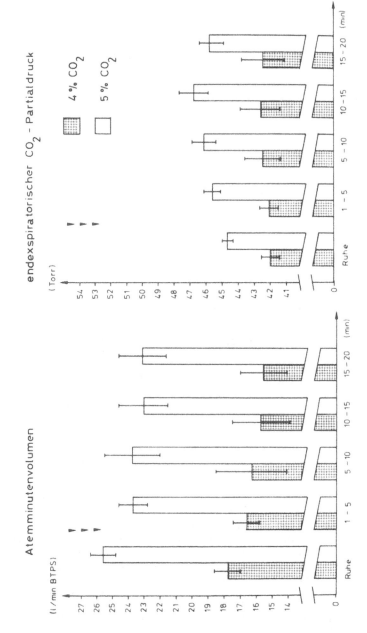

Abb. 5. Atemminutenvolumen und endexspiratorischer CO2-Partialdruck nach Gabe von 0,5 und 1,0 mg Rohypnol bei einer Konzentration von 4 Vol.% CO2 im Inspira-tionsgemisch. Die Pfeile stellen den Zeitpunkt der Injektion dar

1,0 mg Rohypnol

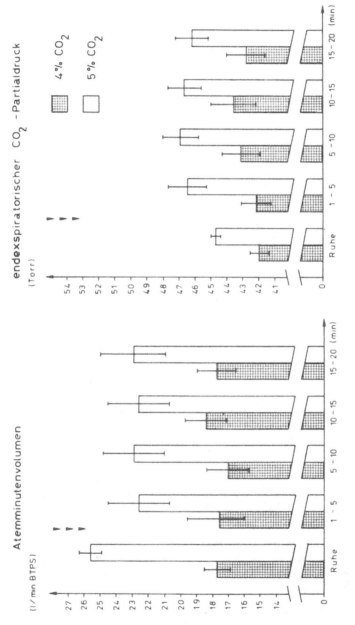

Abb. 6. Atemminutenvolumen und endexspiratorischer CO_2-Partialdruck nach Gabe von 0,5 und 1,0 mg Flunitrazepam bei einer Konzentration von 5 Vol.% CO_2 im Inspirationsgemisch

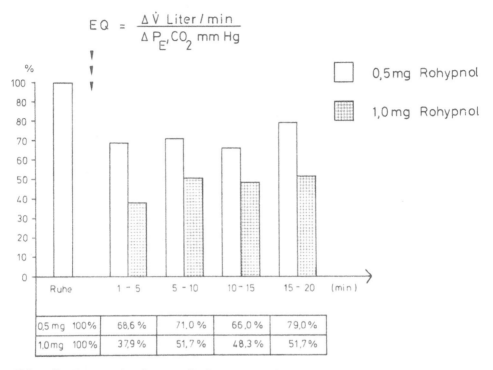

$$EQ = \frac{\Delta \dot{V} \text{ Liter} / \text{min}}{\Delta P_{E'} CO_2 \text{ mm Hg}}$$

	Ruhe	1 – 5	5 – 10	10 – 15	15 – 20
0,5 mg	100%	68,6 %	71,0 %	66,0 %	79,0 %
1,0 mg	100%	37,9%	51,7 %	48,3 %	51,7%

Abb. 7. Prozentuale Veränderungen der Erregbarkeitsquotienten gegenüber dem Ausgangswert nach Gabe von 0,5 mg und 1 mg Rohypnol

nitrazepam eine deutliche Abnahme des Erregbarkeitsquotienten über die gesamte Versuchsdauer, die für 1,0 mg noch stärker ausgeprägt ist und bis zum Versuchsende etwa gleichbleibend erniedrigt bleibt (Abb. 7).

Die Abb. 8 zeigt - in Ergänzung zu den Erregbarkeitsquotienten - die aus den jeweiligen Mittelwerten von Ventilation und zugehörigen endexspiratorischen CO_2-Partialdrucken berechneten Atemerregbarkeitskurven für die einzelnen Untersuchungszeiträume. Als direkter Vergleich ist jeweils die Erregbarkeitskurve ohne Flunitrazepam aufgetragen. Bereits in den ersten 5 min nach Injektion zeigt sich eine erhebliche Steilheitsverminderung. Mit fortschreitender Versuchsdauer zeigen die Kurven für 0,5 mg rückläufige Tendenz, ohne jedoch den Ausgangswert bis zum Versuchsende wieder zu erreichen. Die Atemerregbarkeitskurven für 1,0 mg Flunitrazepam sind über den gesamten Untersuchungszeitraum gegenüber dem für 0,5 mg deutlich abgeflacht.

Wie bereits ohne Zumischung von CO_2 zur Inspirationsluft, so steigt auch nach Injektion von Flunitrazepam die Atemfrequenz sprunghaft an, um bei Gabe von 1,0 mg 10 - 15 min nach Applikation ihr Maximum zu erreichen. Bei Injektion von 0,5 mg Flunitrazepam wird dieses bereits 5 min früher erreicht (Abb. 9).

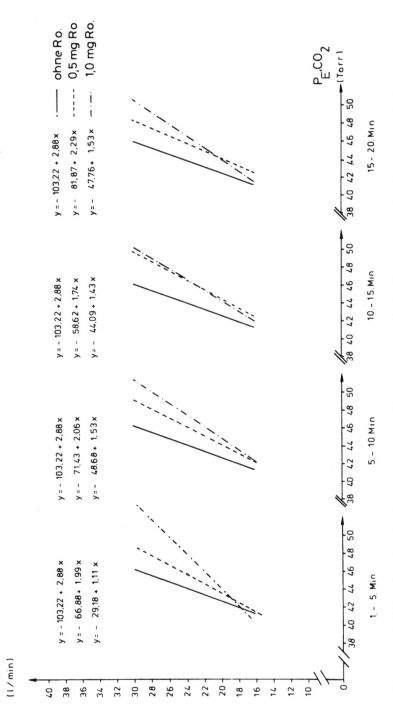

Abb. 8. Zeitliche Veränderungen der Atemerregbarkeitskurven nach Gabe von 0,5 mg und 1,0 mg Rohypnol im jeweiligen Vergleich zur Atemerregbarkeitskurve ohne Gabe von Rohypnol

76

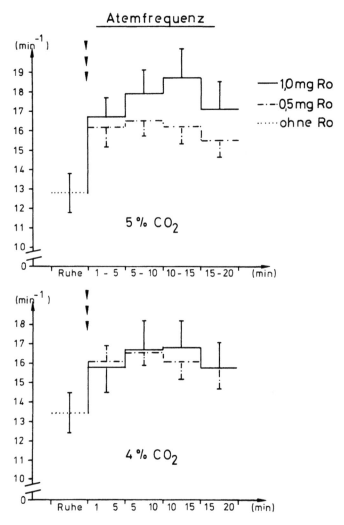

Abb. 9. Atemfrequenz nach Gabe von 0,5 und 1,0 mg Rohypnol bei
einer Konzentration von 4 und 5 Vol.% CO_2 im Inspirationsgemisch

In der Abb. 10 sind Atemfrequenz, Atemzugvolumen - letzteres
unterteilt in Totraumvolumen und alveoläres Ventilationsvolu-
men - bei Zumischung von 5 Vol.% CO_2 gegeneinander aufgetragen.
Während die Atemfrequenz gegenüber dem Ausgangswert deutlich
ansteigt, sind Atemzugvolumen und alveoläre Ventilation gleichzeitig vermindert, wobei der Effekt bei der alveolären Ventilation stärker ausgeprägt ist.

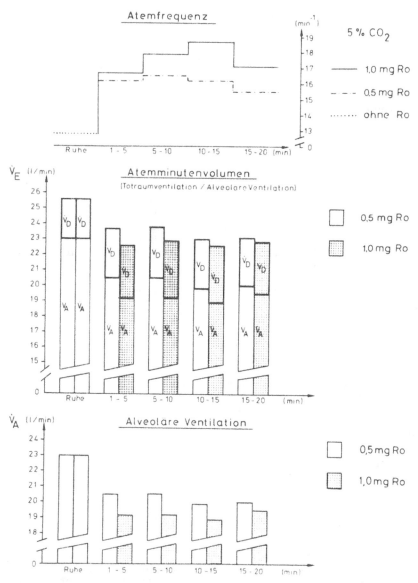

Abb. 10. Atemfrequenz, Atemzugvolumen und alveoläres Ventila-
tionsvolumen nach Gabe von 0,5 mg und 1,0 mg Rohypnol bei einer Konzentration von 5 Vol.% CO_2 im Inspirationsgemisch

4. Diskussion

4. 1. Diskussion der Methode:

Nachdem bereits in den Versuchen unter Raumluftatmung und Gabe
von 0,5 mg Flunitrazepam i.v. anhand einfacher Beatmungsparame-
ter auf eine Atemdepression geschlossen werden konnte, wollten
wir diese Befunde deutlicher herausheben und untermauern. Die
Idee, die Inspirationsluft mit CO_2 - als einem gut standardi-

sierbarem Atemreiz - anzureichern und in Beziehung zu den er-
folgenden Ventilationsänderungen zu setzen, besteht schon recht
lange (8, 14, 16, 17). Zur Berechnung von Atemerregbarkeitskurven und Erregbarkeitsquotienten, die zur Verifizierung der vor-
genannten Befunde beitragen können, kann eine kontinuierliche
Steigerung durch die Rückatmungsmethode (23) oder eine stufenweise Erhöhung der inspiratorischen CO_2-Konzentration durch ge-
zielte Zumischung oder künstliche Totraumvergrößerung herangezogen werden (19, 20).

Zwei Probleme haben uns schließlich dazu bewogen, von der Rückatmungsmethode - die von vielen Autoren heute als zur Zeit be-
stes Verfahren zur Verifizierung atmungsbeeinflussender Effekte durch Pharmaka angesehen wird (3, 6, 11, 23, 24) - und auch
von der diskontinuierlichen Zumischung von CO_2 (19, 25) innerhalb eines Versuches abzusehen und statt dessen in getrennten
Versuchsserien auf die stufenweise Zumischung von verschiedenen
CO_2-Konzentrationen zur Inspirationsluft zurückzugreifen. Auf
diese Weise ist es möglich, auch kurzzeitige Veränderungen der
Atemerregbarkeit zu erfassen. Uns interessierte dabei besonders
die unmittelbare Phase nach der Injektion von Flunitrazepam,
in der wir nach klinischen Erfahrungen die stärksten Veränderungen erwarten können.

Die zweite Schwierigkeit, die uns zur Wahl dieser Methode bewogen hat, war die Notwendigkeit, die Veränderung der Pharma-
konwirkung unabhängig von der Veränderung weiterer Variabler,
wie z. B. differierender O_2- und/oder CO_2-Partialdrucke im Inspirationsgemisch, zu erfassen. Dazu schien uns die Reaktion
des Atemzentrums auf einen konstanten Atemreiz im steady state
geeigneter. Wir wählten dazu die Konzentrationen 4 und 5 Vol.%
CO_2, da diese bei Lungengesunden zu endexspiratorischen CO_2-
Partialdrucken sowie zu Ventilationssteigerungen führen, in
denen die Erregbarkeitskurve mit großer Wahrscheinlichkeit eine Gerade darstellt (9). Da bei Zumischen von 6 Vol.% CO_2 bereits einige Probanden über unangenehme Symptome der Hyperven-
tilation klagten, haben wir von einer separaten Versuchsreihe
mit 6 Vol.% CO_2 Abstand genommen, zumal die in Einzelversuchen
gemachten Beobachtungen mit den übrigen Befunden gut überein-
stimmen. Apparative Atemwiderstände (11) und O_2-Gehalt der Inspirationsluft (15, 18), die zu einer eventuellen Beeinflussung
der Erregbarkeit führen können, wurden so dimensioniert, daß
sie zu keinen Interaktionen führen konnten. Da der Verlauf der
Atemerregbarkeitskurve von der Summe der Atemreize abhängig ist
(12), wurden alle Versuche unter möglichst gleichbleibenden
äußeren Bedingungen, in einem gleichmäßig angenehm temperierten Raum und bei nur geringem Geräuschpegel durchgeführt.

4. 2. Diskussion der Ergebnisse:
Wie schon aus den Ergebnissen bei Gabe von 0,5 mg Flunitrazepam unter Atmung von Raumluft ersichtlich ist, kommt es bei
Verdoppelung der Dosierung auch bei Zumischen von CO_2 zum Inspirationsgemisch zu einer deutlichen Abnahme des Atemminutenvolumens sowie zu einem Anstieg des endexspiratorischen CO_2-
Partialdruckes. Diese Effekte sind um so deutlicher und anhaltender, je höher der CO_2-Anteil in der Einatmungsluft ist und
je größer die Initialdosis von Flunitrazepam bemessen ist.

Lassen diese Veränderungen schon auf eine atemdepressorische Wirkung des Pharmakons schließen, so kann diese durch Betrachtung des Erregbarkeitsquotienten und der Atemerregbarkeitskurven unterstrichen werden. Es zeigt sich sowohl aus dem Kurvenverlauf wie auch aus dem entsprechenden Erregbarkeitsquotienten, daß es nach Injektion von Flunitrazepam zu einer deutlichen Atemdepression kommt. Bei 0,5 mg Flunitrazepam zeichnet sich gegen Versuchsende bereits eine Verminderung des Effektes ab, bei Gabe von 1,0 mg ist der atemdepressive Effekt stärker ausgeprägt und hält bis zum Versuchsende unverändert an.

Bei Betrachtung der Abb. 10 zeigt sich, daß bei lungengesunden Probanden eine CO_2-Konzentrationssteigerung in der Inspirationsluft in den von uns gewählten Größenordnungen - ohne Pharmakoneinwirkung - mit einem Anstieg der Atemzugtiefe bei annähernd unveränderter Atemfrequenz beantwortet wird. Dieses Verhalten der Atmung ändert sich unter Flunitrazepam ganz erheblich. Sofort nach Injektion kommt es zu einem sprunghaften Anstieg der Atemfrequenz, die von einer deutlichen Abflachung der Atemzugtiefe begleitet ist. Dieser Effekt wird um so deutlicher, je höher der endexspiratorische PCO_2 ist.

Flunitrazepam hat also mit steigender Dosierung und Injektionsgeschwindigkeit eine atemdepressorische Wirkung über eine zunehmende Verminderung der Atemzugtiefe. Gleichzeitig kommt es zu einer Steigerung der Atemfrequenz. Eine Frequenzsteigerung bei gleichbleibendem oder sogar abfallendem Atemminutenvolumen bedeutet jedoch eine Zunahme der Totraumventilation mit gleichzeitiger Abnahme der alveolären Ventilation.

5. Zusammenfassung

a) Flunitrazepam übt bereits bei Dosierungen von 0,5 mg i.v. (im Bereich der Prämedikationsdosierung) einen atemdepressorischen Effekt aus, der bei Gabe von 1,0 mg i.v. noch stärker in Erscheinung tritt und über mehr als 20 min anhält. Diese Ergebnisse stimmen gut mit unseren früheren Untersuchungen (21) und auch im wesentlichen mit den Erfahrungen anderer Autoren überein (2, 4, 13).

b) Der atemdepressorische Effekt nach Flunitrazepamgabe scheint hauptsächlich auf einer Verminderung der Atemzugtiefe zu beruhen.

c) Unsere Ergebnisse lassen es ratsam erscheinen - sofern Flunitrazepam im Prämedikationsbereich überhaupt i.v. appliziert wird -, eine Dosierung von 0,5 mg nicht zu überschreiten; die Injektionsdauer sollte dabei mindestens 1 min betragen. Desgleichen sollte der Einsatz bei älteren Patienten oder solchen mit Lungenfunktionsstörungen - zur Sedierung oder zur Prämedikation - nur unter strenger Indikationsstellung und gesicherter kontinuierlicher Überwachung der Atmung erfolgen.

d) Erfolgt eine intravenöse Injektion, muß in jedem Falle die Möglichkeit zur Beatmung gegeben sein.

Literatur

1. BELLVILLE, J. W., SEED, J. C.: The effect of drugs on the respiratory response to carbon dioxide. Anesthesiology 21, 727 (1960).

2. BENKE, A., BALOGH, A., REICH-HILSCHER, B.: Der Einfluß von Flunitrazepam (Rohypnol[R]) auf die Atmung. Wien. klin. Wschr. 87, 656 (1975).

3. DEMPSEY, J. A.: CO_2Response. Stimulus definition and limitations. Chest 70, Suppl. 1, 114 (1976).

4. DIECKMANN, W., FRANK, W., SCHLOTTER, C.: Der Einfluß von "Rohypnol" auf die Atmung. In: Bisherige Erfahrungen mit "Rohypnol" (Flunitrazepam) in der Anästhesiologie und Intensivtherapie (eds. W. HÜGIN, G. HOSSLI, M. GEMPERLE), p. 64. Basel: Editiones Roche 1976.

5. ECKENHOFF, J. E., OECH, S. R.: The effects of narcotics and antagonists upon respiration and circulation in man. Clin. Pharmacol. Therap. 1, 483 (1960).

6. FENCL, V.: Ventilatory response to carbon dioxide in humans. Chest 70, Suppl. 1, 113 (1976).

7. GEISLER, L., HERBERG, D.: Untersuchungen über den Einfluß einiger häufig verwendeter Pharmaka auf die Erregbarkeit des Atemzentrums beim Menschen. Therapiewoche 17, 1941 (1967).

8. HALDANE, J. S., PRIESTLEY, J. G.: The regulation of the lung ventilation. J. Physiol., Lond. 32, 225 (1905).

9. HERBERG, D., GEISLER, L., BOHR, W., UTZ, G.: Untersuchungen am Menschen über den Einfluß verschiedener Pharmaka auf die CO_2-sensible zentrale Atemregulation mittels CO_2-Antwortkurven. Pharmacol. Clin. 1, 54 (1968).

10. HERBERG, D., GEISLER, L., SCHENCK, P.: Über den Einfluß einiger häufig verwendeter Sedativa und Analgetika auf das Atemzentrum des Menschen, unter besonderer Berücksichtigung von Patienten mit alveolarer Hypoventilation. Forschung und Praxis 44, 2119 (1963).

11. JULICH, H.: Die Veränderung der Erregbarkeit des Atemzentrums durch erregbarkeitssenkende Arzneimittel, mit einem Beitrag zur Methodik der Erregbarkeitsbestimmung. Z. ges. exp. Med. 117, 539 (1951).

12. JULICH, H., JULICH, E.: Zur Theorie des summativen Atemreizes. Z. ges. Inn. Med. 8, 211 (1953).

13. KURKA, P.: Klinische Erfahrungen mit Ro 05-4200 in der Anaesthesie. Anaesthesist 23, 375 (1974).

14. LINDHARD, J.: On the excitability of the respiratory centre. J. Physiol., Lond. 42, 337 (1911).

15. LLOYD, B. B., JUKES, M. G. M., CUNNINGHAM, D. J. C.: The relation between alveolar oxygen pressure and the respiratory response to carbon dioxide in man. Quart. J. exp. Physiol. 43, 214 (1958).

16. LOESCHCKE, H. H.: Über Reiz und Erregbarkeit der zentralen Atmungsregulation. Klin. Wschr. 27, 761 (1949).

17. LOESCHCKE, H. H.: Homoiostase des arteriellen CO_2-Drucks und Anpassung der Lungenventilation an den Stoffwechsel als Leistungen eines Regelsystems. Klin. Wschr. 38, 366 (1960).

18. LOESCHCKE, H. H., GERTZ, K. H.: Einfluß des O_2-Druckes in der Einatmungsluft auf die Atemtätigkeit des Menschen, geprüft unter Konstanthaltung des alveolaren CO_2-Druckes. Pflügers Arch. 267, 460 (1958).

19. LOESCHCKE, H. H., SWEEL, A., KOUGH, R. H., LAMBERTSEN, C. J.: The effect of morphine and of meperidine (Dolantin, Demerol) upon the respiratory response of normal men to low concentrations of inspired carbon dioxide. J. Pharmacol. exp. Ther. 108, 376 (1953).

20. LOESCHCKE, H. H., WENDEL, H.: Über den Einfluß von Morphin und Scopolamin auf die Erregung des Atemzentrums beim Menschen. Arch. exp. Path. Pharmakol. 216, 156 (1952).

21. LOTZ, P., SCHMITZ, J. E., FISSELER, A., AHNEFELD, F. W.: Der Einfluß von Rohypnol auf Sauerstoffverbrauch, Lungenventilation und Herzarbeitsindex beim Erwachsenen. Vortrag Zentraleuropäischer Anaesthesie-Kongress 1977, 13. - 16.9. 1977, Genf.

22. PIIPER, J., KOEPCHEN, H. P.: Atmung. München-Berlin-Wien: Urban & Schwarzenberg 1972.

23. READ, D. J. C.: A clinical method for assessing the ventilatory response to carbon dioxide. Australas Ann. Med. 16, 20 (1966).

24. REBUCK, A. S.: Measurement of ventilatory response to CO_2 by rebreathing. Chest 70, Suppl. 1, 118 (1976).

25. REYNOLDS, W. J., MILHORN, H. T., HOLLOMAN, G. H.: Transient ventilatory response to graded hypercapnia in man. J. appl. Physiol. 33, 47 (1972).

26. RITZOW, H.: Über den atemdepressorischen Effekt von Morphin und Fentanyl und seine Beeinflußbarkeit durch Morphinantagonisten. Anaesthesist 22, 425 (1973).

Kreislaufbeeinflussung, Koronardurchblutung und Sicherheitsbreite von Rohypnol (Flunitrazepam)

Von J. B. Brückner, W. Hess, H. J. Johannsen, D. Kielmann, G. Oser und E. Schweichel

Einleitung

Bei Betrachtung der Inhalationsanästhetika und ihrer Nebenwirkungen steht gegenwärtig die Frage nach der Metabolisierung im Vordergrund. Fragen dieser Art sind zwar bei intravenösen Anästhetika auch immer zu stellen. Aufgrund der bei dieser Einleitungsform verwendeten relativ hohen Pharmakadosen, der meist kleinen Sicherheitsbreite und einer bei kranken Patienten oft nicht gut bestimmbaren verschobenen Dosis-Wirkungs-Nebenwirkungs-Relation ist bei der intravenösen Anästhesie immer noch die Beantwortung der Frage nach Kreislaufnebenwirkungen und negativer Beeinflussung der Sauerstoffversorgung des Herzmuskels von primärem Interesse. Wir haben in den letzten Jahren eine Reihe neuer Pharmaka mit in der Klinik seit Jahren eingeführten intravenösen Anästhetika tierexperimentell hinsichtlich ihrer Kreislaufnebenwirkungen vergleichend untersucht (6, 9). Es war jetzt naheliegend, mit gleicher Methodik auch das Flunitrazepam zu prüfen. Die Ergebnisse der Untersuchung zeigen, daß diese Substanz bei relativ großer Sicherheitsbreite in therapeutischen Dosen nur diskrete Kreislaufnebenwirkungen hat.

Methodik

Die Untersuchungen erfolgten an 32 nicht prämedizierten Bastardhunden beiderlei Geschlechts von 27 bis 32 kg Gewicht. Die Anästhesie wurde mit 3 mg/kg Piritramid (Dipidolor, Fa. Janssen, Düsseldorf) eingeleitet. Danach wurden die Hunde mit 4 mg Diallylnor-Toxiferin (Alloferin, Fa. Hoffmann-La Roche, Grenzach) relaxiert, orotracheal intubiert und anschließend bis zum Versuchsende unter Kontrolle der endexspiratorischen CO_2-Konzentration (URAS IV, Fa. Hartmann & Braun, Frankfurt (Main)) mit einem Engström-Respirator (ER 300) und einem Lachgas-Sauerstoff-Gemisch (F_IO_2: 0,3) normoventiliert. Während der Präparation erhielten die Versuchstiere 0,2 bis 0,5 mg/kg/h Piritramid und 0,1 mg/kg/h Nortoxiferin nachinjiziert. Während der Rohypnoltestung wurden keine Anästhetika zusätzlich gegeben. Durch häufige intermittierende Blutgasanalysen (IL 413, Fa. Instrumentation Lab.) wurden arterieller PO_2, PCO_2 bzw. der Säuren-Basen-Status des Blutes kontrolliert und bei Abweichungen von der Norm entsprechend behandelt. Es wurde insbesondere darauf geachtet, daß der arterielle PO_2 Werte um 100 mm Hg und der arterielle PCO_2 Werte um 40 mm Hg aufwiesen und sich diese Parameter während des eigentlichen Versuches nicht änderten.

Unter Röntgenkontrolle wurden über Seitenäste der A. und V. brachialis Druckmeßkatheter in den Aortenbogen bzw. in die Vena cava superior nahe der Einmündung in den rechten Vorhof vorge-

schoben. Von Seitenästen der Aa. femorales aus wurde ein Thermo-
element in den Aortenbogen, ein Katheter-Tipmanometer (Millar
PC 350) und ein Druckmeßkatheter in den linken Ventrikel sowie
über die V. femoralis ein weiterer Katheter in den Hauptstamm
der A. pulmonalis und ein weitlumiger Injektionskatheter (Ducor
Sp S 29, F 8 modifiziert) in den rechten Vorhof plaziert. Über
elektrische Druckwandler (Ailtech MS-D-10-E) und Verstärker
(DCB-4-B, ifd, Mühlheim) wurden der Aorten-, Arteria pulmonalis-,
zentralvenöser und linksventrikulärer Druck gemessen. Das ver-
stärkte Signal des Tipmanometers (linksventrikulärer Druck) wurde über einen Differentiator (DBE-3-B, ifd, Mühlheim, Frequenz-
begrenzung 100 Hz) geleitet, um die isovolumetrische Druckanstiegsgeschwindigkeit dp/dt im linken Ventrikel fortlaufend zu
messen. Das über den zweiten intraventrikulären Katheter (Ducor
523-750 pigtail F 7) gewonnene Signal wurde unter Zuhilfenahme
eines Druckbegrenzers so verstärkt, daß der enddiastolische
Druck im linken Ventrikel (LVEDP) exakt bestimmt werden konnte.
Über die V. jugularis externa wurde ein Druckdifferenzkatheter
(4) in den Sinus coronarius eingeführt und durch einen mit Rönt-
genkontrastmittel gefüllten Ballon gegen die Sinuswand abgedich-
tet und fixiert. Die korrekte Lage des Katheters wurde fluoro-
skopisch mittels retrograder Kontrastmittelinjektion in den Sinus, durch Oxymetrie und nach Versuchsende autoptisch gesichert.
Die Messung des Koronarflusses erfolgte über einen Druckdiffe-
renzrezeptor (Validine DP 9) und einen Trägerfrequenzverstärker
(Hottinger HBM KWS/3 S/5). Die erhaltenen Meßimpulse wurden ana-
log radiziert (Gersing & Hess, Göttingen) und über ein Digital-
voltmeter als Koronarfluß pro Minute direkt angezeigt. Bei Berechnung der Durchblutung für 100 g linken Ventrikels (MBF) wurde berücksichtigt, daß über den Sinus coronarius-Ausfluß nur
75 % der Durchblutung des linken Herzens erfaßt werden (3). Die
arterio-koronarvenöse Sauerstoffgehaltsdifferenz (AVDO$_2$ $_{cor}$)
wurde durch Messungen von arteriellen und koronarvenösen Blut-
proben (Dreifachbestimmung) auf den Hämoglobingehalt und die O$_2$-
und CO-Hämoglobinsättigung mit einem CO-Oxymeter (Modell 182,
Instrumentation Lab.) in einem Arbeitsgang ermittelt. Alle Drucke,
die Mitteldrucke, der mittlere Koronarfluß, das dp/dt max, das
Herzzeitvolumen und die aus der Ventrikeldruckkurve ermittelte
Herzfrequenz (HR; FR/1, Fa. ifd, Mühlheim) wurden on line über
einen Digitalrechner (DAS 10, Fa. Intertechnik, Fa. ifd, Mühlheim) unter Zugrundelegung von zehn Herzschlägen verarbeitet
und zum gewählten Meßpunkt ausgedruckt (Silent, Texas Instru-
ments). Gleichzeitig wurden alle Drucke, dp/dt, eine EKG-Stan-
dardableitung und der phasische Koronarfluß fortlaufend mit einem 8-Kanal-Thermoschreiber (HP 7758 A) sowie über ein 8-Kanal-
Bandgerät (HP 8868 A) registriert und gespeichert. Zu den Meß-
punkten erfolgten Schnellschreibungen der phasischen Kurven und
eine Registrierung der Mitteldrucke und des mittleren Koronarflusses. Gleichzeitig wurde eine Reihe von zur Weiterverrech-
nung benötigten Parametern digital auf Datenkassetten gespeichert.

Das Herzzeitvolumen (CO, HZV) wurde mit der modifizierten Kälte-
verdünnungsmethode nach SLAMA-PIIPER (8) mit dem Meßgerät BN
6560, Fa. Fischer, Göttingen (9,5 ml Injektionsvolumen), ermittelt und pro kg Körpergewicht umgerechnet (CI). Der periphere
Gefäßwiderstand (TPR) und der Koronarwiderstand (CVR) errechne-
ten sich aus dem Quotienten:

(Mittlerer Aortendruck - CVP)/CI bzw. (mittlerer diastolischer Aortendruck - CVP)/MBF.

Das Produkt aus $AVDO_{2\,cor}$ und MBF ergab den myokardialen Sauerstoffverbrauch (MVO_2). Die linksventrikuläre Herzarbeit (LVW) wurde als Verdrängungsarbeit $\overline{P}_{syst}$ x CI errechnet. Zur Ermittlung des Wirkungsgrades (EME) wurde die Herzarbeit über das kalorische Energieäquivalent in ml O_2 pro Minute x 100 g umgerechnet und zum myokardialen Sauerstoffverbrauch in prozentuale Beziehung gesetzt. Das endsystolische Volumen (ESV/100 g) wurde mit Hilfe der von BRETSCHNEIDER angegebenen Näherungsquotienten $\overline{P}_{syst}$ x 11/dp/dt max berechnet (1).

Alle Meßgeräte wurden vor und auch in regelmäßigen Abständen während des Versuches elektrisch abgeglichen oder durch Einbringen von Eichlösungen justiert. Die Hb-Angabe des CO-Oxymeters wurde durch Parallelmessungen nach der Hb-Cyanmethode vor Versuchsbeginn überprüft. Eichcharakteristik und Linearität der Druck- und Flußmeßsysteme sowie der Auswert- und Registriereinheit wurden in regelmäßigen Abständen überprüft. Diese Kontrollen zeigten eine große Konstanz der Eichsignale und der linearen Meßcharakteristik des Systems. Während der Präparationszeit bis zu Beginn des eigentlichen Experimentes erhielten die Versuchstiere 500 ml 10%iger Lävulose mit einem Zusatz von 40 mval Kaliumlaktat infundiert. Messungen des Natrium- und Kaliumspiegels im Serum ergaben vor Versuchsbeginn Werte, die innerhalb des Normbereiches lagen. Es wurde außerdem darauf geachtet, daß die Körpertemperatur zwischen 38,0 und 38,5°C betrug. Noch vor Einführen der Druckmeßkatheter erhielten die Versuchstiere 5 mg/kg Heparin (Thrombophob, Fa. Nordmark) i.v. injiziert. Nach jeweils 2 h wurden 3 mg/kg Heparin i.v. nachgegeben. Die Präparation der Gefäße, das Einlegen der Katheter sowie die erforderlichen Eichungen dauerten etwa 2 h.

In sechs Vorversuchen wurde der zu testende Dosisbereich des Flunitrazepam ermittelt. Danach zeigte sich, daß nach intravenöser Injektion von 0,03 mg/kg die Tiere lediglich müde wurden, nach 0,06 mg/kg Schlafdauern zwischen 10 und 20 min auftraten, während nach 0,3 bzw. 0,6 mg/kg die Versuchstiere mehrere Stunden schliefen. Während des Schlafes waren die Versuchstiere jeweils leicht erweckbar, nach Aufhören des Weckreizes schliefen sie jedoch wieder ein.

0,03, 0,06, 0,3 und 0,6 mg/kg Flunitrazepam wurden innerhalb von 20 s i.v. injiziert. Die beiden kleineren Dosen wurden randomisiert am gleichen Versuchstier getestet. Bei den höheren Dosen erfolgte pro Versuchstier nur die Untersuchung einer Dosis. Die Beobachtungsperiode nach jeder Einzeldosis dauerte 30 bis 45 min. Zur ersten, dritten, fünften, zehnten und jeder weiteren zehnten Minute nach Injektion des Flunitrazepam wurden zusätzlich zu den fortlaufend registrierten Kreislaufwerten das HZV und die $AVDO_{2\,cor}$ bestimmt und alle über den Rechner erfaßten Kreislaufparameter ausgedruckt. Bei weiteren sechs Versuchstieren wurden die Kreislaufwirkungen der bei den höheren Flunitrazepamdosen verwendeten Lösungsmittelmengen getestet. Nach Versuchsende wurden die Tiere durch Injektion von Kaliumchloridlösung

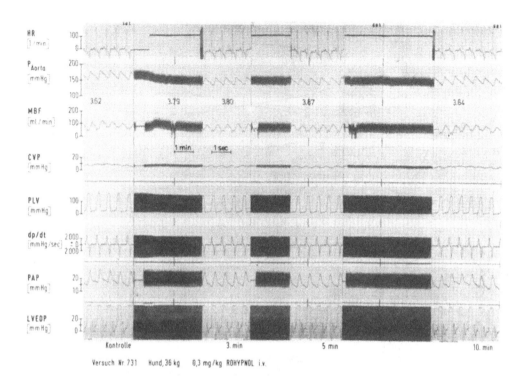

Abb. 1. Kreislaufwirkungen nach intravenöser Injektion von 0,3 mg/kg Rohypnol (HR = Herzfrequenz, P-Aorta = Aortendruck, MBF = Koronardurchblutung, CVP = Venendruck, PLV = Druck im linken Ventrikel, PAP = Pulmonalarteriendruck, LVEDP = enddiastolischer Druck im linken Ventrikel)

getötet, die Lage aller Katheter autoptisch kontrolliert, das Herz entnommen und der linke Ventrikel gewogen.

Die statistische Sicherung der gewonnenen Daten erfolgte mit Hilfe des Student-t-Tests.

Ergebnisse

Abb. 1 zeigt als Wiedergabe einer Originalregistrierung die akuten Kreislaufwirkungen von 0,3 mg/kg Flunitrazepam im Einzelversuch. Insgesamt traten keine erheblichen Kreislaufänderungen auf. Während das EKG, der Pulmonalarteriendruck, der zentralvenöse Druck und der enddiastolische Druck im linken Ventrikel unverändert blieben, fielen der Aortendruck, der Druck im linken Ventrikel und der Kontraktilitätsparameter dp/dt max leicht ab. Unmittelbar nach der Injektion zeigte die Koronardurchblutung eine geringe kurzfristige Steigerung. Die Herzfrequenz steigerte sich für etwa 10 min um etwa 10 Schläge/min, gleichzeitig nahm das Herzzeitvolumen von 3,62 auf 3,80 l/min zu.

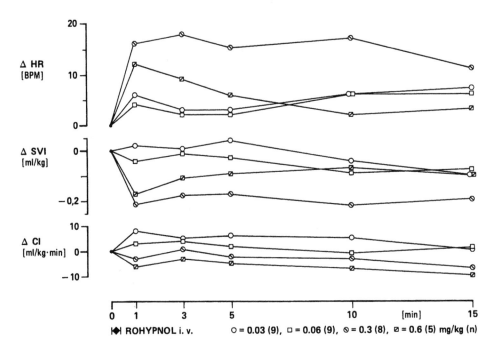

Abb. 2. Veränderungen der Herzfrequenz (HR), des Schlagvolumenindex (SVI) und des Herzindex (CI) nach intravenöser Injektion
von 0,03, 0,06, 0,3 und 0,6 mg/kg Rohypnol

Abb. 2 zeigt die mittleren Änderungen der Herzfrequenz, des
Schlagvolumenindex und des Herzindex nach intravenöser Injektion von 0,03, 0,06, 0,3 und 0,6 mg/kg Flunitrazepam. Während
nach 0,03 und 0,06 mg/kg nur geringgradige kurzfristige Herz-
frequenzsteigerungen von etwa 5 Schlägen/min auftraten, war nach
0,3 und 0,6 mg/kg eine ausgeprägte Tachykardie zu beobachten.
Bei den beiden höheren Dosen lagen die Herzfrequenzanstiege zwischen 10 und 20 Schlägen/min, wobei nach 0,6 mg/kg der Herzfre-
quenzanstieg 15 min nach der Injektion des Flunitrazepam noch
anhielt. Der Schlagvolumenindex änderte sich nach 0,03 und 0,06
mg/kg nicht, während nach 0,3 und 0,6 mg/kg ein 15- bis 20%iger
Abfall des Schlagvolumenindex zu beobachten war. Der Herzindex
zeigte keine signifikanten Änderungen. Nach den beiden kleineren Dosen war eine Tendenz zur Steigerung des Herzindex, nach
den Dosen 0,3 und 0,6 mg/kg eine angedeutete Verminderung des
Herzindex zu beobachten gewesen.

Abb. 3 zeigt Veränderungen des mittleren Aortendruckes, des peripheren Gefäßwiderstandes und des zentralvenösen Druckes nach
den vier getesteten Flunitrazepamdosen. Der mittlere Aortendruck fiel nach 0,03 und 0,06 mg/kg um 5 %, nach 0,3 und 0,6 mg/
kg etwa um 10 % im Vergleich zum Ausgangswert ab. Nach allen
Dosen kam es zu einer Verminderung des peripheren Gefäßwiderstandes. Eine Dosisabhängigkeit war nicht zu beobachten; nach
0,03 und 0,3 mg/kg traten hierbei die größten Effekte auf. Im
Verhalten des zentralvenösen Druckes ergaben sich keine signi-

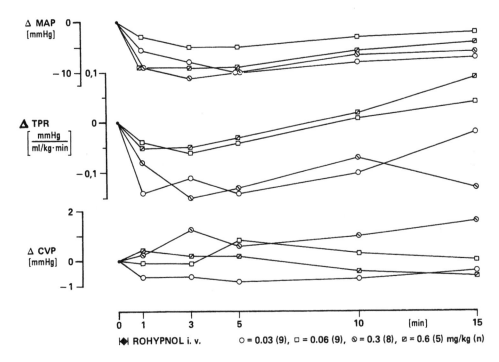

Abb. 3. Veränderungen des mittleren Aortendruckes (MAP), des peripheren Gefäßwiderstandes (TPR) und des zentralvenösen Druckes (CVP) nach intravenöser Injektion von 0,03, 0,06, 0,3 und 0,6 mg/kg Rohypnol

fikanten Unterschiede nach Injektion verschiedener Dosen von Flunitrazepam.

Die beobachteten Änderungen im Pulmonalarteriendruck und im enddiastolischen Druck im linken Ventrikel (Abb. 4) waren statistisch nicht zu sichern. Der Kontraktilitätsparameter dp/dt max verminderte sich nach den beiden getesteten niedrigen Dosen um etwa 200 mm Hg/s und fiel nach 0,3 und 0,6 mg/kg zwischen 350 und 500 mm Hg/s ab. Die maximale Verminderung des Kontraktilitätsparameters dp/dt max nach intravenöser Injektion von Flunitrazepam trat erst zur dritten Minute auf.

0,03 und 0,06 mg/kg Flunitrazepam veränderten Koronardurchblutung, koronaren Gefäßwiderstand und arterio-koronarvenöse Sauerstoffgehaltsdifferenz (Abb. 5) nicht signifikant. Nach 0,3 und 0,6 mg/kg war ein signifikanter Anstieg der Koronardurchblutung bei gleichzeitiger Abnahme des koronaren Gefäßwiderstandes und Verminderung der arterio-koronarvenösen Sauerstoffgehaltsdifferenz zu beobachten gewesen. Die Veränderungen der Koronardurchblutung, des koronaren Gefäßwiderstandes und der arterio-koronarvenösen Sauerstoffgehaltsdifferenz waren sehr stark ausgeprägt.

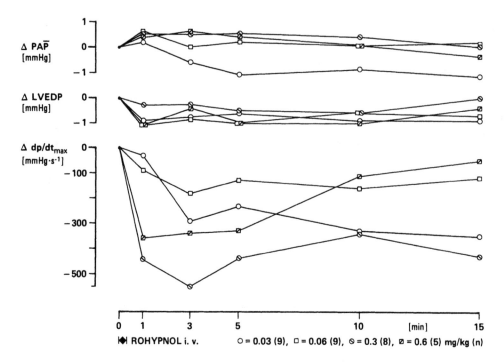

Δ PA$\overline{P}$ [mmHg]

Δ LVEDP [mmHg]

Δ dp/dt$_{max}$ [mmHg·s^{-1}]

0   1   3   5   10   [min]   15

◄►⊢ ROHYPNOL i. v.   ○ = 0.03 (9), □ = 0.06 (9), ◍ = 0.3 (8), ▨ = 0.6 (5) mg/kg (n)

Abb. 4. Veränderungen des mittleren Pulmonalarteriendruckes
(PAP), des enddiastolischen Druckes im linken Ventrikel (LVEDP)
und der maximalen Druckanstiegsgeschwindigkeit im linken Ventrikel (dp/dt max) nach intravenöser Injektion von 0,03, 0,06,
0,3 und 0,6 mg/kg Rohypnol

Die Abb. 6 zeigt Veränderungen der myokardialen Sauerstoffaufnahme, der linksventrikulären Herzarbeit und des Wirkungsgrades
der Herzarbeit nach Flunitrazepam. Lediglich nach der 0,6 mg/
kg-Dosis stieg die myokardiale Sauerstoffaufnahme an. Die linksventrikuläre Herzarbeit verminderte sich insbesondere nach 0,3
und 0,6 mg/kg. Der Wirkungsgrad der linksventrikulären Herzarbeit verringerte sich nach den beiden höheren Flunitrazepamdosen. Während das endsystolische Volumen (Abb. 7) sich nur ge-
ringgradig veränderte, fielen nach 0,3 und 0,6 mg/kg Flunitrazepam enddiastolisches Volumen und Auswurffraktion ab.

Traten nach 0,03 und 0,06 mg/kg Flunitrazepam Kreislaufänderungen auf, so waren sie von nur kurzer Dauer. Dagegen waren die
meisten Kreislaufänderungen nach 0,3 und 0,6 mg/kg Flunitrazepam für 10 bis 15 min nach der Injektion noch nachzuweisen.

Die separate Testung des Lösungsmittels ergab, daß die Veränderungen in der Koronardurchblutung, im koronaren Gefäßwiderstand
und der arterio-koronarvenösen Sauerstoffgehaltsdifferenz nach
0,3 und 0,6 mg/kg Flunitrazepam zum Teil durch das verwendete
Lösungsmittel bedingt waren.

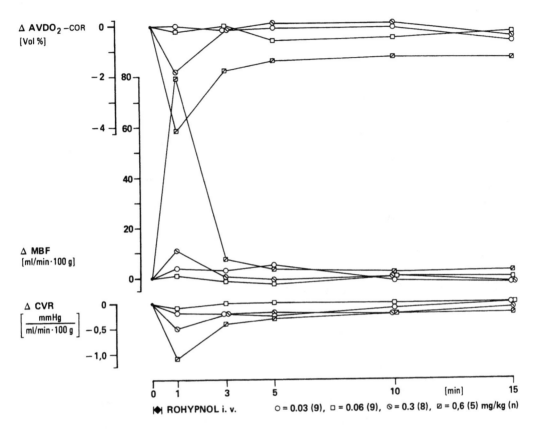

Abb. 5. Veränderungen der Koronardurchblutung (MBF), der arterio-koronarvenösen Sauerstoffgehaltsdifferenz (AVDO$_2$ cor) und des koronaren Gefäßwiderstandes (CVR) nach intravenöser Injektion von 0,03, 0,06, 0,3 und 0,6 mg/kg Rohypnol

Diskussion und Zusammenfassung

Unsere tierexperimentellen Untersuchungen über die Beeinflussung von Kreislauf und Koronardurchblutung durch Flunitrazepam zeigten für die getesteten Dosen 0,03 und 0,06 mg/kg nur diskrete Kreislaufwirkungen. Erst bei einer 10- bis 20fachen Dosissteigerung (0,3 bis 0,6 mg/kg) traten auffallende und länger dauernde Veränderungen der beobachteten Kreislaufparameter auf: Anstieg der Herzfrequenz, Abfall des Schlagvolumenindex, des enddiastolischen Volumens, der Auswurffraktion, des Aortendruckes, des peripheren Gefäßwiderstandes, der myokardialen Kontraktilität, der linksventrikulären Herzarbeit und des Wirkungsgrades der Herzarbeit. Vergleicht man Flunitrazepam mit anderen intravenösen Anästhetika, so zeigen sich nach Thiopental, Methohexital, Propanidid und Ketamin (6, 9) schon im mittleren Dosisbereich stärkere Kreislaufdepressionen. Eine Verdoppelung der getesteten Dosis führte bei diesen in der Klinik eingeführten Anästhetika zu einer erheblichen Verstärkung der Kreislaufwirkungen; die Sicherheitsbreite dieser Anästhetika ist klein. Ledig-

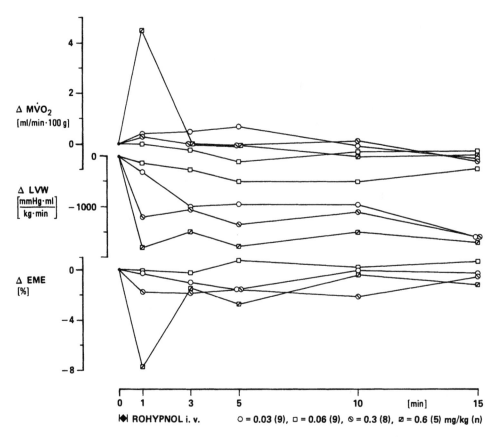

Abb. 6. Veränderungen der myokardialen Sauerstoffaufnahme (MVO2),
der linksventrikulären Herzarbeit (LVW) und des Wirkungsgrades
der Herzarbeit (EME) nach intravenöser Injektion von 0,03, 0,06,
0,3 und 0,6 mg/kg Rohypnol

lich Etomidate zeigte ein ähnliches Verhalten wie Flunitrazepam:
diskrete Kreislaufwirkungen im therapeutischen Bereich und große
Sicherheitsbreite.

In großer Dosis getestet, zeigte Flunitrazepam und sein Lösungsmittel einen spezifischen Koronareffekt: starke, kurzfristige
Steigerung der Koronardurchblutung durch Abnahme des koronaren
Gefäßwiderstandes. Der Anstieg des koronaren Sauerstoffgehalts
weist darauf hin, daß es hier - ähnlich wie bei Propanidid - zu
einer kurzfristigen koronaren Luxusperfusion kommt. Da bei Flunitrazepam dieser Effekt nur bei bolusartiger Injektion der etwa 20fachen klinischen Dosis auftritt, hat er im Gegensatz zu
Propanidid keine Bedeutung für die Anwendung der Substanz an Patienten.

Unsere Untersuchungen bestätigen die Befunde von HALDEMANN und
Mitarbeitern, RIFAT und Mitarbeitern sowie die vielen klinischen
Beobachtungen, daß Flunitrazepam in klinischer Dosierung keine

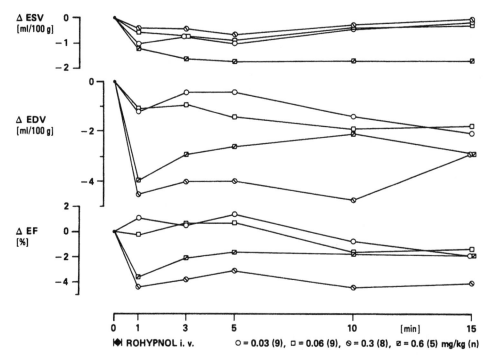

Δ ESV [ml/100 g]

Δ EDV [ml/100 g]

Δ EF [%]

0 1 3 5 10 [min] 15

ROHYPNOL i. v. ○ = 0.03 (9), □ = 0.06 (9), ⊘ = 0.3 (8), ⊠ = 0.6 (5) mg/kg (n)

Abb. 7. Veränderungen des endsystolischen Volumens (ESV), des enddiastolischen Volumens (EDV) und der Auswurffraktion (EF) nach intravenöser Injektion von 0,03, 0,06, 0,3 und 0,6 mg/kg Flunitrazepam

stärkeren Kreislaufwirkungen zeigt. Aus unseren Befunden kann allerdings auch abgeleitet werden, daß bei absoluter oder relativer Überdosierung des Flunitrazepam eine Depression des Kreislaufes (Abnahme von Schlagvolumen, Kontraktilität und Perfusionsdruck) sowie der energetischen Situation des Myokards (Tachykardie, Verschlechterung des Wirkungsgrades der Herzarbeit) eintreten kann. Die relativ große Sicherheitsbreite des Flunitrazepam sollte deshalb den Anästhesisten nicht dazu verführen, bei Risikopatienten das Gebot der vorsichtigen Dosierung und sorgfältigen Beobachtung eintretender Effekte zu verlassen.

Literatur

1. BRETSCHNEIDER, H. J., MARTEL, J., HELLIGE, G., HENSEL, I., KETTLER, D.: Korrelation des endsystolischen Ventrikelvolumens pro Gewichtseinheit (ESV/100 g) zu Potenzfunktionen des arteriellen Drucks und der ventrikulären Druckanstiegsgeschwindigkeit. Verh. dtsch. Ges. KreislForsch. 38, 233 (1972).

2. HALDEMANN, G., WÜEST, H. P., HOSSLI, G., SCHAER, H.: Die Wirkung von Flunitrazepam ("Rohypnol") als Prämedikation und Anästhetikum auf die Hämodynamik bei kreislaufgesunden Patienten. In: Bisherige Erfahrungen mit "Rohypnol" (Flunitrazepam)
   in der Anästhesiologie und Intensivtherapie (eds. W. HÜGIN,
   G. HOSSLI, M. GEMPERLE), p. 74. Basel: Editiones Roche 1976.

3. HEISS, H. W., HENSEL, I., KETTLER, D., TAUCHERT, M., BRET-
   SCHNEIDER, H. J.: Über den Anteil des Koronarsinus-Ausflusses
   an der Myokarddurchblutung des linken Ventrikels. Z. Kardiol.
   62, 593 (1973).

4. HENSEL, I., BRETSCHNEIDER, H. J.: Pitot-Rohr-Katheter für die
   fortlaufende Messung der Koronar- und Nierendurchblutung im
   Tierexperiment. Arch. KreislForsch. 62, 249 (1970).

5. HÜGIN, W., HOSSLI, G., GEMPERLE, M.: Bisherige Erfahrungen
   mit "Rohypnol" (Flunitrazepam) in der Anästhesiologie und Intensivtherapie. Basel: Editiones Roche 1976.

6. PATSCHKE, D., BRÜCKNER, J. B., GETHMANN, J. W., TARNOW, J.,
   WEYMAR, A.: A comparison of the acute effects of intravenous
   induction agents (Thiopentone, Methohexitone, Propanidid,
   Althesin, Ketamin, Piritramid and Etomidate) on hemodynamics
   and myocardial oxygen consumption in dogs. Anaesthesiology
   and Resuscitation 106, 49 (1977).

7. RIFAT, K., BOLOMEY, M.: Les effets cardio-vasculaires du
   "Rohypnol" utilisé comme agent d'induction anesthésique.
   In: Bisherige Erfahrungen mit "Rohypnol" (Flunitrazepam) in
   der Anästhesiologie und Intensivtherapie (eds. W. HÜGIN, G.
   HOSSLI, M. GEMPERLE), p. 84. Basel: Editiones Roche 1976.

8. SLAMA, H., PIIPER, J.: Direktanzeigendes Rechengerät zur Bestimmung des HZV mit der Thermoinjektionsmethode. Z. Kreisl-
   Forsch. 53, 322 (1964).

9. WEYMAR, A., EIGENHEER, F., GETHMANN, J. W., REINECKE, A.,
   PATSCHKE, D., TARNOW, J., BRÜCKNER, J. B.: Tierexperimentelle Untersuchungen zur Wirkung von Etomidate auf den Kreislauf und die myokardiale Sauerstoffversorgung. Anaesthesist
   23, 150 (1964).

Der Einfluß von Flunitrazepam und Lormetazepam auf die Blutgase

Von A. Doenicke, H. Suttmann und W. Sohler

Nach eigenen biometrisch geplanten Untersuchungen konnte 1974
prospektiv festgestellt werden, daß Flunitrazepam 0,03 mg/kg KG
i.v. ebenso deutliche Blutgasveränderungen hervorruft wie Thiopental 5 mg/kg KG i.v..

Die hohe Dosis von Flunitrazepam wurde damals kritisiert, da
diese in der klinischen Praxis nicht üblich sei. Deshalb wurden in einer weiteren prospektiven Studie 0,5, 1,0 und 2,0 mg/
70 kg KG Flunitrazepam versus 0,5, 1,0, 2,0 mg Lormetazepam verglichen. Es wurde davon ausgegangen, daß diese Dosierungen in
etwa äquipotent sind.

Methodik

Der Versuchsplan stimmt mit den FDA-Guide-Lines for Testing of
Psychotropic Drugs überein. Als Design wurde ein Zweifach-cross-
over-Plan unter Doppelblindbedingungen gewählt. An der Prüfung
nahmen insgesamt 36 gesunde, männliche Probanden teil, die randomisiert drei freien Gruppen mit n = 12 Probanden zugeordnet
wurden. Jeder der Probanden erhielt in zufälliger Reihenfolge
im Abstand von mindestens 14 Tagen jeweils morgens eine gleich
hohe Dosis von Flunitrazepam bzw. Lormetazepam, so daß insgesamt 72 Untersuchungen vorgenommen wurden.

Ethik

Die Probanden wurden über Ablauf, Risiken und Doppelblindcha-
rakter der geplanten Prüfung genau informiert. Nach der Information unterzeichneten sie eine Einverständniserklärung.

Die Dosierung war durch Prüfungsergebnisse einer bereits abge-
schlossenen i.v. Verträglichkeitsstudie am Menschen mit Dosierungen zwischen 0,036 mg und 4,0 mg Gesamtdosis pro 70 kg KG
gerechtfertigt.

Pharmaka
Flunitrazepam ist ein 5-(-O-Fluorphenyl)-1,
3-dihydro-1-methyl-7-nitro-2 H-1,4-benzodiazepin-2-on
Summenformel: $C_{16} H_{12} F N_3 O_3$

Lormetazepam ist ein 7-Chlor-5-(2-chlorphenyl)-
3-hydroxy-1-methyl-2, 3-dihydro-1 H-1,4-benzodiazepin-2-on
Summenformel: $C_{16} H_{12} Cl_2 N_2 O_2$

Strukturformeln: (Abb. 1).

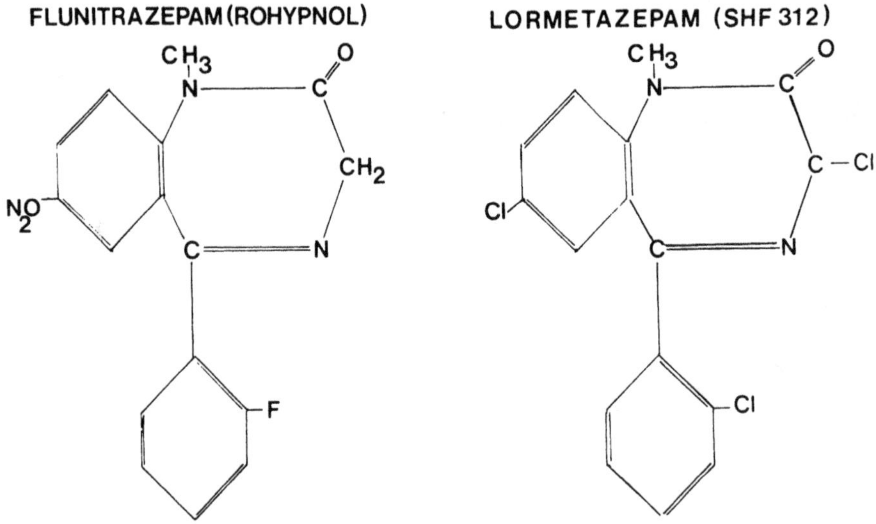

FLUNITRAZEPAM (ROHYPNOL)   LORMETAZEPAM (SHF 312)

Abb. 1

Lormetazepam weist in Tierversuchen krampflösende, muskelent-
spannende und sedierende Eigenschaften auf. In früheren Untersuchungen wurde bei Menschen mittels EEG-Kontrolle und in Schlaf-
studien eine gute Verträglichkeit der oralen Form nachgewiesen.

Blutgasanalysen wurden aus einem in der A. radialis liegenden
Katheter zu den Zeitpunkten t = -5, +1, 3, 5, 7, 10, 15, 30, 45,
60 min entnommen und mit dem Corning 175 Automatic bestimmt.
Über die weiteren Parameter - EEG, EKG, intraarterieller Blutdruck, anterograde Anamnese, subjektive und objektive Befind-
lichkeit sowie Blutchemie - wird gesondert berichtet.

Biometrie

Es wurden Mittelwerte und Standardabweichungen ermittelt und
ein Vergleich der Substanzen zueinander bei gleicher Dosierung
sowie bei jeder Substanz zwischen der höchsten und niedrigsten
Dosierung vorgenommen. Als Signifikanz wurde 1 % vorgegeben und
die einfache Varianzanalyse zur Hypothesenprüfung eingesetzt.

Ergebnisse

Auf die tabellarische Wiedergabe der Mittelwerte mit Standardabweichung wird verzichtet.

Wie aus Abb. 2 zu ersehen, fällt unter Flunitrazepam der arterielle Sauerstoffpartialdruck (PaO2) sowohl nach 2,0 mg/70 kg
KG als auch nach 0,5 mg/70 kg KG stark ab und erreicht sein Mi-
nimum (außerhalb der physiologischen Schwankungsbreite) in der
dritten bzw. fünften Minute. Die Veränderungen in der ersten
und dritten Minute sind gegenüber dem Ausgangswert statistisch

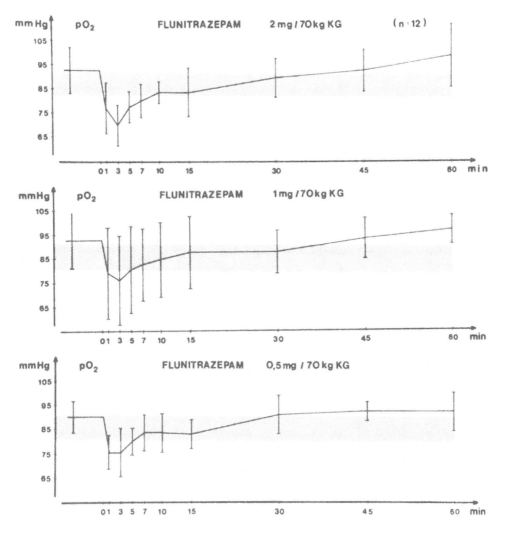

Abb. 2

signifikant; dagegen sind die Veränderungen nach 1,0 mg/70 kg KG optisch zwar deutlich, statistisch jedoch nicht signifikant.

Nach Lormetazepam (Abb. 3) fällt der PaO_2 geringfügig ab, er bewegt sich aber stets im Bereich der Norm. Der Anstieg des arteriellen Kohlendioxydpartialdruckes ($PaCO_2$) (Abb. 4) nach 0,5 und 2,0 mg/70 kg KG Flunitrazepam ist ebenfalls in der ersten, dritten und fünften Minute signifikant, während die Veränderungen des $PaCO_2$ nach Lormetazepam im physiologischen Schwankungsbereich liegen (Abb. 5).

Vergleicht man Flunitrazepam in einer Dosierung von 0,5 und 2,0 mg/70 kg KG bei jeweils 12 Probanden, so sind nach der einfachen Varianzanalyse bei 1%igem Signifikanzniveau die Verände-

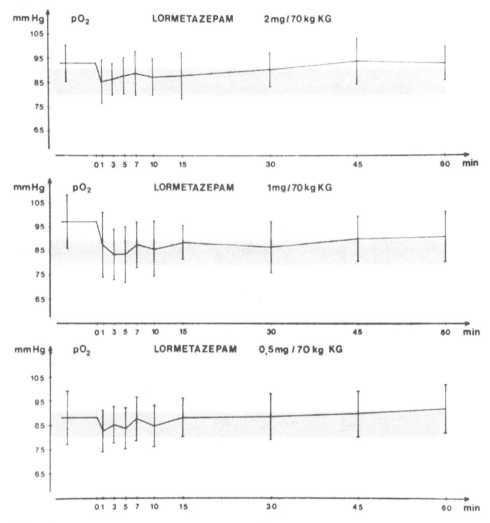

Abb. 3

rungen des PaO_2 und $PaCO_2$ zu keinem Zeitpunkt signifikant unterschieden; der Abfall des arteriellen PaO_2 bzw. der Anstieg des
$PaCO_2$ ist nach beiden Dosierungen gleich stark ausgeprägt.

Diskussion

Nach unseren Ergebnissen kann man festhalten: Nach Flunitrazepam
kommt es dosisunabhängig zu signifikanten Veränderungen der arteriellen Blutgase gegenüber den Ausgangswerten, nach Lormetazepam liegen die entsprechenden Werte bei allen drei Dosierungen
im Bereich der Norm, signifikante Veränderungen vom Ausgangswert sind zu keinem Zeitpunkt feststellbar.

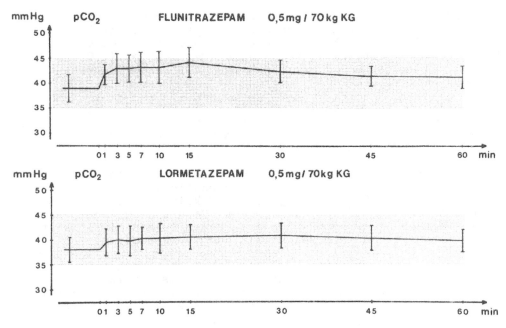

Abb. 4

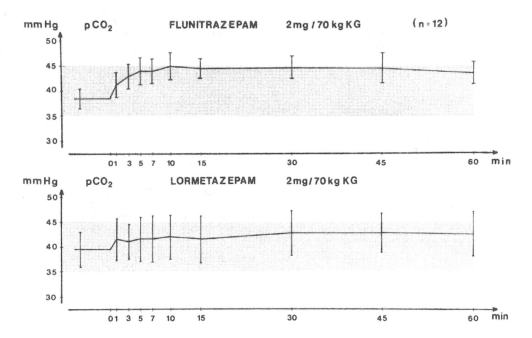

Abb. 5

Die durch zwei Probanden bedingte hohe Standardabweichung nach
1,0 mg/70 kg KG Flunitrazepam erklärt, daß es im Vergleich zu
1,0 mg/70 kg KG Lormetazepam zu keinem signifikanten Unterschied
kommt. Dagegen ist bei beiden anderen Dosierungen (2,0 und 0,5
mg) in den ersten 5 - 7 min ein hochsignifikanter Unterschied
nachweisbar.

Der Vergleich beider Benzodiazepine zueinander in einer Dosie-
rungsgruppe ergibt signifikante Unterschiede, d. h. Flunitrazepam beeinflußt den Sauerstoff- und den Kohlendioxydpartialdruck
stärker als Lormetazepam.

Mit der parallel laufenden EEG-Kontrolle konnte festgestellt
werden, daß in der Schlaftiefe zwischen Flunitrazepam und Lormetazepam nach 0,5 und 1,0 mg/70 kg KG kein signifikanter Unterschied auf dem 1 %-Niveau besteht. Nach 2,0 mg Flunitrazepam
haben dagegen die Probanden in den ersten 20 min signifikant
tiefere Schlafstadien erreicht als nach Lormetazepam.

Hieraus muß man schließen, daß bei hohen Dosierungen Flunitrazepam in den ersten Minuten stärker hypnotisch wirkt. Ab der
fünfzehnten Minute war auch bei dieser Dosierung kein signifikanter Unterschied mehr nachweisbar. Die Äquivalenzhypothese
kann als bestätigt gelten.

Aufgrund der Ergebnisse unserer Untersuchungen an gesunden Probanden ist zu fordern, daß bei Verwendung von Flunitrazepam in
der Klinik eine sorgfältige Kontrolle der Atemfunktion zumindest
in den ersten 20 min nach Applikation erfolgt. Diese Forderung
gilt auch für die geringe Dosierung von 0,5 mg Flunitrazepam,
wie sie häufig zur Sedierung bei Intensivpatienten empfohlen
wird.

Zusammenfassung

In einer zweifach cross over-Tagesstudie unter Doppelblindbedingungen wurden Blutgasanalysen nach jeweils 0,5, 1,0 und 2,0
mg/70 kg KG Flunitrazepam i.v. und Lormetazepam i.v. bei 36 Probanden (72 Untersuchungen), in drei Gruppen aufgeteilt, durchgeführt. Die einfache Varianzanalyse bei 1%igem Signifikanzniveau ergab, daß Blutgasveränderungen (PaO_2, $PaCO_2$) nach Flunitrazepam medikamentös bedingt sind und dosisunabhängig auftreten. Nach Lormetazepam lagen die Veränderungen sowohl nach 0,5 mg
als auch nach 2,0 mg/70 kg KG innerhalb der physiologischen
Schwankungsbreiten.

Anwendung und Dosierung von Flunitrazepam im Bereich der Prämedikation. Teil I

Von R. Dölp und M. Heyden

Die medikamentöse Prämedikation beginnt nach psychologischer Betreuung durch Arzt und Pflegepersonal am Vorabend des in Narkose vorgesehenen Eingriffs. Sie hat zum Ziel, dem Patienten eine ruhige Nacht zu verschaffen, um ihn am nächsten Tag dem Eingriff zuzuführen, dem er mit Zuversicht und Vertrauen entgegensehen soll (3).

Wir haben Flunitrazepam hinsichtlich seiner Wirksamkeit auf oben angegebene Zielsetzung untersucht.

60 primär schmerzfreie Patienten unterschiedlichen Geschlechts mit bevorstehendem chirurgischem Eingriff erhielten je 2 mg Flunitrazepam p.o. etwa gegen 21.00 Uhr des Vorabends. Am nächsten Morgen zwischen 8.00 Uhr und 10.00 Uhr erfolgte eine Exploration folgenden Inhalts:
1. Wie haben Sie geschlafen?
2. Welche Zeit ist zwischen Tabletteneinnahme und Einschlafen vergangen?
3. Haben Sie mit oder ohne Unterbrechung geschlafen?
4. Sind Sie morgens von selbst aufgewacht oder von der Schwester geweckt worden?

Es ergaben sich folgende Antworten:

Tabelle 1. Schlafqualität, Einschlafzeit, Schlaftiefe und Schlafdauer

Schlafqualität (n = 60)			
sehr gut	gut	weniger gut	kein Schlaf
37	13	2	8

Einschlafzeit (n = 52)		
sofort	nach 1 h	"weiß nicht"
29	7	16

Schlaftiefe (n = 52)		
ohne Unterbrechung	mit Unterbrechung	"weiß nicht"
27	13	12

Schlafdauer (n = 60)	
von der Schwester geweckt	von selbst aufgewacht
31	29

Bei einem Patienten (47 kg KG), der nachts aufstehen mußte,
trat kurzfristig Übelkeit auf, die mit dem Hinlegen wieder ver-
schwand; möglicherweise war dies ein Hinweis auf einen arteriellen Druckabfall bei relativer Überdosierung von Flunitrazepam.

Die meisten Patienten (83 %) hatten sehr gut oder gut geschlafen, ein Prozentsatz, der auch von WICKSTRØM (6) angegeben wurde. Es fällt auf, daß nur zwei Patienten behaupteten, weniger
gut geschlafen zu haben, dagegen jedoch acht Patienten (13 %)
meinten, keinerlei Wirkung der Prämedikation verspürt zu haben.
Hier zeigt sich ein inkonstanter Sedierungseffekt von Rohypnol,
der bereits von HALDEMANN et al. (3) beschrieben wurde. Von den
acht Patienten, die vorgaben, "kein Auge zugetan zu haben", wurden allerdings fünf Patienten mit Sicherheit von der Nachtschwe-
ster schlafend angetroffen, so daß die Glaubwürdigkeit der Aussage (nicht der Patienten, die tatsächlich annahmen, nicht geschlafen zu haben) in Frage gestellt ist.

Möglicherweise sind die negativen Angaben zur Schlafqualität
auf intensive Traumerlebnisse (Dysphorie?) zurückzuführen (2).

Die Einschlafzeit läßt sich schlecht beurteilen, da nicht alle
Patienten den Zeitraum zwischen Medikation und Schlafbeginn
richtig einschätzen konnten. Unter Einbeziehung derer, die mit
"weiß nicht" antworteten und wahrscheinlich recht schnell eingeschlafen sind, war eine sehr kurze Einschlafzeit nachzuweisen (1, 6). Auch die Schlafdauer kann als sehr gut bezeichnet
werden, immerhin hat über die Hälfte der Patienten durchge-
schlafen und mußte von der Schwester gegen 6.00 Uhr morgens geweckt werden. Diese Aussage wird ebenfalls von WICKSTRØM (6)
bestätigt. An weiteren Angaben ergab sich, daß zwar eine leichte Erweckbarkeit bestand - Unruhe auf der Station, im Kranken-
zimmer etc. -, daß diese aber nicht als unangenehm empfunden
wurde und häufig auch nicht "registriert" wurde (siehe: "weiß
nicht" zur Frage 3). Die Patienten schliefen sofort wieder ein.

In einer nächsten Studie an weiteren 60 stoffwechselgesunden,
primär schmerzfreien Patienten im Alter zwischen 20 und 60 Jahren, die sich einer Wahloperation unterziehen mußten, wurde die
Wirkung von Diazepam und Flunitrazepam im Vergleich miteinander
untersucht. Nach Randomisierung wurden die Patienten zwei Gruppen zugeordnet, eine Gruppe erhielt als Prämedikation 2 - 3 h
vor der Operation 20 mg Diazepam i.m., die andere Gruppe 2 mg
Flunitrazepam i.m.. In 20minütigem Abstand wurden die Kreislaufparameter Blutdruck und Puls kontrolliert, die Blutgase
wurden vor der Prämedikation sowie 1 h und 2 h danach bestimmt.
Die zum Zeitpunkt 0 erhobenen Daten (siehe Abb. 1 und 2) geben
jeweils den Wert vor der Prämedikation an. Eine statistische
Auswertung der erhobenen Befunde erfolgte mit dem t-Test für
Paardifferenzen sowie mit dem unpaaren t-Test, wobei jeweils
eine Signifikanzschwelle von $p < 0,05$ angenommen wurde. Außerdem haben wir zu jedem Patienten eine Beurteilung über die se-
dative bzw. hypnotische Wirkung von Diazepam und Flunitrazepam
erstellt.

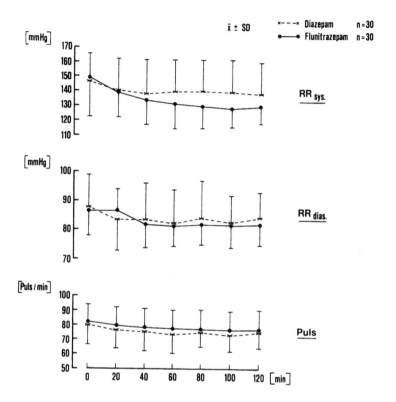

Abb. 1. Kreislaufparameter

Wir konnten zeigen, daß die in der Abbildung dargestellten
Kreislaufparameter sich weder im Untersuchungsablauf noch im
Vergleich der beiden Gruppen - Diazepam, Flunitrazepam - von-
einander unterschieden. Eine Ausnahme machte der systolische
Blutdruck in der Gruppe mit Flunitrazepamprämedikation, der am
Ende der Untersuchungsperiode signifikant, aber klinisch bedeu-
tungslos unter dem Ausgangswert lag.

Die Blutgase wurden im Kapillarblut aus dem hyperämisierten
Ohrläppchen bestimmt. Auch hier ergaben sich nur Veränderungen
im Sinne eines Trends ohne statistische Signifikanz. Auffallend
war die zunehmende Verbesserung des PO_2 in beiden Gruppen.

Nachdem die klinisch und laborchemisch erfaßten Parameter im
Verlauf unserer Untersuchung - wie auch bei KAMMER et al. (4) -
unverändert blieben, hat noch eine Beurteilung der sedativ hypnotischen Wirkung zu erfolgen. Die Patienten wurden vor der
Prämedikation um 7.30 Uhr von der Station in ihrem Bett in den
am frühen Morgen noch ruhigen Aufwachraum gebracht, in dem wir
unsere Untersuchungen durchführten. Der Sedierungseffekt wurde
bei allen Patienten vom gleichen Anästhesisten kontrolliert und
protokolliert. Die Auswertung ergab deutliche Unterschiede zwischen beiden Prüfgruppen.

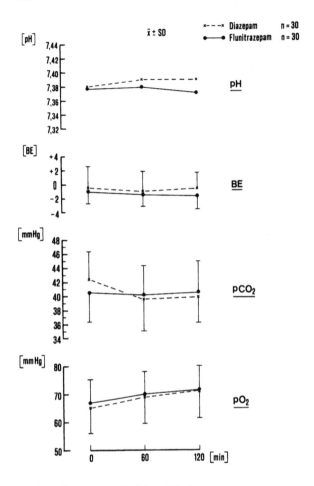

Abb. 2. Arterielle Blutgase

Tabelle 2. Sedierungseffekt - Prämedikation

	Diazepam 20 mg i.m. n = 30	Flunitrazepam 2 mg i.m. n = 30
Patient hellwach, keine Wirkung nachzuweisen	11	3
Patient ruhig, sediert, "döst"	9	8
Patient schläft fest, erweckbar	10	19

11 Patienten (ungefähr 30 %) zeigten nach der intramuskulären
Injektion von Diazepam während des Beobachtungszeitraums über
2 - 3 h keinerlei Wirkung, auch subjektiv empfanden die Patienten keinen Unterschied zur Ausgangssituation. Die übrigen Patienten fühlten sich entweder entspannt und "dösten" oder schliefen, wobei stets leichte Erweckbarkeit bestand, z. B. bei der
Blutabnahme am Ohrläppchen. Das Einschlafen trat in der Regel
recht spät erst etwa 1 h nach Prämedikation ein. Die Schlafdauer war kurz bemessen, sie erstreckte sich häufig nur über
1 h. Dagegen schliefen die mit Flunitrazepam prämedizierten Patienten bereits etwa 30 min nach Injektion ein, der Schlaf war
tiefer - bei bestehender Erweckbarkeit - und dauerte länger,
meist bis zur Einleitung der Narkose. Der stärker ausgeprägte
hypnotische Effekt von Flunitrazepam - bereits hervorgehoben
von ALLGEIER et al. (1) - war erkennbar daran, daß zwei Drittel
der untersuchten Patienten fest schliefen. Sogenannte Versager
- wie nach Diazepam - gab es praktisch nicht. Kein Patient zeigte Zeichen der Verwirrung, wie von PAEDAKIS et al. (5) beschrieben.

Es ergeben sich somit folgende Schlußfolgerungen für den Einsatz von Flunitrazepam im Bereich der Prämedikation:

1. Die Medikation von 2 mg Flunitrazepam p.o. am Vorabend der
   Operation ist geeignet, dem Patienten eine ruhige Nacht zu
   verschaffen. 83 % der Patienten hatten das subjektive Gefühl,
   sehr gut bis gut geschlafen zu haben. Objektiv haben sicher
   zusätzlich einige Patienten geschlafen, die die Schlafqualität als nicht ausreichend bezeichneten.

2. Die besonderen Vorzüge von Flunitrazepam liegen in der intramuskulären Prämedikation vor der Operation. Nach 2 mg Flunitrazepam i.m. am Morgen des Operationstages zeigten 90 % der
   Patienten eine deutliche Sedierung oder schliefen - leicht
   erweckbar - sogar. Der Effekt trat rasch innerhalb von 20 -
   40 min ein und hielt bis zur Narkoseeinleitung nach 2 - 3 h
   an. Die untersuchten Kreislaufparameter und Blutgase blieben dabei unverändert, die lokale Verträglichkeit muß als
   sehr gut bezeichnet werden. In diesem Bereich der Prämedikation wird Flunitrazepam einen festen Platz erhalten.

Anwendung und Dosierung von Flunitrazepam im Bereich der Prämedikation. Teil II

Von H. Heinzl und G. Hossli

Wir haben in der zweijährigen Anwendung die Erfahrung gemacht,
daß Flunitrazepam in der Dosierung von 1 - 2 mg die Bedingungen,
die man an ein abendliches Prämedikationsmittel stellt, zur Zu-
friedenheit erfüllt. Wir wollten nun wissen, ob die langsame,
aber stetige Verdrängung der anderen in der Prämedikation verwendeten Benzodiazepine sachlich gerechtfertigt ist und haben
daraufhin die Frage untersucht: Gibt es einen Unterschied bezüglich der hypnotischen, sedativen und anxiolytischen Wirkung?
(Die zentralrelaxierende Wirkung wurde ausgeklammert.) Wenn ja,
ist dieser mögliche Unterschied dosisabhängig?

Wie in der Arbeit von KAMMER und HOSSLI verglichen wir Flunitrazepam gegen das wohl meist verwendete Benzodiazepin, das Diazepam. Im Gegensatz zu KAMMER, die 2 mg Flunitrazepam mit 10 mg
Diazepam verglich, interessierte uns die Gegenüberstellung in
der Dosierung von 1 mg Flunitrazepam zu 10 mg Diazepam.

Methode

Im Doppelblindverfahren erhielten 58 Patienten beiderlei Geschlechts und gleichmäßiger Altersverteilung in gutem Gesund-
heitszustand 1 mg Flunitrazepam oder 10 mg Diazepam in identi-
scher Tablettenform zur oralen abendlichen Prämedikation.

Bezüglich der hypnotischen Wirkung wurden folgende Kriterien
untersucht:

1. Einschlafzeit   <20 min   20 - 45 min   >45 min
2. Schlafdauer   > 6 h   4 - 6 h   < 4 h
3. Subjektive   gut   mäßig   schlecht
   Schlafqualität   (mit Unterbrechung)

Folgende Merkmale charakterisierten die psychische Situation:

ängstlich, gespannt, erregt, traurig, euphorisch, verwirrt,
apathisch.
O = nicht
1 = leicht
2 = mäßig
3 = ausgeprägt vorhanden

Die statistische Auswertung erfolgte mit dem x^2-Test. Als statistisch gesichert gilt eine Irrtumswahrscheinlichkeit von 5 %.

Tabelle 3. Einschlafzeit, Schlafdauer und Schlafqualität nach oraler Gabe von 1 mg Flunitrazepam oder 10 mg Diazepam

Einschlafzeit	Flunitrazepam 1 mg n = 29	Diazepam 10 mg n = 29
< 20 min	12	11
20 - 45 min	7	10
> 45 min	10	8

$x^2 = 0,605$
$p = > 5 \%$

Schlafdauer		
> 6 h	20	20
4 - 6 h	4	6
< 4 h	5	3

Schlafqualität (subjektiv)		
gut	17	20
mäßig	6	4
schlecht	6	5

Resultate

In der Beurteilung der hypnotischen Wirkung bezogen auf Einschlafzeit, Schlafdauer und subjektive Schlafqualität konnten wir keinen statistisch gesicherten Unterschied feststellen.

In der Beurteilung des psychischen Zustandes zeigen beide Mittel für die Qualifikation "ängstlich" und "gespannt" einen statistisch gesicherten Unterschied bei der abendlichen gegenüber der morgendlichen Exploration. Im Vergleich beider Mittel zueinander beobachteten wir keinen signifikanten Unterschied. Bei den Kriterien "erregt", "traurig", "euphorisch", "verwirrt", "apathisch" zeigten beide Substanzen gegenüber dem Vorabend keinen nachweisbaren Unterschied.

Wir ziehen daraus folgenden Schluß: Flunitrazepam 1 mg und Diazepam 10 mg sind in ihrer Wirkung als abendliches Prämedikationsmittel identisch. Beide decken den von Benzodiazepinen erwarteten Wirkungsbereich und erfüllen im Normalfall die Bedingungen, die man an ein abendliches Prämedikationsmittel stellt. Eine Tablettenform mit 1 mg Wirkstoff Flunitrazepam erscheint uns für den klinischen Gebrauch ausreichend.

KAMMER und HOSSLI, welche 2 mg Flunitrazepam mit 10 mg Diazepam verglichen, konnten zeigen, daß Flunitrazepam in dieser Dosierung (2 mg) dem Diazepam (10 mg) in bezug auf Anxiolyse und Sedation deutlich überlegen ist. Die ausgeprägtere Wirkung von Flunitrazepam in der Relation 1:5 führen wir auf die relativ höhere Dosierung zurück. Ist eine stärkere Wirkung im Einzelfall erwünscht oder erforderlich, scheint es erfahrungsgemäß

Tabelle 4. Psychischer Zustand nach Flunitrazepam-/Diazepam-prämedikation

		Flunitrazepam 1 mg n = 29		Diazepam 10 mg n = 29	
A = vor der abendlichen Prämedikation B = vor der morgendlichen Prämedikation					
		A	B	A	B
ängstlich nicht vorhanden	0	6	17	11	19
leicht	1	12	9	3	8
mäßig	2	8	2	12	1
ausgeprägt	3	3	1	3	1

$$x^2 = 10,26 \atop p = <1\,\%\} \quad x^2 = 0,79 \atop p = >5\,\% \quad \{x^2 = 14,35 \atop p = <1\,\%_o$$

gespannt	0	3	8	4	15
	1	10	18	14	13
	2	10	3	10	1
	3	6	0	1	0

$$x^2 = 13,45 \atop p = <1\,\%\} \quad x^2 = 2,67 \atop p = >5\,\% \quad \{x^2 = 14,74 \atop p = <1\,\%_o$$

erregt	0	19	24	22	27
	1	9	5	7	2
	2	1	0	0	0
	3	0	0	0	0

$$x^2 = 2,25 \atop p = >5\,\%\} \quad x^2 = 0,78 \atop p = >5\,\% \quad \{x^2 = 3,29 \atop p = >1\,\%$$

traurig	0	27	29	26	28
	1	0	0	1	1
	2	1	0	2	0
	3	1	0	0	0
euphorisch	0	27	29	29	29
	1	1	0	0	0
	2	1	0	0	0
	3	0	0	0	0
verwirrt	0	29	28	29	29
	1	0	1	0	0
	2	0	0	0	0
	3	0	0	0	0
apathisch	0	28	26	29	23
	1	0	0	0	5
	2	0	2	0	0
	3	1	1	0	1

günstiger, die Dosierung von Flunitrazepam als die von Diazepam zu verdoppeln, da wohl kaum jemand ohne Bedenken einem unbeaufsichtigten Patienten 20 mg Diazepam verordnet wegen der zu erwartenden stärkeren Wirkung und den damit verbundenen möglichen Gefahren (Zurücksinken von Unterkiefer und Zunge, Atemdepression, paradoxe Wirkung bei alten Menschen). Es bleibt aber die Frage offen, ob nicht 20 mg Diazepam die gleiche Wirkung bei der abendlichen Prämedikation zeigen wie 2 mg Flunitrazepam.

Literatur

1. ALLGEIER, E., PALAS, T., HÜGIN, W.: "Rohypnol" in der Prämedikation, am Vorabend und vor dem Eingriff. In: Bisherige Erfahrungen mit "Rohypnol" (Flunitrazepam) in der Anästhesiologie und Intensivtherapie (eds. W. HÜGIN, G. HOSSLI, M. GEMPERLE), p. 98. Basel: Editiones Roche 1976.

2. AMREIN, R., CANO, J. P., HÜGIN, W.: Pharmakokinetische und pharmakodynamische Befunde nach einmaliger intravenöser, intramuskulärer und oraler Applikation von "Rohypnol". In: Bisherige Erfahrungen mit "Rohypnol" (Flunitrazepam) in der Anästhesiologie und Intensivtherapie (eds. W. HÜGIN, G. HOSSLI, M. GEMPERLE), p. 39. Basel: Editiones Roche 1976.

3. HALDEMANN, G., WÜEST, H. P., HOSSLI, G., SCHAER, H.: Die Wirkung von Flunitrazepam ("Rohypnol") als Prämedikation und Anästhetikum auf die Hämodynamik bei kreislaufgesunden Patienten. In: Bisherige Erfahrungen mit "Rohypnol" (Flunitrazepam) in der Anästhesiologie und Intensivtherapie (eds. W. HÜGIN, G. HOSSLI, M. GEMPERLE), p. 74. Basel: Editiones Roche 1976.

4. KAMMER, A., WÜEST, H. P., HOSSLI, G., LIEBMANN, P.: Vergleich der Wirkungen von Flunitrazepam ("Rohypnol") und Diazepam ("Valium" Roche) in der Prämedikation. In: Bisherige Erfahrungen mit "Rohypnol" (Flunitrazepam) in der Anästhesiologie und Intensivtherapie (eds. W. HÜGIN, G. HOSSLI, M. GEMPERLE), p. 111. Basel: Editiones Roche 1976.

5. PAEDAKIS, E., HOSSLI, G., LIEBMANN, P.: Offene Prüfung zur Abklärung der hypnotischen Wirkung von "Rohypnol" (Vergleichsserie "Rohypnol" - "Valium" (Roche). In: Bisherige Erfahrungen mit "Rohypnol" (Flunitrazepam) in der Anästhesiologie und Intensivtherapie (eds. W. HÜGIN, G. HOSSLI, M. GEMPERLE), p. 193. Basel: Editiones Roche 1976.

6. WICKSTRØM, E.: Double-blind study of flunitrazepam and mandrax. Anaesthesist 23, 90 (1974).

Stoffwechselveränderungen unter Flunitrazepam (Veränderungen des Lipid- und Kohlenhydratstoffwechsels unter Flunitrazepam)

Von H. Vontin und W. Heller

Einleitung

Seit Claude BERNARD Morphin zur Vorbereitung des Patienten vor Inhalationsnarkosen verwendet hat, ist die Prämedikation ein obligatorischer Bestandteil der Anästhesie geworden.

Bei uns erlangte in den letzten Jahren vor allem Diazepam mit seinen zentral sedierenden, neurovegetativ stabilisierenden und deutlich muskelrelaxierenden Eigenschaften einen festen Platz in der Anästhesie, z. B. in Form einer Kombination von Diazepam/Pentazocin, Diazepam/Fentanyl, Diazepam/Ketamin, Flunitrazepam/Ketamin (Ataranalgesie).

Da die akute klinische Sicherheit eines Narkotikums weitgehend durch die Auswirkungen auf Herz und Kreislauf bestimmt wird und die Benzodiazepine in dieser Beziehung den Barbituraten überlegen sind, haben wir seit sechs Jahren Diazepam und in den letzten drei Jahren Flunitrazepam zur Narkoseeinleitung eingesetzt. Über die Auswirkungen des Flunitrazepam auf den Lipid- und Kohlenhydratstoffwechsel soll hier berichtet werden.

Die Weiterentwicklung der Benzodiazepine führte über das erste mit Fluor substituierte Präparat Flurazepam und das in Stellung 7 mit einer Nitrogruppe substituierte Nitrazepam schließlich zur Entwicklung von Flunitrazepam, einem Präparat, das durch Substitution der Grundstruktur mit einem Fluoratom und einer Nitrogruppe die Molekularstruktur beider vorgenannter Benzodiazepine enthält.

Durch die Prämedikation sollen psychische Einflüsse und ihre somatischen Auswirkungen, die auf die Anästhesie antagonistisch wirken und sie erschweren, präoperativ gedämpft werden, um einen ausgewogenen Stoffwechsel zu erhalten. Es war Ziel dieser Untersuchung, mögliche Auswirkungen von Flunitrazepam auf den Lipid- und Kohlenhydratstoffwechsel zu erfassen.

Folgende Parameter wurden bestimmt:
a) Lipidstoffwechsel: freie Fettsäuren, freies Glyzerin, Gesamtglyzerin, Triglyzeride, Phosphatide, Gesamtlipide, veresterte Fettsäuren, Gesamtcholesterin.
b) Kohlenhydratstoffwechsel: Glukose, Fruktose-1,6-Diphosphat, DAP, Pyruvat, Laktat, Laktat-Pyruvat-Quotient, Exzeßlaktat.

Flunitrazepam

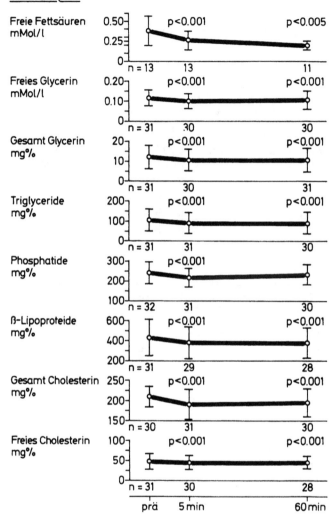

Abb. 1. Darstellung der Veränderungen einiger Parameter des Lipidstoffwechsels vor und nach der Applikation von Flunitrazepam

Ergebnisse

A) 1. Veränderung des Lipidstoffwechsels nach Gabe von Flunitrazepam (Abb. 1)

Freie Fettsäuren: n = 13
Bei 13 Patienten fielen die freien Fettsäuren 5 min nach Injektion von 0,37 auf 0,26 mmol/l (p < 0,001) ab. Nach 60 min waren sie auf 0,20 mmol/l (p < 0,005) abgefallen.

Freies Glyzerin: n = 30 (7 - 76 Jahre)
Dieser Parameter verminderte sich von 0,116 auf 0,103 mmol/l
nach 5 min (p < 0,037). Zum dritten Meßzeitpunkt war der Mittelwert ebenfalls gegenüber dem Ausgangswert noch auf 0,104 mmol/l
(p < 0,046) erniedrigt.

Gesamtglyzerin: n = 32 (7 - 76 Jahre)
Es fiel von 12,1 auf 10,62 mg% signifikant ab. Nach 60 min er-
gab sich ein Wert von 10,39 mg%, der ebenfalls gegenüber dem
Ausgangswert signifikant niedriger lag.

Triglyzeride: n = 31 (7 - 76 Jahre)
Nach 5 min fielen die Triglyzeride von 104,91 auf 93,37 mg% signifikant ab. Nach 1 h war der Mittelwert weiter auf 90,65 mg%
signifikant abgefallen.

Phosphatide:
Diese fielen nach 5 min von 240,52 auf 215,23 mg% signifikant
ab. Nach 60 min ergab sich ein erniedrigter Mittelwert von
230,42 mg% (nicht signifikant).

Gesamtlipide: n = 31 (7 - 76 Jahre)
Sie waren nach 5 min signifikant abgefallen. Nach 60 min waren
bei 19 Patienten die Mittelwerte abgefallen und bei 11 Patienten angestiegen. Es ergaben sich keine Signifikanzen.

Veresterte Fettsäuren: n = 32 (7 - 76 Jahre)
Waren zu keinem Zeitpunkt signifikant verändert.

Gesamtcholesterin:
Dieser Parameter fiel nach 5 min um 15 %. Keine signifikanten
Veränderungen.

Hydroxybutyrat: n = 46 (12 - 76 Jahre)
5 min nach Injektion ergab sich ein leichter, nicht signifikanter Anstieg des Mittelwertes von 0,94 auf 0,96 mg%. Nach 60 min
fand sich ein signifikanter Abfall auf 0,787 mg% (p < 0,048).

Acetacetat: n = 46 (12 - 76 Jahre)
5 min nach Injektion stieg das Acetacetat von 0,39 auf 0,476 mg%
signifikant (p < 0,004) an. 60 min später fand sich mit 0,383 mg%
keine signifikante Veränderung.

2. Energiestoffwechsel nach Gabe von Flunitrazepam

Adenosintriphosphat (ATP): n = 46 (12 - 76 Jahre)
Das ATP fiel von 33,2 auf 31,2 mg% signifikant ab (p < 0,019 =
7 %). Nach 1 h war der Mittelwert von 31,2 mg% gegenüber dem
Ausgangswert immer noch signifikant erniedrigt (p < 0,004).

2,3-Diphosphoglyzerat: n = 46 (12 - 76 Jahre)
Die Meßwerte blieben mit 1,05, 1,04 und 1,06 µmol/ml statistisch
unverändert.

3. Diskussion der Ergebnisse

Ein Absinken aller hier genannten Parameter des Lipidstoffwechsels nach der Injektion von Flunitrazepam entspricht Befunden,
wie sie von GERHARD (1971) und TESCHKE (1971, 1972) bei der Halothannarkose gefunden wurden.

Diese Autoren diskutieren als Ursache des Cholesterinabfalls
eine Syntheseverminderung durch einen Mangel an NADPH + H$^+$, wie
sie von KUNZ (1966) aufgezeigt wurde. Dem stehen jedoch Befunde
von WEIZEL (1970) gegenüber, wonach der Cholesterinstoffwechsel
mit einer täglichen Syntheserate von 0,5 - 1,0 g nur eine nied-
rige Umsatzrate aufweist.

Die von RUDOLPH und Mitarbeitern (1972) erwogene Erhöhung der
intravasalen Flüssigkeit durch Einstrom aus dem Interstitium
bei Halothannarkose und Neuroleptanalgesie scheint die Verminderung der Parameter des Lipidstoffwechsels, die unter Flunitrazepam gefunden wurde, am besten zu erklären. Dafür sprechen auch
Befunde von BALI (1970), der nach Injektion von Thiopental,
Methohexital, Diazepam und Ketamin eine signifikante Verminderung der Kaliumkonzentration im Plasma fand. Diese Befunde decken
sich gleichfalls mit unseren Ergebnissen.

Eine signifikante Erniedrigung des Hämatokrits, des Gesamtpro-
teins und des Kaliums 5 min nach Injektion von Flunitrazepam
bei unseren Untersuchungen weist darauf hin, daß die sehr ähnlichen Veränderungen des Lipidstoffwechsels nicht pharmakon-
spezifisch sind, sondern - wie auch die Hämatokritveränderungen
nach Dehydrobenzperidol - einem gemeinsamen Reaktionsprinzip des
Organismus unterworfen sind (ARONSON (1970)).

MAGORA (1970) konnte zeigen, daß der Hämatokrit auch bei Patienten absank, die sich in einer ruhigen entspannten Atmosphäre
aufhielten. Im Gegensatz zum sympathikomimetischen Effekt des
Zyklopropans, das eine Hämatokriterhöhung verursacht, können
die Verminderungen des Hämatokrits nach Flunitrazepam dem Reaktionsprinzip der Sympathikolyse zugeordnet werden. Von MERIN
(1969) wurde der Hämatokritabfall unter Halothan ebenfalls als
fehlender sympathikomimetischer Effekt gedeutet.

Auch die Verminderung der freien Fettsäuren nach Flunitrazepam
kann als Hinweis dafür gelten, daß Flunitrazepam durch Sympathikolyse zur Streßminderung und Ataraxie führt (ZENGLEIN (1977),
VONTIN (1976)).

4. Der Einfluß der Narkose auf den Lipidstoffwechsel

Den unveresterten Fettsäuren kommt im Stoffwechsel eine besondere Bedeutung zu, da sie nach HAVEL (1968) das wichtigste ener-
getische Substrat der meisten Zellen in Leber, Lunge, Herz und
Skelettmuskulatur sind und mit einer Halbwertszeit von 2 min
die größte Umsatzrate aller Serumlipide haben (FREDRIKSON (1967),
KERL).

Unter physiologischen Bedingungen verhält sich das freie Glyzerin ebenso wie die unveresterten Fettsäuren (EGGSTEIN (1966, 1967)).

Auch in dieser Untersuchung ist ein solcher, fast konkordanter Konzentrationsverlauf festzustellen.

Bei operativen Eingriffen unter Halothannarkose fand ALLISON (1969) signifikante Anstiege der unveresterten Fettsäuren, schreibt aber diese Zunahme dem emotionellen Streß durch Warten auf die Operation und dem durch den Eingriff bedingten Streß und nicht dem Halothan zu. Ebenso fand COOPERMANN (1970) bei orthopädischen und gynäkologischen Eingriffen unter Halothan-Lachgas-Sauerstoff-Narkose einen signifikanten Anstieg der unveresterten Fettsäuren.

Derselbe Autor fand während Zyklopropannarkosen bei 19 Patienten ebenfalls erhöhte Konzentrationen der unveresterten Fettsäuren, die jedoch doppelt so hoch waren wie bei der Halothannarkose. Dieser deutliche Anstieg unter Zyklopropannarkose wird als Steigerung der Aktivität des sympathischen Nervensystems gedeutet. Auch nach Sternotomie wurden erhöhte unveresterte Fettsäuren unter Halothannarkose gefunden (STUNKAT (1976)).

Bei intermittierenden Barbituratgaben in Kombination mit Lachgas-Sauerstoff fanden CLARKE et al. (1970) während der Operation ebenfalls einen Anstieg der unveresterten Fettsäuren. Gleichfalls wurden unter Neuroleptanalgesie erhöhte unveresterte Fettsäuren gefunden (OYAMA und TAKIGUCHI (1970)).

Während der Anästhesie mit Ethrane fanden OYAMA et al. (1972) Verminderungen der unveresterten Fettsäuren und keine signifikante Veränderung der Glukose. Unter der anschließenden Operation stiegen beide Parameter jedoch an. Der Schluß dieser Autoren, daß Ethrane das Mittel der Wahl bei Diabetikern sei, scheint nicht überzeugend, da wir bei der Ataranalgesie ohne Operation ebenfalls weder signifikante Glukoseerhöhungen noch Anstiege der unveresterten Fettsäuren fanden.

Wir führen die Anstiege der unveresterten Fettsäuren während der Operation auf die lipolytische Wirkung von Adrenalin zurück (HÖGSTETT (1965), NAFTALIN (1963), STREMMEL (1973)). Das aber würde bedeuten, daß das Vegetativum durch die Narkose, das klinisch keinen Mangel an Analgesie zeigt, nicht ausgeschaltet, sondern nur gedämpft wird (BETLERI (1970)).

Jede Operation bedeutet also eine Streßsituation für den Patienten. So wissen wir, daß Patienten mit koronaren Herzerkrankungen auch bei allgemeinchirurgischen Eingriffen ein hohes Operationsrisiko tragen, das trotz verbesserter Anästhesietechnik in den letzten 20 Jahren kaum verringert werden konnte (ALTHANS (1976), TARHAN (1972), TOPKINS (1964), WROBLEWSKI (1952)).

Die Steigerung der unveresterten Fettsäuren und des freien Glyzerins, die unter den verschiedensten Narkotika während chirurgischer Eingriffe gefunden wurden, lassen folgenden Schluß zu:

1. Die Messungen wurden in einem flachen Narkosestadium vorgenommen.
2. Kein Anästhesieverfahren kann die Lipolyse vollständig verhindern.
3. Alle Anästhesien hemmen die Insulinsekretion, wodurch wie bei Halothan die Lipolyse verstärkt wird (ALLISON et al. (1969)).
4. Während der Narkose kommt es zur Minderaufnahme der unveresterten Fettsäuren ins Myokard.

Halothan bewirkt eine Hemmung der Katecholaminfreisetzung (DREYER et al. (1973), GÖTHERT (1973), LI (1968)), die jedoch durch die Anstiege der unveresterten Fettsäuren während chirurgischer Eingriffe nicht bestätigt wird.

Gerade für die Halothannarkose gilt, daß eine Vertiefung der Narkose vielleicht einen Konzentrationsanstieg der Katecholamine und der unveresterten Fettsäuren verhindert und zur Entstehung und Aufrechterhaltung von Kreislaufnebenwirkungen beitragen würde (GÖTHERT (1973)).

Der Konzentrationsverlauf des freien Glyzerins verhält sich zum Verlauf der unveresterten Fettsäuren wie unter physiologischen Bedingungen (EGGSTEIN (1966), EGGSTEIN et al. (1967)).

Postoperativ liegen wiederum Werte vor, die dem Kontrollwert gleichen. Eine Störung des Lipidstoffwechsels in der Leber mit Anstieg der unveresterten Fettsäuren beim Leberschaden (EGGSTEIN (1971), DÖLLE (1973)) kann aufgrund der postoperativen Ergebnisse der unveresterten Fettsäuren und des freien Glyzerin verneint werden, da beide Parameter normal gefunden werden.

Nach der Halothannarkose oder Neuroleptanalgesie fanden KRÄMER (1975), STAHL (1975), STOLZ und HELLER (1973) Veränderungen zwischen 20 und 30 %. Geht man davon aus, daß nach Katecholaminanstieg im Serum bei Trauma und Schock (MENG (1972), MÖRL und HELLER (1969), SOMMERKAMP (1969)) die ß-Lipoproteide allmählich ansteigen, so ist zu vermuten, daß sämtliche Narkosen diesen Katecholamineffekt dämpfen.

STOLZ und HELLER (1973) fanden nach Ketamin-Monoanästhesien einen Anstieg der ß-Lipoproteide um 10 bis 15 %, was als fehlende Depression des Lipidstoffwechsels gedeutet wurde und an die Blutdrucksteigerungen unter Ketamin-Mononarkosen erinnert.

B) 1. Veränderungen des Kohlenhydratstoffwechsels nach Gabe von Flunitrazepam (Abb. 2)

Glukose: n = 30 (12 - 81 Jahre)
Bei 29 Patienten stieg die Glukose von 100 auf 102 mg%, d. h. nicht signifikant an und war nach 60 min mit 102 mg% ebenfalls nicht signifikant verändert.

Fruktose-1,6-Diphosphat: n = 46 (12 - 76 Jahre)
Zeigte einen leichten Abfall von 5 %, der aber nicht signifikant war.

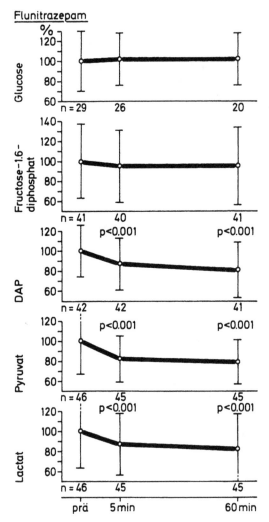

Abb. 2. Veränderungen einiger Parameter des Kohlenhydratstoffwechsels vor und nach intravenöser Anwendung von Flunitrazepam
(0,2 mg/20 s, Dosierung 0,5 - 2 mg/Patient)

DAP: n = 46 (12 - 76 Jahre)
Fiel von 12,9 nach 5 min auf 11,4 nmol/l ab (p < 0,001), 60 min
später auf 10,5 nmol/l (p < 0,001).

Pyruvat: n = 46 (12 - 76 Jahre)
Fiel von 3,23 auf 2,67 mmol/l (p < 0,001) und blieb mit 2,57 mmol/l
signifikant erniedrigt (p < 0,001).

Laktat: n = 46 (12 - 76 Jahre)
Der Abfall des Mittelwertes von 0,9 auf 0,79 mmol/l nach 5 min
war signifikant (p < 0,001), ebenso der letzte Mittelwert nach
60 min von 0,75 mmol/l (p < 0,001).

Laktat-Pyruvat-Quotient:
Hier fanden sich keine signifikanten Veränderungen. 5 min nach
Injektion von Flunitrazepam war der Laktat-Pyruvat-Quotient um
3 % gestiegen. Nach 60 min war der Kontrollwert wieder erreicht.

2. Blutgasanalysen nach Gabe von Flunitrazepam, gemessen an Patienten im Alter über 50 Jahren

PO_2: n = 20 (50 - 92 Jahre)
5 min nach Injektion fiel bei 16 Patienten dieser Altersgruppe
der Mittelwert von 74,3 auf 68,6 Torr ($p < 0,032$) innerhalb des
Normbereichs ab. Nach 60 min war der PO_2-Mittelwert über den
Ausgangswert auf 77,8 Torr, jedoch nicht signifikant angestiegen.

PCO_2:
Die Veränderungen des PCO_2 waren statistisch nicht signifikant,
obwohl der Ausgangsmittelwert von 40,7 auf 43,5 Torr nach 5 min
angestiegen war. Nach 60 min ergab sich ein Mittelwert von 41
Torr.

pH:
Der Ausgangsmittelwert mit 7,376 bei 17 Patienten lag nahe dem
Normalbereich und war nach 5 min auf 7,368 gefallen ($p < 0,001$).
Nach 60 min war er auf 7,371 wieder leicht angestiegen, jedoch
war diese Veränderung gegenüber dem Ausgangsmittelwert statistisch nicht signifikant.

Basenexzeß:
Hier ergaben sich keine statistisch signifikanten Veränderungen.
Die Mittelwerte lagen präoperativ bei -1,4, nach 5 min bei -0,2
und nach 60 min bei -1,6.

3. Diskussion der Ergebnisse

Veränderungen von einzelnen Parametern des Kohlenhydratstoffwechsels nach Verabreichung von Benzodiazepinen sind im Tierversuch häufig beobachtet worden. So fand RUTISHAUSER (1963)
einen intrazellulären Glukosestau nach Librium (30 mg/kg).

Auch nach Valium fanden YOUNG et al. (1969) eine Glukoseerhöhung und Laktatverminderung im Mäusegehirn. Die Dosierungen waren mit 2 - 20 mg/kg jedoch außerhalb der zur Narkoseeinleitung gebräuchlichen Dosierung.

In einem anderen Tierversuch wurde der Kohlenhydratstoffwechsel
ebenfalls nach Diazepam (4 mg/kg) untersucht (GEY (1973)). Dabei ergab sich eine kurzfristige Glukoseerhöhung um 20 % im
Blut, die wir nach Flunitrazepam beim Menschen nicht fanden.
Auch die Laktat- und Pyruvatverminderungen waren mit 20 % - 45 %
ausgeprägter als bei unseren Untersuchungen mit Flunitrazepam.

Obwohl es fragwürdig ist, ob die von GEY an Ratten erhobenen Befunde nach Diazepam mit unseren beim Menschen gefundenen Ergebnissen nach Flunitrazepam zu vergleichen sind, soll dieser Versuch trotzdem unternommen werden, da in der Literatur lediglich Glukose und Laktat nach Narkotika und Hypnotika diskutiert worden sind.

So fand GEY (1973) bei Ratten nach 4 mg/kg Diazepam erhöhte Fruktose-1,6-Diphosphat-Werte, die von ihm als eine Steigerung der Glykolyse gedeutet wurden, während bei unserer Untersuchung leicht verminderte Werte vorlagen, die allerdings statistisch nicht zu sichern waren.

Nach Diazepam wurde bei Ratten eine deutliche Glukoseerhöhung im Blut gefunden, während wir nach Flunitrazepam keine Veränderungen feststellen konnten. Zu diesen Befunden muß allerdings angemerkt werden, daß unsere Ergebnisse nach einmaliger Anwendung von Flunitrazepam erhoben wurden und daher keine Aussage über eine chronische Anwendung zulassen. Auch eine höhere Dosierung, wie sie von MARTI (1974) angewendet wurde, könnte daher andere Ergebnisse erbringen. Weiter ist anzumerken, daß bei diesen Untersuchungen unveränderte Glukosewerte bei reduzierten Hb- und Hk-Werten auf einen leichten Glukoseanstieg hinweisen könnten, der durch eine Verdünnung des Serums verschleiert wurde. Die Regulation des Blutglukosespiegels war bei dieser Untersuchung nicht gestört.

Dennoch weisen die kurzfristig erhöhten Werte von Acetacetat (5-Minuten-Wert) darauf hin, daß es vorübergehend zu einer verstärkten Verwertung von Metaboliten des Lipidstoffwechsels kommt. Man könnte daher annehmen, daß es kurzfristig zu einer quasi diabetischen Stoffwechsellage kommt. Nach 60 min gab es dafür allerdings keine Hinweise mehr. Die zu diesem Zeitpunkt leicht verminderten Werte des Kohlenhydrat- und Lipidstoffwechsels können daher ebenso Ausdruck einer allgemeinen Stoffwechselsenkung sein. Für diese These sprechen die von uns festgestellte verminderte Sauerstoffausschöpfung des venösen Blutes, der verminderte myokardiale Sauerstoffverbrauch (SEITZ (1977)) und die Reduzierung des Grundumsatzes (SCHMITZ et al. (1977)).

4. Der Einfluß der Narkose auf den Kohlenhydratstoffwechsel

Blutzucker und Blutlaktat sind schon seit Jahrzehnten studiert worden, und es stellt sich die Frage, ob die gefundenen Ergebnisse unter den sich wandelnden Anästhesieverfahren immer richtig interpretiert wurden.

So sind verschiedene Veränderungen als Folge der Anästhesie angesehen worden, deren Ursache jedoch der chirurgische Eingriff oder eine mangelnde Ventilation des Kranken war (CLARKEL (1973)).

Nach BOGER und TORNETTA ist die Frage, ob der Operationsstreß oder die Narkose zu Stoffwechselveränderungen führt, von untergeordneter Bedeutung, da man den chirurgischen Eingriff in die Ergebnisse einbeziehen muß, um zu beurteilen, ob ein Anästhesieverfahren ein Risiko bedeutet oder nicht.

Dem ist jedoch entgegenzuhalten, daß ein Medikament oder ein
Anästhesieverfahren, das schon ohne den chirurgischen Eingriff
zu Veränderungen der Herz- und Kreislauffunktion oder von Stoff-
wechselleistungen führt, eine schlechtere Bewertung erhalten
muß als ein Verfahren, das solche Störungen nicht oder nur in
geringerem Maße auslöst.

Zusammenfassung

An 32 Patienten im Alter zwischen sieben und 76 Jahren (15 weib-
liche und 17 männliche), die sich kieferchirurgischen Eingriffen
unterziehen mußten, wurde die Wirkung einer Prämedikation mit
Flunitrazepam auf die Lipidstoffwechselparameter untersucht.

Die Ergebnisse zeigen bei sämtlichen Lipidstoffwechselparame-
tern einen signifikanten Abfall der Serumwerte von Blutabnahme
1 zu Blutabnahme 2 und einen leichten Anstieg von Blutabnahme 2
zu Blutabnahme 3.

Mit der Herabsetzung des Sauerstoffverbrauchs ist eine Verminderung der Ventilation und der Sauerstoffaufnahme verbunden,
die aber nur eine Anpassung an die Sedierungs- und Schlafsituation darstellt. Die geringe Verminderung des Herzzeitvolumens
nach Flunitrazepam zeigt ebenfalls Werte, wie sie auch beim
schlafenden Patienten angetroffen werden (RIFAT (1975)).

Erhöhte Fruktose-1,6-Diphosphat-Werte, die GEY 1973 nach 4 mg/kg
Diazepam bei Ratten fand und als Steigerung der Glykolyse deu-
tete, konnten wir in unseren Untersuchungen nicht bestätigen.
Die signifikante Verminderung von DAP, Pyruvat und Laktat ist
zwar geringfügig (Laktat maximal -16 %), zeigt aber die gleiche
Tendenz wie in den Tierversuchen von GEY (1973).

Die geringen Veränderungen der klinischen Parameter Atemfrequenz,
Blutdruck, Pulsfrequenz, die während der drei Blutabnahmezeiten
nebenbei mitgemessen wurden, stimmen mit den unterschiedlichen
Ergebnissen, die in der Literatur zitiert werden, überein. Die
Atemfrequenz stieg in dieser Untersuchung von Blutabnahme 1 zu
2 um etwa 10 % an und sank bis zu Blutabnahme 3 wieder um durchschnittlich 4 %. Sie normalisierte sich also fast völlig. Den
in dieser Arbeit festgestellten Blutdruckabfall um durchschnittlich 6,5 % 5 min nach Applikation des Hypnotikums kann man auf
den sympathikolytischen Effekt, der bei der Sedierung wirksam
wird und eine periphere Vasodilatation auslöst, zurückführen.

Die unerhebliche Veränderung der Pulsfrequenz zwischen +0,25 %
und -1,8 %, die man bei einer peripheren Vasodilatation eigent-
lich erhöht hätte erwarten können, läßt sich am ehesten mit einer Kompensation durch den diskutierten Plasmaeinstrom deuten.
Da sämtliche Blutlipidwerte immer noch innerhalb der von ZÖLL-
NER angegebenen Normalbereiche lagen, läßt sich für das Flunitrazepam kein pathologischer Einfluß auf den Fettstoffwechsel
ableiten. Aufgrund seiner günstigen hämodynamischen und anxio-

lytischen Eigenschaften läßt sich dieses Hypnotikum als echte
Bereicherung in der Anästhesie ansehen.

Literatur bei den Verfassern.

Wirkung von Flunitrazepam und Diazepam auf den Kreislauf koronarchirurgischer Patienten bei der Narkoseeinleitung und während der extrakorporalen Zirkulation*

Von J. Tarnow, W. Hess, D. Schmidt und H. J. Eberlein

Einleitung

Opiate sind heute ein wesentlicher Bestandteil der Anästhesie bei Risikopatienten. Zur Einleitung einer solchen Anästhesie werden Neuroleptika (wie bei der klassischen NLA), Barbiturate oder Benzodiazepine verwendet. Barbiturate besitzen erhebliche kreislaufdepressorische Eigenschaften, Neuroleptika haben andere Nebenwirkungen, insbesondere wird zunehmend auf extrapyramidale Nebenwirkungen hingewiesen. Neuere Benzodiazepinderivate bieten sich aufgrund der ausgeprägten und lang anhaltenden hypnotisch-amnestischen Eigenschaften als Alternative vor allem bei solchen Eingriffen an, die lange dauern und eine anschließende Weiterbeatmung der Patienten auf der Intensivstation erfordern. Dies gilt z. B. für herzchirurgische Eingriffe. Anlaß für die vorliegende Untersuchung des neuen Benzodiazepinderivates Flunitrazepam war die Feststellung, daß bisher keine ausreichenden Daten über die Kreislaufwirkungen dieses Pharmakons vorliegen, wenn es zur Narkoseeinleitung bei kardialen Risikopatienten verwendet wird.

Detaillierte hämodynamische Untersuchungen des Flunitrazepam wurden bisher entweder nur unter den Bedingungen einer schon bestehenden Basisanästhesie (5) oder bei Herzgesunden durchgeführt (1, 2, 3, 4).

Methodik

Untersucht wurden acht Patienten (mittleres Alter 54 Jahre) mit angiographisch gesicherter koronarer Herzkrankheit (KHK), die sich einem koronarchirurgischen Eingriff unterziehen mußten. Die Patienten erhielten 90 min vor Beginn der Untersuchungen eine Prämedikation bestehend aus Dolantin, Atosil und Atropin i.m.. Beim Eintreffen im Narkosevorbereitungsraum wurde zunächst ein venöser Zugang geschaffen und ein EKG abgeleitet. Anschließend wurde in Lokalanästhesie die rechte Arteria radialis kanüliert und ein 7-F Swan-Ganz-Thermodilutionskatheter über die rechte Vena jugularis interna unter Druckkontrolle in die Arteria pulmonalis vorgeschoben. Nach Kontrollmessungen am wachen Patienten wurden 0,015 mg/kg Flunitrazepam innerhalb von 20 s i.v. gegeben und weitere Messungen über einen Zeitraum von 10 min bei Spontanatmung durchgeführt. Nach Gabe von 0,01 mg/kg Fentanyl

---

*Eine eingehende Darstellung der Methodik sowie die ausführliche Diskussion der Ergebnisse werden in der Zeitschrift "Anaesthesist" publiziert.

und 1 mg/kg Succinylcholin i.v. wurden die Patienten intubiert
und kontrolliert mit Sauerstoff beatmet. Weitere Messungen wurden unmittelbar sowie 5 min nach der Intubation durchgeführt.
Die Ergebnisse wurden verglichen mit den Kreislaufwirkungen von
Diazepam (0,15 mg/kg i.v.), das bei einer zweiten Patientengrup-
pe (n = 8) untersucht wurde.

Ergebnisse und Diskussion

Der systolische arterielle Druck (Abb. 1) nahm unter Flunitrazepam innerhalb von 10 min um 40 mm Hg, unter Diazepam dagegen
nur um knapp 10 mm Hg ab. Der diastolische Druck blieb unter
Diazepam im wesentlichen unverändert und nahm unter Flunitrazepam um etwa 15 mm Hg ab. Der arterielle Mitteldruck (Abb. 2)
lag in der Flunitrazepamgruppe nach 10 min um 24,5 % und in der
Diazepamgruppe um 7 % unter den Kontrollwerten der wachen Patienten. Die Intubation führte nur in der Diazepamgruppe zu einem vorübergehenden leichten Druckanstieg. Am Ende des Beobachtungszeitraumes war der arterielle Druck weiter abgefallen und
lag um 34 % (Flunitrazepam) bzw. 11 % (Diazepam) niedriger als
die Kontrollwerte. Der Herzindex (Thermodilutionsmethode, Ed-
wards HZV-Computer) betrug bei beiden Patientengruppen zu Beginn der Untersuchung etwa 3,3 L/min · m² und wies somit physiologische Werte auf. Insgesamt nahm der Herzindex in beiden

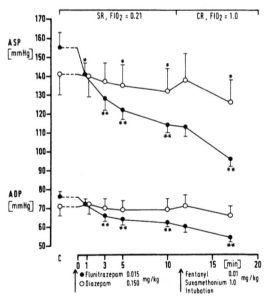

Abb. 1. Wirkung von Flunitrazepam (n = 8) und Diazepam (n = 8)
auf den systolischen und diastolischen arteriellen Druck ($\overline{x} \pm s_{\overline{x}}$).
C = Kontrollwerte beim wachen Patienten. SR = Spontanatmung.
CR = kontrollierte Beatmung. FIO2 = inspiratorische O2-Konzen-
tration. *p <0,05, **p <0,01 (t-Test für Paardifferenzen, Vergleich mit Kontrollwerten)

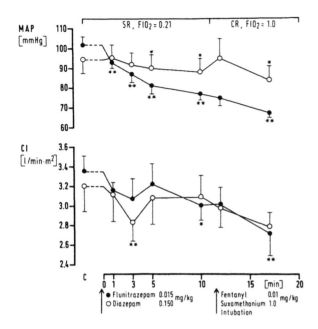

Abb. 2. Wirkung von Flunitrazepam (n = 8) und Diazepam (n = 8) auf den arteriellen Mitteldruck und den Herzindex ($\overline{x} \pm s_{\overline{x}}$). Abkürzungen und Symbole wie in Abb. 1

Gruppen bis zur zehnten Minute leicht ab, 5 min nach Intubation und Fentanylgabe war der Herzindex nur in der Flunitrazepamgruppe signifikant niedriger (19 %) als der Kontrollwert.

Die Herzfrequenz (Abb. 3) änderte sich bis zum Zeitpunkt der Fentanylgabe und der Intubation in beiden Gruppen nur geringfügig, danach nahm die Herzfrequenz signifikant ab. Der Schlagvolumenindex wies eine leicht abnehmende Tendenz auf, lag aber insgesamt in beiden Gruppen im physiologischen Bereich.

Dies gilt auch für die gemischtvenöse O_2-Sättigung und die arterio-gemischtvenöse O_2-Gehaltsdifferenz (Abb. 4). Eine wesentliche Änderung der O_2-Extraktion war also bei der Narkoseeinleitung mit Diazepam/Fentanyl und Flunitrazepam/Fentanyl nicht zu beobachten. Die nur kurzfristige Abnahme der gemischtvenösen O_2-Sättigung nach Flunitrazepam (fünfte Minute) ist auf die atemdepressorische Wirkung dieser Substanz (siehe später) zurückzuführen. Der Anstieg der O_2-Sättigung in der Arteria pulmonalis nach der Intubation ist Ausdruck der Beatmung mit 100 % O_2. Flunitrazepam führte im Gegensatz zu Diazepam zu einer Drucksenkung in der Arteria pulmonalis von 18,2 auf 14,6 mm Hg nach 10 min (Abb. 5). Auch der Pulmonalkapillardruck fiel unter Flunitrazepam (von 9,5 auf 5,9 mm Hg) stärker ab als unter Diazepam (von 8,3 auf 6,7 mm Hg). Unmittelbar nach der Intubation wurde ein Druckanstieg in der Arteria pulmonalis um etwa 2 mm Hg und im Pulmonalkapillargebiet um etwa 5 mm Hg in beiden Gruppen registriert. 5 min nach der Intubation waren diese Druckwerte

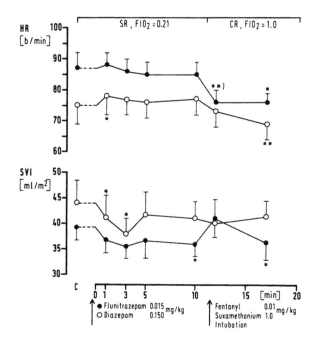

Abb. 3. Wirkung von Flunitrazepam (n = 8) und Diazepam (n = 8) auf die Herzfrequenz und den Schlagvolumenindex ($\overline{x} \pm s_{\overline{x}}$). **p <0,01 (t-Test für Paardifferenzen, Vergleich des Meßwertes unmittelbar nach der Intubation mit dem letzten Meßwert vor der Intubation). Übrige Abkürzungen und Symbole wie in Abb. 1

wieder in Richtung auf die Ausgangswerte abgefallen. Die Drucke im rechten Vorhof änderten sich bis zur Intubation nicht und stiegen erst unter den Bedingungen der kontrollierten Beatmung an.

Abb. 5 erlaubt keine Aussage über die Wirkung von Benzodiazepinen bei insuffizientem linken Ventrikel, da die Kontroll-Pulmonalkapillardrucke im Normbereich lagen.

Abb. 6 zeigt dagegen die Wirkung von Flunitrazepam auf die Drucke im kleinen Kreislauf bei einem Patienten mit Linksherzinsuffizienz. Flunitrazepam führte dabei zu einer deutlichen Druckabnahme in der Arteria pulmonalis von 38 auf 21 mm Hg und zu einer Senkung des Pulmonalkapillardruckes von 28 auf 8 mm Hg innerhalb von 10 min. Arterieller Druck und Herzzeitvolumen änderten sich etwa im gleichen Ausmaß wie bei den Patienten ohne Zeichen einer Linksherzinsuffizienz.

Der periphere Gefäßwiderstand (Abb. 7) nahm unter Flunitrazepam um 15 % signifikant ab und war unmittelbar nach der Intubation um 20 % und 5 min nach der Intubation 18 % niedriger als die am wachen Patienten ermittelten Kontrollwerte. Diazepam führte zu keinen wesentlichen Änderungen des peripheren Gefäßwiderstandes, wenn man von einer kurzfristigen Zunahme in der ersten

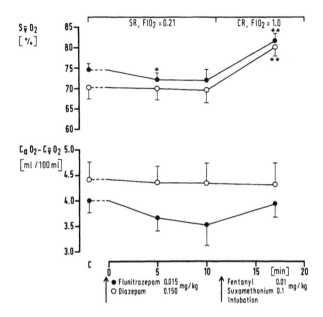

Abb. 4. Wirkung von Flunitrazepam (n = 8) und Diazepam (n = 8)
auf die gemischtvenöse O_2-Sättigung und die arterio-gemischt-
venöse O_2-Gehaltsdifferenz ($\overline{x} \pm s_{\overline{x}}$). Abkürzungen und Symbole
wie in Abb. 1

Minute sowie unmittelbar nach der Intubation absieht. Der Widerstand im kleinen Kreislauf nahm dagegen in beiden Gruppen innerhalb der ersten 10 min leicht zu, fiel dann aber im Anschluß
an die Fentanylgabe wieder ab.

Die in Abb. 8 dargestellten Daten sind als Ergänzung zu den unter Flunitrazepam und Diazepam ermittelten Änderungen des peripheren Gefäßwiderstandes anzusehen. Es handelt sich um Messungen des Perfusionsdruckes, die bei konstantem Perfusionszeitvolumen während der extrakorporalen Zirkulation durchgeführt
wurden und eine Aussage über die isolierten Gefäßwirkungen der
Benzodiazepine erlauben.

In einer Kontrollgruppe (n = 8) wurde zunächst nachgewiesen,
daß der Perfusionsdruck bei konstantem Perfusionszeitvolumen
über einen Zeitraum von 10 min unverändert blieb. Nach Gabe von
Flunitrazepam in die HLM fiel dagegen der Perfusionsdruck um
26 % ab, nach Diazepam aber nur um maximal 9 %. Flunitrazepam
weist also im Gegensatz zu Diazepam deutliche gefäßdilatieren-
de Eigenschaften auf.

Die Schlagarbeit für den linken und rechten Ventrikel (Abb. 9)
nahm unter Flunitrazepam um etwa je 30 % ab, unter Diazepam dagegen nur um 12 % (LVSWI) bzw. 7 % (RVSWI). Ähnliche Änderungen
ergaben sich auch für die Berechnung des Tension-time-Index
(TTI), der in der Modifikation nach BRETSCHNEIDER (systolischer
Druck mal Quadratwurzel der Herzfrequenz) eine Abschätzung des
linksventrikulären Sauerstoffverbrauches erlaubt.

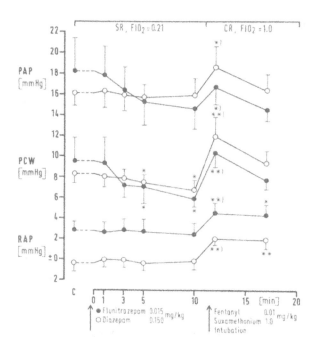

Abb. 5. Wirkung von Flunitrazepam (n = 8) und Diazepam (n = 8)
auf den Pulmonalarterienmitteldruck, den Pulmonalkapillardruck
und den Mitteldruck im rechten Vorhof ($\overline{x}$ ± s$\overline{x}$). *p < 0,05
**p < 0,01 (t-Test für Paardifferenzen, Vergleich der Meßwerte
unmittelbar nach der Intubation mit dem jeweils letzten Meßwert
vor der Intubation). Übrige Abkürzungen und Symbole wie in Abb. 1

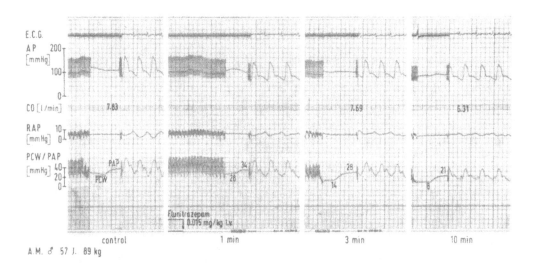

Abb. 6. Originalregistrierung der Wirkung von 0,015 mg/kg Flunitrazepam i.v. auf den arteriellen Druck, das Herzzeitvolumen,
den Pulmonalkapillardruck und den Pulmonalarterienmitteldruck
bei einem Patienten mit Linksherzinsuffizienz

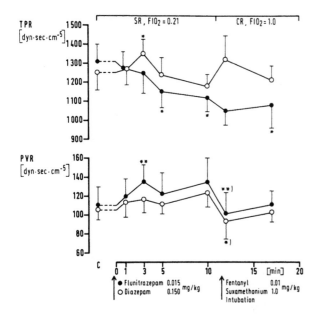

Abb. 7. Wirkung von Flunitrazepam (n = 8) und Diazepam (n = 8) auf den peripheren Gefäßwiderstand und den Widerstand im kleinen Kreislauf ($\bar{x} \pm s_{\bar{x}}$). Abkürzungen und Symbole wie in Abb. 1 und 5

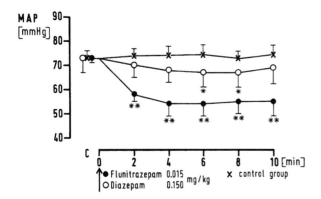

Abb. 8. Wirkung von Flunitrazepam (n = 8) und Diazepam (n = 8) auf den Perfusionsdruck ($\bar{x} \pm s_{\bar{x}}$) während der extrakorporalen Zirkulation im Vergleich zu einer Kontrollgruppe (n = 8, $\bar{x} \pm s_{\bar{x}}$) bei konstantem Perfusionszeitvolumen. Statistische Symbole wie in Abb. 1

Der TTI nahm unter Flunitrazepam um 27 % ab, unter Diazepam aber nur um maximal 5 %. Auch die Abnahme des Gesamtsauerstoffverbrauches war unter Flunitrazepam deutlicher (18 %) als unter

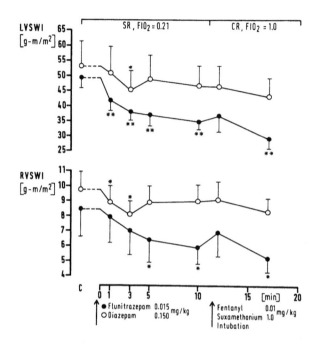

Abb. 9. Wirkung von Flunitrazepam (n = 8) und Diazepam (n = 8) auf die linksventrikuläre und rechtsventrikuläre Schlagarbeit ($\overline{x} \pm s_{\overline{x}}$). Abkürzungen und Symbole wie in Abb. 1

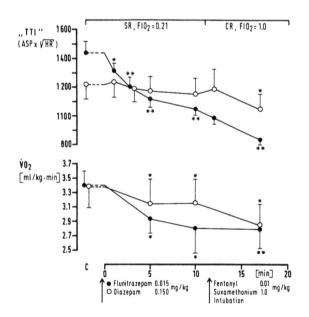

Abb. 10. Wirkung von Flunitrazepam (n = 8) und Diazepam auf den modifizierten Tension-time-Index und den Gesamtsauerstoffverbrauch ($\overline{x} \pm s_{\overline{x}}$). Abkürzungen und Symbole wie in Abb. 1

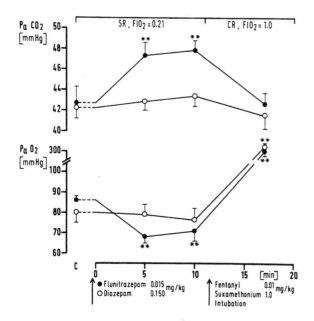

Abb. 11. Wirkung von Flunitrazepam (n = 8) und Diazepam (n = 8) auf den Kohlensäurepartialdruck und den Sauerstoffpartialdruck im arteriellen Blut ($\overline{x} \pm s_{\overline{x}}$). Abkürzungen und Symbole wie in Abb. 1

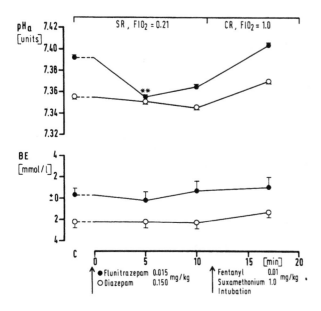

Abb. 12. Wirkung von Flunitrazepam (n = 8) und Diazepam (n = 8) auf den arteriellen pH-Wert und den Base excess ($\overline{x} \pm s_{\overline{x}}$). Abkürzungen und Symbole wie in Abb. 1

Diazepam (7 %). Nach Fentanylgabe, Intubation und unter den Bedingungen der maschinellen Beatmung fand sich dann in beiden
Gruppen ein um 16 - 18 % niedrigerer O_2-Verbrauch als bei den
wachen Patienten.

Die respiratorischen Wirkungen der beiden Benzodiazepine sind
in Abb. 10 und 11 dargestellt. Flunitrazepam führte zu einer
deutlichen respiratorischen Azidose mit Abnahme des PO_2 im arteriellen Blut von 86 auf 68 mm Hg. Nach Diazepam wurde keine
wesentliche Beeinflussung der arteriellen Blutgaswerte gefunden.

Die Ergebnisse dieser Untersuchung zeigen, daß Diazepam und
Flunitrazepam in Kombination mit Fentanyl eine Narkoseeinleitung bei koronarchirurgischen Patienten erlauben, bei der die
den myokardialen Sauerstoffbedarf maßgebend bestimmenden hämodynamischen Größen in Richtung und Ausmaß so beeinflußt werden,
daß mit keiner zusätzlichen Gefährdung dieser Patienten durch
die Pharmaka selbst gerechnet werden muß. Auch bei Patienten
mit erheblich eingeschränkter Ventrikelfunktion und hohen enddiastolischen Ausgangsdrucken scheint, wie an einem Beispiel
mit Flunitrazepamnarkoseeinleitung gezeigt, durch Senkung des
preload und auch der Nachbelastung die Hämodynamik günstig beeinflußt zu werden. Die besonders nach Flunitrazepam deutliche
Senkung des preload und die hieraus resultierende Abnahme der
Wandspannung ist wohl in erster Linie mit einer Umverteilung
des intrathorakalen Blutvolumens in die Gefäßperipherie zu erklären. Die Befunde zeigen außerdem, daß möglicherweise vorhandene negativ inotrope Wirkungen nicht sehr ausgeprägt sein können.

Wenn man das Ausmaß der hämodynamischen Wirkungen von Diazepam
und Flunitrazepam insbesondere auf den arteriellen Druck und
auch auf die Atmung vergleicht, ergibt sich, daß das für die
sedativ-hypnotische Wirkung angegebene Äquipotenz-Dosis-Verhält-
nis von 10:1 (6) im Hinblick auf die Beeinflussung von Kreislauf und Atmung nicht zutrifft. Aufgrund unserer Erfahrungen
erscheint eine Dosis von 0,005 - 0,01 mg/kg Flunitrazepam für
die Narkoseeinleitung prämedizierter kardiochirurgischer Patienten ausreichend (etwa 0,5 mg pro 70 kg). Die vielfach empfohlene Dosis von 0,03 mg/kg Flunitrazepam ist unserer Ansicht
nach bei kardial vorgeschädigten Patienten zu hoch.

Die Autoren danken Frau E. Bzowka, Frau Dr. v. Faber, Frau Ch.
Mannartz und Frau M. Rubbert für die Mithilfe bei den Untersuchungen, bei der Fertigstellung der Abbildungen und der Abfas-
sung des Manuskriptes.

Literatur

1. COLEMAN, A. J., DOWNING, J. W., MOYES, D. G., O'BRIEN, A.:
   Acute cardiovascular effects of Ro 5-4200: A new anaesthetic
   induction agent. Sth. afr. med. J. 47, 382 (1973).

2. HALDEMANN, G., WÜEST, H. P., HOSSLI, G., SCHAER, H.: Die Wirkung von Flunitrazepam ("Rohypnol") als Prämedikation und Anästhetikum auf die Hämodynamik bei kreislaufgesunden Patienten. In: Bisherige Erfahrungen mit "Rohypnol" in der Anästhesiologie und Intensivtherapie (eds. W. HÜGIN, G. HOSSLI, M. GEMPERLE), p. 74. Basel: Editiones Roche 1976.

3. HALDEMANN, G., HOSSLI, G., SCHAER, H.: Die Anaesthesie mit Rohypnol (Flunitrazepam) und Fentanyl beim geriatrischen Patienten. Anaesthesist 26, 168 (1977).

4. RIFAT, K., BOLOMEY, M.: Les effets cardio-vasculaires du "Rohypnol" utilisé comme agent d'induction anesthésique. In: Bisherige Erfahrungen mit "Rohypnol" in der Anästhesiologie und Intensivtherapie (eds. W. HÜGIN, G. HOSSLI, M. GEMPERLE), p. 84. Basel: Editiones Roche 1976.

5. SEITZ, W., HEMPELMANN, G., PIEPENBROCK, S.: Zur kardiovaskulären Wirkung von Flunitrazepam (Rohypnol, Ro 5-4200). Anaesthesist 26, 249 (1977).

6. STOVNER, J., ANDRESEN, R., ÖSTERUD, A.: Intravenous anaesthesia with a new benzodiazepine Ro 5-4200. Acta anaesth. scand. 17, 163 (1973).

Anwendung und Dosierung von Flunitrazepam im Rahmen der Allgemeinanästhesie

Von H. Bergmann

Die Bedeutung von Flunitrazepam im Rahmen der Allgemeinanästhesie abzuhandeln, wird in zwei Hauptabschnitten geschehen:

Erstens werden allgemeine Bemerkungen zum Begriff "Allgemeinanästhesie" gegeben, wird dieser Begriff abgegrenzt und wird eine Standortbestimmung von Flunitrazepam innerhalb einer solchen Allgemeinanästhesie erfolgen, vornehmlich auf pharmakologischer Grundlage basierend.

Zweitens wird unter Zugrundelegung einer kritisch gesicherten Literaturübersicht und unter Einbau bescheidener eigener Erfahrungen die klinische Methodik beim Einsatz von Flunitrazepam in der Allgemeinanästhesie zu besprechen sein, wobei in die Einleitung der Anästhesie, in die Aufrechterhaltung der Narkose und in die postoperative Phase unterteilt werden soll. Zum Ausklang werden kursorisch einige Sonderfälle erwähnt.

A. Allgemeine Bemerkungen

I. Allgemeinanästhesie

1. Definition
Unter dem Begriff "Allgemeinanästhesie" verstehen wir die temporäre Ausschaltung von Bewußtsein, Schmerz, Reflexen und Muskelspannung zum Zwecke operativer Eingriffe durch pharmakologische Aufhebung der Funktion eines desynchronisierenden retikulothalamo-kortikalen Systems infolge Hemmung synaptischer Übertragungen (15).

Damit wird klar abgegrenzt etwa zum Begriff der "Analgosedierung" im engeren Sinne, worauf später noch einzugehen sein wird, und wird ebenso klar die Grenze zu jedweden sedohypnotischen Bestrebungen im Rahmen der Lokalanästhesie gezogen.

2. Grundprinzipien der Allgemeinanästhesie

a) Art der Narkose: Zwei grundsätzliche Arten einer Allgemeinanästhesie lassen sich je nach verwendeten Substanzen unterscheiden: Die Mononarkose, bei der mit Hilfe eines jeweils einzigen holenzephalen Anästhetikums mit zerebralem Globaleffekt das Gesamtziel durch eine komplexe Ausschaltung aller Gehirnabschnitte (Groß-, Zwischen-, Mittel- und Rautenhirn mit Kortex, Thalamus, Limbicus, Substantia reticularis und Medulla oblongata) erreicht wird, und die Kombinationsnarkose (balanced an-

aesthesia, bilanzierte Anästhesie), bei der es gilt, mehrere
Substanzen zur gezielten und selektiven Beeinflussung der einzelnen Komponenten der Allgemeinanästhesie einzusetzen und dabei
ihre Effekt-Zeit-Kurven zum Zwecke eines optimalen Kombinations-
effektes günstig zusammenzuschalten (45).

b) Kombinationseffekte: Denkt man dabei an die fast historische
"potenzierte Narkose" zurück, so soll begrifflich bei solchen
Kombinationseffekten klar eine additive Wirkung als quantitative Summierung von qualitativ gleichen Effekten zweier oder mehrerer Substanzen von der wesentlich weniger häufigen potenzie-
renden Wirkung unterschieden werden, bei der ein Kombinations-
effekt entweder quantitativ über die Summationswirkung von zwei
oder mehreren qualitativ gleichen Einzelwirkungen hinausgeht
oder überhaupt zum Auftreten qualitativ neuartiger Wirkungen
führt.

c) Komponenten der Allgemeinanästhesie: Weisen wir nun zum Abschluß unserer allgemeinen Bemerkungen zur Allgemeinanästhesie
erinnernd noch auf deren Komponenten hin, so wird zunächst der
Schlaf durch "typische Hypnotika" mit alleinigem oder überwie-
gendem hypnotischen Effekt (z. B. Barbiturate, Propanidid, Etomidate, Althesin) zu erzielen und eine zusätzliche Schlafwir-
kung auch von Inhalationsanästhetika und Hypnoanalgetika zu erwarten sein. Die kataleptoid-dissoziative Wirkung des Ketamin
schließlich führt zwar zum Bewußtseinsverlust, kann jedoch nicht
mit dem eigentlichen Begriff eines "normalen Schlafes" gleichgesetzt werden. Um die gewünschte Analgesie zu erreichen, be-
dienen wir uns ferner "typischer Analgetika" mit überwiegend
schmerzminderndem Effekt, mit denen vor allem die Gruppe der
Hypno- oder morphinartigen Analgetika gemeint ist. Eine zusätzliche analgetische Wirkung wird naturgemäß auch von den Inhalationsanästhetika zu erwarten sein.

Als dritte Komponente ist die Reflexdämpfung zu nennen, wozu
als "typische Sedativa" die uns thematisch vor allem interes-
sierenden Psychopharmaka, also Neuroleptika und Tranquilizer,
verwendet werden. Unter dem Begriff "Sedierung" wollen wir dabei einen Zustand emotioneller Gelassenheit (37) verstehen, der
den Schlafeintritt fördert, die Schlafzeit verlängert und Streß-
reaktionen zu dämpfen imstande ist.

Eine zusätzliche sedierende Wirkung liefern uns auch die Hypnoanalgetika.

Die Muskelerschlaffung schließlich wird mit den "typischen Re-
laxanzien" (depolarisierend, nicht depolarisierend) erreicht,
zusätzlich relaxierend wirken wieder die starken Inhalationsanästhetika und auf spinaler Ebene auch die Tranquilizer.

II. Flunitrazepam in der Allgemeinanästhesie

1. Wirkung der Psychopharmaka
Gehen wir nun zur Standortbestimmung von Flunitrazepam im Rahmen der Allgemeinanästhesie über, so sollen zunächst der Ein-

ordnung halber die Wirkungsspektren und Wirkungsmechanismen der
Psychopharmaka kurz besprochen werden.

a) Neuroleptika: Zu den Neuroleptika, auch Neuroplegika, maior
tranquilizer oder hypnotikafreie Beruhigungsmittel mit antipsychotischer Wirkung genannt, gehören die Phenothiazine und
die Butyrophenone. Im Wirkungsspektrum dieser Gruppe (Tabelle 1)
fallen der ausgeprägte sedierende und vegetativ blockierende
Effekt, daneben aber auch eine extrapyramidal stimulierende und
eine antipsychotische Wirkungskomponente auf. Eine analgetische
Eigenwirkung fehlt ebenso wie ein hypnotischer Effekt, eine Hemmung spinaler Reflexe und eine antikonvulsive Wirkung. Der Wirkungsmechanismus spielt sich über eine Hemmung von Schaltneu-
ronen von den sensorischen Afferenzen zur Formatio reticularis
ab, das aszendierende retikuläre System selbst wird jedoch nicht
blockiert, es tritt eine Abschirmung gegen störende Umweltein-
flüsse und damit eine Sedierung ohne Störung des Bewußtseins
ein.

Tabelle 1. Wirkungsspektrum der Psychopharmaka

---

a) Neuroleptika

(Phenothiazine, Butyrophenone): Neuroplegika, maior tranquilizer, hypnotikafreie Beruhigungsmittel mit antipsychotischer
Wirkung

Analgesie	−
Sedierung	++
Hypnotisch	−
Vegetativer Effekt	++
Extrapyramidal	+
Antipsychotisch	+
Hemmung spinaler Reflexe	−
Antikonvulsiv	−

---

b) Tranquilizer: Zu den Tranquilizern (Ataraktika, minor tranquilizer oder auch hypnotikafreie Beruhigungsmittel ohne antipsychotische Wirkung) gehören die Benzodiazepine. Schlüsselt
man hier das Wirkungsspektrum auf (Tabelle 2) und vergleicht
es mit dem der Neuroleptika, so sind Sedierungsgrad und vor allem vegetativer Effekt - bezogen auf Diazepam - schwächer, es
finden sich keine extrapyramidalen oder antipsychotischen, dafür aber spinal hemmende und antikonvulsive Wirkungskomponenten, eine eigenanalgetische und eine hypnotische Wirkung fehlen
ebenfalls. Der Wirkungsmechanismus erklärt sich aus einer verstärkten synaptischen Hemmwirkung in Bereichen, in denen die
Gammaaminobuttersäure (GABA) als inhibitorischer Transmitter
eine Rolle spielt (16). Lokalisatorisch treten diese verstärkten Hemmechanismen im Affektzentrum Limbicus (Hippocampus, In-
duseum griseum, Gyrus angularis, Nucleus amygdalae) und im In-
terneuronengeflecht des Rückenmarks auf, wo insbesondere auch
die in die Substantia gelatinosa Rolandi eintretenden schmerz-
leitenden Ad_2- und C-Fasern davon betroffen sind.

Tabelle 2. Wirkungsspektrum der Psychopharmaka

b) Tranquilizer (Benzodiazepine):

Ataraktika, minor tranquilizer, hypnotikafreie Beruhigungsmittel ohne antipsychotische Wirkung

	Diazepam	Neuroleptika
Analgesie	–	–
Sedierung	+	+ +
Hypnotisch	–	–
Vegetativer Effekt	(+)	+ +
Extrapyramidal	–	+
Antipsychotisch	–	+
Hemmung spinaler Reflexe	+	–
Antikonvulsiv	+	–

Als Wirkungskomponenten der Tranquilizer wollen wir also zunächst zentraldämpfende, anxiolytische, antikonvulsive und muskelerschlaffende Faktoren festhalten.

2. Vergleich Diazepam – Flunitrazepam (11)

Vergleichen wir nun sowohl auf qualitativer als auch auf quantitativer Ebene Wirkungsdetails von Diazepam mit der Weiterentwicklung Flunitrazepam, so sei zunächst zum strukturellen Verständnis die Reihe der Benzodiazepine im Formelbild dargestellt (Abb. 1). Ohne dabei auf Einzelheiten näher eingehen zu wollen, darf beim Flunitrazepam in Analogie zum Nitrazepam auf die Nitrogruppe bei C 7 und in Analogie zum Flurazepam auf die Fluorierung bei C 2 in der C 5-Phenylgruppe hingewiesen werden, wodurch allein sich das Flunitrazepam mit einer t/2 von 19 h vom Diazepam mit einer t/2 von 8 h chemisch strukturell unterscheidet. Nitro- und Fluorosubstitution erhöhen aber den hypnotischen Effekt.

Beim qualitativen Vergleich (Tabelle 3) kommt eine Wirkungsverstärkung denn auch bei allen Komponenten klar zum Ausdruck. Nochmals wird aber darauf hingewiesen, daß auch das Flunitrazepam keine eigenanalgetische Wirkung besitzt, eine eigenhypnotische Wirkung jedoch gegenüber Diazepam zustande gekommen ist.

Der quantitative Vergleich zeigt global (Tabelle 4), daß Flunitrazepam eine fast vierfach erhöhte therapeutische Breite, eine zehnfache Wirkungsstärke, eine zum Diazepam unveränderte Latenzzeit von 1 - 2 min, ein später eintretendes Wirkungsmaximum, eine etwa drei- bis vierfach verlängerte volle Wirkungsdauer von 1 - 2 h und Restwirkungen besitzt, die noch bis zu 24 - 48 h fortbestehen. Daß diese globale Wirkungsverstärkung nicht alle Teilkomponenten gleich betrifft, zeigt schließlich der dazu noch präsentierte quantitative Komponentenvergleich (Tabelle 5).

3. Gesamtbeurteilung von Flunitrazepam

Flunitrazepam kann als ein lange und stark wirksamer Tranquilizer eingestuft werden, der im Vergleich zu Diazepam eine etwa

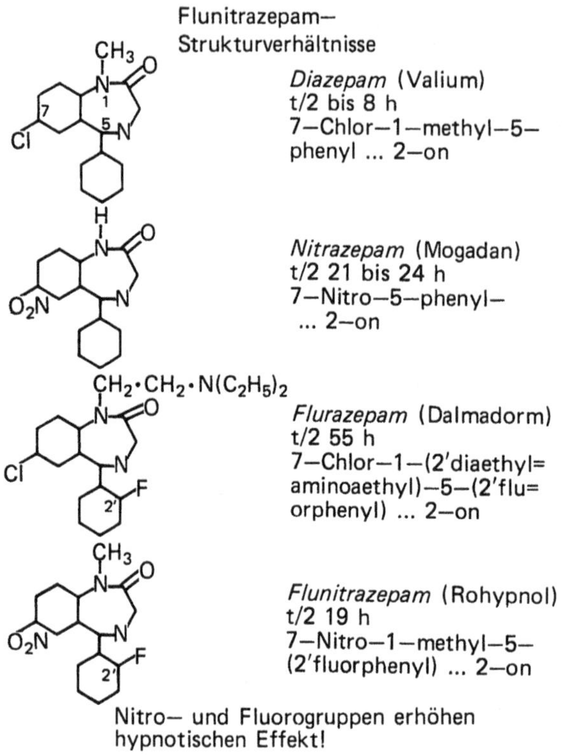

Flunitrazepam–
Strukturverhältnisse

Diazepam (Valium)
t/2 bis 8 h
7–Chlor–1–methyl–5–
phenyl ... 2–on

Nitrazepam (Mogadan)
t/2 21 bis 24 h
7–Nitro–5–phenyl–
... 2–on

Flurazepam (Dalmadorm)
t/2 55 h
7–Chlor–1–(2'diaethyl=
aminoaethyl)–5–(2'flu=
orphenyl) ... 2–on

Flunitrazepam (Rohypnol)
t/2 19 h
7–Nitro–1–methyl–5–
(2'fluorphenyl) ... 2–on

Nitro– und Fluorogruppen erhöhen
hypnotischen Effekt!

Abb. 1. Flunitrazepam - Strukturverhältnisse

Tabelle 3. Vergleich Diazepam mit Flunitrazepam

1. qualitativ:

	Diazepam	Flunitrazepam
Analgesie	−	−
Potenzierung der Analgesie	+	++++
Sedierung	+	+++
Hypnotisch	−	++
Amnesie	+	++
Antikonvulsiv	+	+++

zehnfache globale Wirkungsstärke besitzt. Die einzelnen Wirkungskomponenten sind an diesem verstärkten Effekt dabei in unterschiedlichem Maße beteiligt; Analgesiepotenzierung, Sedierung, Amnesie, der hypnotische und der vegetativ reflektorisch
dämpfende Effekt sind dabei klinisch besonders bedeutsam.

Aus dieser Gesamtbeurteilung der in Frage stehenden Substanz
ergeben sich auch die Arten seines klinischen Einsatzes, die
für den Rahmen der Allgemeinanästhesie nunmehr in der anfangs
erwähnten Einteilung kurz besprochen werden sollen.

Tabelle 4. Vergleich Diazepam mit Flunitrazepam

2. quantitativ global:

	Diazepam	Flunitrazepam
Therapeutische Breite	720	2.500
Dosis	10 - 30 mg	1 - 3 mg
Wirkungsbeginn	60 - 120 s	60 - 120 s
Wirkungsmaximum	140 s	330 s
Volle Wirkungsdauer	20 - 30 min	60 - 120 min
Restwirkungsdauer	6 h	24 - 48 h

Tabelle 5. Vergleich Diazepam mit Flunitrazepam

3. quantitativ Komponenten:

	Flunitrazepam wirkt im Vergleich zu Diazepam
Potenzierung der Analgesie	10- bis 15fach
Sedierung (Anxiolyse)	2fach
Hypnotisch (Schlaf)	5- bis 10fach
Vegetativer Effekt (Reflexdepression)	10fach
Amnesie	10fach
Spinale Hemmung (Relaxation)	10fach
Antikonvulsiv	14- bis 25fach

B. Klinische Methoden

I. Einleitung der Allgemeinanästhesie

1. Dosierung von Flunitrazepam

Bei der Dosierung von Flunitrazepam in der Einleitungsphase der
Allgemeinanästhesie, worunter wir den Zeitraum vom Narkosebe-
ginn bis zum Erreichen der Operationsfähigkeit des Patienten
verstehen wollen, fällt zunächst eine große Zahl unterschiedlicher Meinungen und fallen große Schwankungen auf.

Einigkeit scheint darin zu bestehen, daß für die Induktion vor
allem der hypnotische Effekt des Flunitrazepam verwertet werden kann und die zur Einleitung erforderliche Dosis abhängt von
der Art und dem Effekt der Prämedikation (wobei Droperidol allein (22), Thalamonal (2, 13, 20, 42) und das Flunitrazepam
selbst (9, 17, 24, 44) besser abschneiden als eine orthodoxe
Form mit Morphin oder Pethidin (14, 18, 25, 40), damit also
auch vom Wachheitsgrad (Vigilanz) des Patienten, ferner vom
Alter, vom Habitus und nicht zuletzt auch von der Art der vorgesehenen Narkose und dem Ausmaß der geplanten pharmakologischen Kombinationen.

Weniger scheint die Dosis vom Körpergewicht und von der Injektionsgeschwindigkeit abzuhängen.

Der Bereich angegebener Einleitungsdosen geht von so wenig wie 0,29 mg (22) über die übliche Range von 0,5 bis 2,0 mg, was etwa 0,01 bis 0,04 mg/kg KG entspricht, bis in die Größenordnung von 8 mg hinauf.

2. Grundzüge der Injektionstechnik

Zur Injektionstechnik ist zu sagen, daß etwa von einer Testdosis von 0,25 bis 0,5 mg Gebrauch gemacht werden kann und dem mit einer gewissen Latenz auftretendem Effekt entsprechend eine weitere Dosis bis zum Verlöschen von Lidreflex und Nystagmus nachinjiziert werden kann. Auf eine durchschnittliche Einschlafzeit von 2 min, die sich maximal bis 9 min erstrecken kann (27), muß dabei hingewiesen werden. Die von der Ausgangslage abhängenden unterschiedlichen initialen Reaktionsmöglichkeiten von nur verwaschener Sprache bis zum tiefen Schlaf (28) sind zu beachten.

Die Injektionsgeschwindigkeit wirkt sich vor allem auf die Atmung aus: Injiziert man langsam, also etwa 0,2 mg pro 20 s bis zu 1 mg pro min, so werden sich nur geringe respiratorische Effekte mit kurzfristiger Verminderung vor allem des Atemzugvolumens ohne Apnoe einstellen. Eine rasche Injektion von 2 mg innerhalb von 30 - 60 s macht hingegen Atemstillstände bis zu 2 min Dauer möglich (4, 5, 12, 26).

An die Verdünnung von 1 mg Flunitrazepam auf 10 ml isotone Kochsalzlösung zur Feindosierung ist zu denken; bei Kindern oder bei besonders niedriger Dosierung (22) wird davon Gebrauch gemacht.

Über Resistenz gegenüber Flunitrazepam wird in Einzelfällen von Thyreotoxikose, chronischem Alkoholismus, Gewöhnung an Psychopharmaka und Hypnoanalgetika berichtet (28, 31, 32). Eine mäßige Dosiserhöhung kann zunächst in solchen Fällen versucht werden, besser scheint der primäre Entschluß zur Kombination mit anderen Hypnotika zu sein.

3. Nebenwirkungen

a) Örtliche Verträglichkeit: In engem Zusammenhang mit der Frage der Injektionstechnik steht die Tatsache, daß Flunitrazepam, direkt in die Vene injiziert, die Venenwand irritieren kann (40). Phlebitis, Thrombose oder auch Thrombophlebitis sind die Folge und können unter ungünstigen Umständen eine Größenordnung von 10 bis 20 % erreichen (14).

Eine Direktinjektion der Substanz in die Vene ist daher zu vermeiden, eine langsame Injektion in eine schnell fließende Infusion bei möglichst großkalibriger Vene mit Nachdruck zu empfehlen.

b) Stimulationseffekte: Husten und Singultus während der Einleitung werden in 2 - 3 % der Fälle beobachtet (14), ohne Prämedikation steigt die Zahl dieser Störungen auf bis zu 20 % an.

In Einzelfällen treten nach höherer Dosierung unwillkürliche Muskelbewegungen auf.

c) Kardiovaskuläre Wirkung: Kardiovaskulär kommt es durch Flunitrazepam zu einer Abnahme des peripheren Widerstandes mit Vasodilatation. An eine Volumenzufuhr ist daher gegebenenfalls zu denken. Eine Inotropieänderung kommt nicht zustande, an Blutdruck und Puls machen sich bei der Einleitung im Normalfall nur mehr oder minder diskrete und nicht signifikante Veränderungen in beiden Richtungen bemerkbar (8, 30, 36).

4. Kombination mit Analgetika
a) Allgemeine Grundsätze: Wenn wir uns nun der Frage einer zur Einleitung erforderlichen Kombination mit Analgetika zuwenden, so darf noch einmal vorausgeschickt werden, daß Flunitrazepam selbst zwar nicht analgetisch wirkt, Analgesieeffekte, die etwa auch von der Prämedikation herrühren können, jedoch zu verstärken imstande ist.

Da sich Flunitrazepam seinem Wirkungsspektrum entsprechend zur Mononarkose nicht eignet, wird nun in jedem Fall mit Analgetika zu kombinieren sein. Die Auswahl dieser Mittel hängt dabei von der vorgesehenen Narkoseart ab:

Ist an die Beibehaltung der Spontanatmung etwa bei kürzeren Eingriffen gedacht, wird man Ketamin, Lachgas und/oder kleine Dosen von Halothan oder Enfluran heranziehen. Eine kontrollierte Beatmung mit Vollrelaxation hingegen läßt an die Kombination mit den Hypnoanalgetika Fentanyl oder Pentazocin denken.

b) Nomenklatur: An dieser Stelle scheint es angebracht, grundsätzliche Bemerkungen zur Nomenklatur einzufügen und den Versuch zu unternehmen, damit etwa bestehende Verwirrungen auszuschalten:

Jede Anästhesieform, bei der dominierend die Kombination eines stark wirksamen Analgetikums mit dem Ataraktikum bzw. Tranquilizer Flunitrazepam oder auch Diazepam verwendet wird, ist eine Ataranalgesie (Ataraktanalgesie) (10) bzw. eine Tranquanalgesie (19) bzw. im weitesten Sinne auch eine Analgosedierung (7). Eine dieser Bezeichnungen per se ist also unexakt, es müßte immer angegeben werden, womit narkotisiert worden ist.

Der "Analgosedierung im engeren Sinne" werden zum Unterschied davon nach VONTIN et al. (44) bestimmte Kriterien wie Kombination Analgetikum und Sedativum, Spontanatmung, Lokalanästhesie, motorische und sensorische Dämpfung, aber auch gleichzeitig Ansprechbarkeit und Kooperativität zugesprochen, die Erinnerung an den Begriff "heavy premedication" wird damit wachgerufen, diese Methode außerhalb des Rahmens einer Allgemeinanästhesie gestellt und sie daher auch aus unserem Thema exkludiert.

c) Kombination mit Ketamin: Die nun folgende kurze Besprechung der verschiedenen Kombinationsmöglichkeiten soll mit dem Ketamin beginnen. Anhänger dieser Methode (9, 25, 44, 46) weisen vor allem darauf hin, daß unerwünschte Nebenwirkungen von Ke-

tamin, also die bekannten psychomimetischen Reaktionen und auch
die kardiovaskuläre Stimulation, durch den pharmakologischen
Antagonismus von Flunitrazepam mit Erfolg ausgeschaltet werden
können. Interaktionsbedingt können zudem die Dosen beider Substanzen deutlich reduziert werden, was für Ketamin zu einer
Größenordnung von 0,5 - 1,0 mg/kg KG führt.

Ketamin/Flunitrazepam kann unseres Erachtens daher als die Spon-
tanatmungsmethode bezeichnet werden, auf die Dämpfung der pha-
ryngo-laryngealen Schutzreflexe und die Minderung des Muskel-
tonus nach Flunitrazepam muß jedoch durch entsprechende Überwachung Bedacht genommen werden.

Als Spezialbeispiel einer Ketaminkombination könnte man der
Tranquanalgesie nach KREUSCHER und HÜBNER (19), einer i.v.
Tropfmethode von 50 mg Diazepam und 250 mg Ketamin in 500 ml
5 % Glukose oder Lävulose, eine Modifikation gegenüberstellen,
bei der anstelle des Diazepam 5 mg Flunitrazepam enthalten und
mit einer Dosis von 1 - 2 ml/kg, also mit 0,7 - 1,4 mg Flunitrazepam und mit 35 - 70 mg Ketamin bzw. 0,5 - 1,0 mg/kg Ketamin zur Narkoseeinleitung zu verwenden ist.

d) Kombination mit Lachgas: Üblicherweise wird schon während
der Einleitungsphase auch Lachgas zur Ergänzung mit herangezogen. Dies wird bei dem schon erwähnten variablen Flunitraze-
pameffekt als Vertiefungsabsicht der hypnotischen Wirkung ver-
ständlich und beschleunigt auf jeden Fall die Induktion. Im
Verhältnis von 3:1 mit Sauerstoff kombiniert, kann unmittelbar
nach der Injektion von Flunitrazepam damit begonnen werden; alle Wege zur Fortführung als Maskennarkose oder zur Intubation
stehen sodann offen.

e) Kombination mit Hypnoanalgetika: In der Einleitungsphase
schließlich auch mit Hypnoanalgetika, also beispielhaft mit
Fentanyl oder Pentazocin, zu kombinieren, wird ganz allgemein
mit einer gesicherten Erreichbarkeit eines steady state und einer ebenso gesicherten Vermeidbarkeit einer zu geringen Analgesie begründet (2, 17, 28, 34, 42, 43). Gleichzeitig verwendete Lachgaskonzentrationen können dabei herabgesetzt werden, die
Spontanatmung allerdings wird je nach Dosierung der Hypnoanalgetika in Frage gestellt.

Als Dosierungsfaustregel werden 0,2 mg Fentanyl (in fixem Verhältnis Flunitrazepam zu Fentanyl wie 10:1 (35)) oder 60 mg
Pentazocin angegeben.

Auf die Möglichkeit der Vermeidung etwaiger Nebenwirkungen gerade niedriger Analgetikadosen (vagale Bradykardie, Schwitzen,
Salivation, Muskelhypertonie) durch Flunitrazepam besser als
durch Diazepam sei in diesem Zusammenhang am Rande hingewiesen
(11).

5. Intubation
Die Intubation schließlich wird auch bei Flunitrazepamkombina-
tionen im Regelfall unter üblicher Relaxanswirkung durchgeführt.
Infolge der tranquilizerbedingten Reflexdämpfung und der spina-

len Myorelaxation scheint jedoch die Einführung eines Tubus im
Einzelfall auch ohne ein typisches Relaxans etwa unter Oberflä-
chenspray möglich (28).

II. Aufrechterhaltung der Allgemeinanästhesie

1. Narkosetechnik
Gehen wir nun zur Aufrechterhaltung der Allgemeinanästhesie
über, so lassen sich aus den beschriebenen Einleitungsformen
zwei voneinander unterschiedliche Narkosetechniken entwickeln:

a) Maskennarkose mit Spontanatmung: Eine Maskennarkose mit
Spontanatmung ist dabei grundsätzlich bei den Kombinationen
Flunitrazepam/Lachgas und Flunitrazepam/Ketamin/Lachgas, in
beiden Fällen etwa auch durch kleine Dosen Halothan oder Enfluran ergänzt, vorstellbar.

Sich dafür zu entschließen, wird bei kürzer dauernden Eingriffen ohne besonderes Relaxanserfordernis angezeigt sein. Auch
eine Anästhesieeinleitung im Bett, wie sie von NIESSNER (25)
für extendierte Unfallpatienten angegeben wird, ist denkbar.
An eine etwa notwendige kurzfristige assistierte Beatmung unmittelbar nach der Flunitrazepaminjektion muß jedoch gedacht
werden.

b) Intubationsnarkose mit kontrollierter Beatmung: Jede der genannten Flunitrazepamkombinationen kann andererseits zur Intubation mit kontrollierter Beatmung geführt werden. Indiziert
wird dies naturgemäß bei länger dauernden Eingriffen und/oder
bei erforderlicher Muskelrelaxation sein.

Jeder Übergang schließlich von einer einmal begonnenen Maskennarkose zur Intubation, bedingt etwa durch eine unvorhergese-
hene Ausweitung der Operation, kann unter Flunitrazepam durch
einfachen Relaxanszusatz ebenfalls ohne Schwierigkeiten bewerk-
stelligt werden.

2. Pharmakologische Vorgangsweise
a) Dosierung der Inhalationsanästhetika: Pharmakologisch geht
man bei der Fortführung der Narkose so vor, daß man Lachgas,
als alleiniger Zusatz verwendet, mit Sauerstoff im Verhältnis
3:1 zusetzt. 75 Vol.% entsprechen dem für Analgesie und Amnesie ausreichenden modifizierten Lachgas-MAC nach BARTH und
BÜCHEL (3). Da zudem der Lachgaseffekt nach STUMPF et al. (41)
durch Flunitrazepam erwiesenermaßen verstärkt wird, scheinen
auch geringere Konzentrationen tragbar.

Stark wirksame Inhalationsanästhetika (Halothan: MAC 0,77 Vol.%,
Enfluran: MAC 1,68 Vol.%) werden in Konzentrationen von 0,5 -
1,0 % verwendet.

b) Lachgas allein oder Kombination mit Hypnoanalgetika: Ob man
nun eine Flunitrazepamkombinationsnarkose mit Lachgas allein
oder durch Zusatz auch von Hypnoanalgetika aufrechterhalten
soll, ist umstritten. Die Gruppe der "Puristen" (nur Lachgas

(20, 21, 22, 23, 24)) weist anhand großer klinischer Erfahrung
gute Erfolge auch ohne Hypnoanalgetika auf, die "Kombinierer"
(18, 27, 32) zeigen die Möglichkeit einer zu geringen Analgesie mit reflektorischer und kardiovaskulärer Instabilität auf,
wenn Hypnoanalgetika nicht zugesetzt werden.

Wir selbst neigen aufgrund bescheidener eigener Erfahrungen
eher der letzten Gruppe zu, kombinieren mit kleinen Dosen Fentanyl (0,1 mg, Ergänzung à 0,05 mg) und glauben, damit gute
Stabilität erzielt zu haben.

Ganz allgemein darf man zum Ausdruck bringen, daß sich die Notwendigkeit einer zusätzlichen Gabe von Hypnoanalgetika um so
weniger stellen wird, je stärker die Prämedikation war und je
höher die Lachgaskonzentration gewählt wird.

c) Überlegungen zum Flunitrazepam: Das Flunitrazepam selbst
braucht auch während lang dauernder Kombinationsnarkosen nicht
nachinjiziert zu werden. Der hypnotische Effekt der Substanz
hält zwar im angegebenen Dosierungsbereich nicht länger als
20 - 30 min an, eine schlafanstoßende und analgetikapotenzie-
rende Wirkung läßt sich jedoch noch über Stunden nachweisen.

Daß bei hohen Fentanyldosen im Milligrammbereich (0,01 - 0,02
mg/kg und mehr) 1 mg Flunitrazepam nur mehr als Adjuvans zur
Verstärkung der vegetativen Blockade benützt wird (13), läßt
sich aus den Größenverhältnissen einer solchen Mischung zwang-
los ableiten. DE CASTRO (10) bezeichnet diese Kombination als
"potenzierte analgetische Anästhesie".

d) Relaxansdosierung: Als letzte Bemerkung zur Aufrechterhaltung einer Flunitrazepamkombinationsnarkose wollen wir noch die
Relaxansdosierung anschneiden. Theoretisch sollte man meinen,
daß bei Hemmung spinaler Reflexe auch Muskelrelaxanzien einge-
spart werden könnten. STOVNER und ENDRESEN (39) haben dies in
geringem Ausmaß von 10 % auch für Diazepam nachgewiesen. Die-
selbe Arbeitsgruppe jedoch konnte einen ähnlichen Spareffekt
nach Flunitrazepam nicht finden, KURKA (20) berichtet sogar
über eine im Vergleich zu "herkömmlichen" Anästhesiemethoden
um 10 % höhere Relaxansdosis. Wie bei der Neuroleptanalgesie
ist also auch bei Ataranalgesien mit einem verminderten Rela-
xansverbrauch nicht zu rechnen.

III. Postoperative Phase

1. Nachwirkungen von Flunitrazepam
Nun zu den Nachwirkungen von Flunitrazepam in der postoperativen Phase. Trotz Ansprechbarkeit am Operationsende (2, 42) wird
wiederholt über eine zwar stimulierbare, aber stundenlang anhal-
tende Schläfrigkeit bzw. einen Nachschlaf (2, 20), auch über
Adynamie, Muskelschwäche und hang over berichtet (17, 24).

Eine Frühmobilisierung könnte dadurch erschwert sein (24), für
Kurznarkosen lassen sich solche Verfahren zwar verwenden (12),
Flunitrazepam ist aber kein echtes Kurznarkotikum. Ambulante

Anästhesien mit irgendeiner Flunitrazepamkombination durchzu-
führen, halten wir daher eindeutig für kontraindiziert. Über
postoperative Übelkeit, Brechreiz und Erbrechen gibt es unterschiedliche Angaben, die zwischen Einzelfällen und 36 % liegen
(40).

Abgesehen davon wird aber die postoperative Phase für den Patienten wegen der ebenfalls lange bestehenbleibenden Amnesie
und eines verminderten Schmerzmittelverbrauches als angenehm
empfunden.

2. Postoperative Respiration

Auf das Ausmaß der Respiration nimmt Flunitrazepam postoperativ
keinen Einfluß. Die Möglichkeit respiratorischer Komplikationen
und die Notwendigkeit zum prophylaktischen aktiven Vorgehen
mittels Atemtherapie muß aus der Gesamtsituation, also der Art,
Lokalisation und Dauer des Eingriffes und dem allgemeinen respiratorischen Risiko des Einzelfalles abgeleitet werden.

IV. Sonderfälle

An den Schluß unserer Betrachtungen sollen nun kurz noch einige Sonderfälle zumindest angedeutet erwähnt werden.

1. Kinderanästhesie

Über die Verwendung von Flunitrazepam in der Kinderanästhesie
liegen wenig spezielle Erfahrungsberichte vor. Die Dosierungs-
angaben sind darin uneinheitlich und reichen von 0,01 mg/kg bis
in die Größenordnung von 0,07 mg/kg.

Zweifelsohne bestehen keine grundsätzlichen Gegenargumente, Flunitrazepam in der pädiatrischen Anästhesie zu verwenden, spezielle Erfahrungen auf diesem Gebiet werden aber dabei wün-
schenswert sein.

2. Geriatrische Risikofälle

Für geriatrische kardiovaskuläre Risikofälle scheint Flunitrazepam gut verwendbar. Die dabei auftretende Vasodilatation kann
sich infolge latenter Hypovolämien im Alter zwar verstärkt auswirken und soll mit ausreichender Volumenzufuhr und unseres Erachtens nicht mit Alphastimulatoren kompensiert werden, der myokardiale O_2-Verbrauch und die Herzarbeit sind aber verringert,
was gerade für koronare Risiken als günstig eingeschätzt werden kann. HALDEMANN et al. (18) geben schließlich Fentanyl zeitlich getrennt von Flunitrazepam erst unmittelbar vor Operationsbeginn, womit eine kardiovaskuläre Reaktion noch vermindert werden kann.

3. Sectio caesarea

Ein nächstes Anliegen ist die Sectio caesarea. Hierbei ist theoretisch nach Flunitrazepam naturgemäß eine Dämpfung des Feten
zu erwarten. STOVNER (38) konnte dies auch praktisch bestätigen und fand nach 1 mg Flunitrazepam eine verlängerte Apnoezeit
des Neugeborenen. RADAKOVIC (29) injiziert die Substanz daher
erst nach der Abnabelung.

Wir sind der Meinung, daß Flunitrazepam vor der Abnabelung je-
denfalls kontraindiziert ist und daß andere, für das Kind si-
cherere Methoden zur Verfügung stehen.

4. Katastrophenmedizin

Schlußendlich noch einige Worte zum Einsatz von Flunitrazepam
in der Katastrophenmedizin. Hält man sich die von AHNEFELD und
THIEMENS (1) klar herausgestellten Forderungen an eine Narkose
unter Katastrophenbedingungen vor Augen, so käme aus der Reihe
der dargestellten Flunitrazepamkombinationen nur Flunitrazepam/
Ketamin in Frage. Wir meinen, daß aber Diazepam/Ketamin (6),
wenn schon nicht Ketamin allein (33), hier vorzuziehen ist. Ist
doch auch mit Diazepam eine Dämpfung der Stimulationseffekte
des Ketamin möglich, andererseits aber die unerwünschte Minderung der Schutzreflexe weniger ausgeprägt als nach Flunitrazepam.

Zusammenfassung und Schlußfolgerungen

Nach Darstellung der Infrastruktur einer Allgemeinanästhesie,
nach der Standortbestimmung des Flunitrazepam innerhalb einer
solchen Narkose und nach Abhandlung verfügbarer und möglicher
Flunitrazepamkombinationsverfahren wollen wir nun folgende zu-
sammenfassende Schlußfolgerung zur Frage "Flunitrazepam in der
Allgemeinanästhesie" ziehen:

1. Flunitrazepam stellt als letzte für die Anästhesie verwend-
   bare Entwicklungsstufe auf dem Gebiete der Benzodiazepine
   eine pharmakologisch interessante Variante für die Allgemeinanästhesie dar. Die dabei global vorhandene Wirkungsverstärkung aller Teileffekte läßt sich vom Erfahrenen sinnvoll im Rahmen verschiedenster Kombinationsformen nutzbar
   machen.

2. Mehr denn je wird es aber gerade bei der komplexen Wirkungsweise der Psychopharmaka erforderlich, daß sich der Anäsche-
   sist auch über die Wechselwirkungen der von ihm verwendeten
   Substanzen im klaren ist und bei dem verständlichen Bestre-
   ben, potente Wirkstoffe möglichst gezielt zu kombinieren,
   nicht in Kombinationsformen hineinschlittert, deren Globaleffekt sich vom Idealeffekt der tatsächlich gezielten und
   selektiven Beeinflußbarkeit und auch Aufhebbarkeit der einzelnen Komponenten einer Allgemeinanästhesie eher wieder
   entfernt.

3. Diesen Trend zur "modernen Mononarkose" könnte man der hochdosierten Fentanylmethode nachsagen, die zwar noch antagoni-
   siert werden kann. Eine gewisse Entwicklung in derselben
   Richtung ließe sich aber auch dann sehen, wenn man Flunitrazepam mit seiner komplexen und starken hypnotischen, anal-
   getikaverstärkenden, reflexdämpfenden und auch angedeutet
   muskelerschlaffenden Wirkung nicht in adäquat gemäßigter
   Form einsetzen würde.

4. Bei Wahrnehmung dieser Komplexität des neuen Tranquilizers, bei seinem zweckmäßigen und gekonnten Einbau in die mögliche Vielfalt einer Allgemeinanästhesie und bei Wahrung vor allem auch und gerade der Grenzen des Verfahrens läßt sich aber insbesondere für die Stabilität einer Narkose Gutes mit dieser neuen Substanz herausholen. Es war unsere Absicht, dieses Resümee durch den Versuch einer klaren Nomenklaturfindung für vielfältige Variationen und durch den Versuch einer geordneten Darstellung der beschriebenen Kombinationsformen mit Flunitrazepam unter Beweis zu stellen.

Literatur

1. AHNEFELD, F. W., THIEMENS, E.: Tranquanalgesie als Alternativ-Narkoseverfahren für den Katastrophenfall. Kommentar. Notfallmedizin 3, 213 (1977).

2. ALDER, A., IVANOVIC, R.: Klinische Erfahrung mit Flunitrazepam in der Neuroradiologie. In: Bisherige Erfahrungen mit "Rohypnol" (Flunitrazepam) in der Anästhesiologie und Intensivtherapie (eds. W. HÜGIN, G. HOSSLI, M. GEMPERLE), p. 119. Basel: Editiones Roche 1976.

3. BARTH, L., BÜCHEL, C. G.: Klinische Untersuchungen über die narkotische Effektivität von Stickoxydul. Anaesthesist 24, 49 (1975).

4. BENKE, A., BALOGH, A., REICH-HILSCHER, B.: Der Einfluß von Flunitrazepam (Rohypnol) auf die Atmung. Wien. klin. Wschr. 87, 656 (1975).

5. BENKE, A., BALOGH, A., REICH-HILSCHER, B.: Flunitrazepam (Rohypnol^R) und Diazepam (Valium^R): Ihr Einfluß auf die Atmung in einer vergleichenden Studie. Jubiläumssymposium Österr. Ges. f. Anaesth. und Reanimation, Wien, 5. - 6.11. 1976.

6. BERLIN, J., HILLSCHER, C., FESSL de ALEMANY, E., KARDUCK, A., BARTHOLOME, W.: Tranquanalgesie als Alternativ-Narkoseverfahren für den Katastrophenfall. Notfallmedizin 3, 153 (1977).

7. BROCKMÜLLER, K. D., NIEDERDELLMANN, H.: Die Analgosedierung in der zahnärztlichen Chirurgie. Dtsch. zahnärztl. Z. 27, 164 (1972).

8. COLEMAN, A. J., DOWNING, J. W., MOYES, D. G., O'BRIEN, A.: Acute cardiovascular effects of Ro 5-4200: A new anaesthetic induction agent. Sth. afr. med. J. 47, 382 (1973).

9. DE CASTRO, J.: Atar-analgesia with Ro 5-4200, pancuronium and fentanyl or ketamine. In: Anaesthesiology (eds. M. MIYAZAKI, K. IWATSUKI, M. FUJITA), p. 184. Amsterdam: Excerpta Medica 1973.

144

10. DE CASTRO, J.: Sequential analgesic anaesthesia: Basic considerations. Anesth. réan. prat. 7, 9 (1976).

11. DE CASTRO, J., PARMENTIER, P.: Aktuelle Probleme medikamentöser Interaktionen in der Praxis der Analgosedierung. Anesth. réan. prat. 7, 313 (1976).

12. DIECKMANN, W., FRANK, W., SCHLOTTER, C.: Der Einfluß von Rohypnol auf die Atmung. In: Bisherige Erfahrungen mit "Rohypnol" (Flunitrazepam) in der Anästhesiologie und Intensivtherapie (eds. W. HÜGIN, G. HOSSLI, M. GEMPERLE), p. 64. Basel: Editiones Roche 1976.

13. DIMAI, W., GATTIKER, R., SCHMID, E.: Veränderungen der Kreislaufparameter bei der Anästhesie mit hochdosierten Fentanylgaben und Rohypnol in der Herzchirurgie. Anesth. réan. prat. 8, 197 (1976).

14. DUNDEE, J. W., VARADARAJAN, C. R., GASTON, J. H., CLARKE, R. S. J.: Clinical studies of induction agents. XLIII: Flunitrazepam. Brit. J. Anaesth. 48, 551 (1976).

15. EGER, II, E. I.: Anesthetic uptake and action. Baltimore: Williams & Wilkins 1974.

16. HAEFELY, W., CUMIN, R., KULCSAR, A., POLC, P., SCHAFFNER, R.: Einige Aspekte der Pharmakologie von Flunitrazepam ("Rohypnol"). In: Bisherige Erfahrungen mit "Rohypnol" (Flunitrazepam) in der Anästhesiologie und Intensivtherapie (eds. W. HÜGIN, G. HOSSLI, M. GEMPERLE), p. 13. Basel: Editiones Roche 1976.

17. HALDEMANN, G., WÜEST, H. P., HOSSLI, G., SCHAER, H.: Die Wirkung von Flunitrazepam ("Rohypnol") als Prämedikation und Anästhetikum auf die Hämodynamik bei kreislaufgesunden Patienten. In: Bisherige Erfahrungen mit "Rohypnol" (Flunitrazepam) in der Anästhesiologie und Intensivtherapie (eds. W. HÜGIN, G. HOSSLI, M. GEMPERLE), p. 74. Basel: Editiones Roche 1976.

18. HALDEMANN, G., HOSSLI, G., SCHAER, H.: Die Anaesthesie mit Rohypnol (Flunitrazepam) und Fentanyl beim geriatrischen Patienten. Anaesthesist 26, 168 (1977).

19. KREUSCHER, H., HÜBNER, J.: Tranquanalgesie. Intravenöses Anaesthesieverfahren mit Diazepam und Ketamin. Anesth. réan. prat. 8, 155 (1976).

20. KURKA, P.: Klinische Erfahrungen mit Ro 05-4200 in der Anaesthesie. Anaesthesist 23, 375 (1974).

21. KURKA, P.: The technique of combined anaesthesia with flunitrazepam and nitrous oxide. Proc. IV. Europ. Congr. Anaesth. Madrid 1974. Amsterdam: Excerpta Medica.

22. KURKA, P.: Die kombinierte "Rohypnol"-Stickoxydul-Narkose.
    In: Bisherige Erfahrungen mit "Rohypnol" (Flunitrazepam)
    in der Anästhesiologie und Intensivtherapie (eds. W. HÜGIN,
    G. HOSSLI, M. GEMPERLE), p. 124. Basel: Editiones Roche
    1976.

23. MARTI, W. K., GUMPENBERGER, H., LUCAS, M., VEGA, J. F.: Er-
    fahrungen mit Ro 5-4200 als Basisnarkotikum bei 1000 größe-
    ren chirurgischen Eingriffen. Proc. IV. Europ. Congr. An-
    aesth. Madrid 1974. Amsterdam: Excerpta Medica.

24. MARTI, W. K.: Weitere Erfahrungen mit Ro 5-4200 ("Rohypnol")
    als Basisnarkotikum. In: Bisherige Erfahrungen mit "Rohyp-
    nol" (Flunitrazepam) in der Anästhesiologie und Intensiv-
    therapie (eds. W. HÜGIN, G. HOSSLI, M. GEMPERLE), p. 131.
    Basel: Editiones Roche 1976.

25. NIESSNER, G.: Narkoseeinleitung mit Flunitrazepam in der
    Unfallchirurgie. Wien. med. Wschr. 125, 350 (1975).

26. OESTERGAARD, S.: Einfluß von "Rohypnol" auf Atmung. Diskus-
    sion. In: Bisherige Erfahrungen mit "Rohypnol" (Flunitra-
    zepam) in der Anästhesiologie und Intensivtherapie (eds.
    W. HÜGIN, G. HOSSLI, M. GEMPERLE). Basel: Editiones Roche
    1976.

27. PAEDAKIS, E., HOSSLI, G., LIEBMANN, P.: Offene Prüfung zur
    Abklärung der hypnotischen Wirkung von Rohypnol (Vergleichs-
    serie "Rohypnol" - "Valium" Roche). In: Bisherige Erfahrun-
    gen mit "Rohypnol" (Flunitrazepam) in der Anästhesiologie
    und Intensivtherapie (eds. W. HÜGIN, G. HOSSLI, M. GEMPERLE),
    p. 193. Basel: Editiones Roche 1976.

28. RADAKOVIC, D.: Bericht über den klinischen Einsatz von Flu-
    nitrazepam ("Rohypnol") bei 4000 Patienten. In: Bisherige
    Erfahrungen mit "Rohypnol" (Flunitrazepam) in der Anästhe-
    siologie und Intensivtherapie (eds. W. HÜGIN, G. HOSSLI,
    M. GEMPERLE), p. 141. Basel: Editiones Roche 1976.

29. RADAKOVIC, D.: Zusammenfassung und Schlußfolgerungen, Rund-
    tischgespräch. In: Bisherige Erfahrungen mit "Rohypnol"
    (Flunitrazepam) in der Anästhesiologie und Intensivthera-
    pie (eds. W. HÜGIN, G. HOSSLI, M. GEMPERLE). Basel: Edi-
    tiones Roche 1976.

30. RIFAT, K., GEMPERLE, M.: Effects cardiocirculatoires du
    flunitrazepam utilisé pour l'introduction anesthésique.
    Anesth. réan. prat. 8, 169 (1976).

31. RIZZI, R.: Zusammenfassung und Schlußfolgerungen, Rund-
    tischgespräch. In: Bisherige Erfahrungen mit "Rohypnol"
    (Flunitrazepam) in der Anästhesiologie und Intensivthera-
    pie (eds. W. HÜGIN, G. HOSSLI, M. GEMPERLE). Basel: Edi-
    tiones Roche 1976.

32. RIZZI, R., BUTERA, G., VENDRAMIN, M. L.: Flunitrazepam (Rohypnol) as the only hypnotic agent during general anaesthesia. In: Recent Progress in Anaesthesiology and Resuscitation (eds. A. ARIAS, R. LLAURADO, M. A. NALDA, J. N. LUNN). Amsterdam-Oxford: Excerpta Medica 1975.

33. RÜGHEIMER, E.: Tranquanalgesie als Alternativ-Narkoseverfahren für den Katastrophenfall. Kommentar. Notfallmedizin 3, 218 (1977).

34. SALEHI, E.: Klinische Erfahrungen mit der Rohypnol-Kombinationsnarkose. Anästhesie aktuell 1, 123 (1976).

35. SAMAYOA de LEON, R.: Flunitrazepam: Report of 2000 cases of atar-analgesia, combined with fentanyl. Abstr. 6th World Congr. Anaesth. Mexico City 1976. Amsterdam-Oxford: Excerpta Medica International Congress Series Nr. 387.

36. SEITZ, W., HEMPELMANN, G., PIEPENBROCK, S.: Zur kardiovaskulären Wirkung von Flunitrazepam (Rohypnol^R, Ro 5-4200). Anaesthesist 26, 249 (1977).

37. SOLLMAN, T.: A manual of pharmacology and its applications to therapeutics and toxicology, 8th ed.. Philadelphia: W. B. Saunders & Co. 1957.

38. STOVNER, J.: Zusammenfassungen und Schlußfolgerungen, Rundtischgespräch. In: Bisherige Erfahrungen mit "Rohypnol" (Flunitrazepam) in der Anästhesiologie und Intensivtherapie (eds. W. HÜGIN, G. HOSSLI, M. GEMPERLE). Basel: Editiones Roche 1976.

39. STOVNER, J., ENDRESEN, R.: Intravenous anaesthesia with diazepam. Proc. II. Europ. Congr. Anaesth. 2, 223 (1967).

40. STOVNER, J., ENDRESEN, R., ÖSTERUD, A.: Intravenous anaesthesia with a new benzodiazepine Ro 5-4200. Acta anaesth scand. 17, 163 (1973).

41. STUMPF, Ch., GOGOLAK, G., HUCK, S., ANDICS, A.: Wirkung zentral dämpfender Pharmaka auf die Stickoxydul-Narkose. Anaesthesist 24, 264 (1975).

42. URDINOVIC, S.: Erfahrungen mit "Rohypnol" in der Allgemeinanästhesie. In: Bisherige Erfahrungen mit "Rohypnol" (Flunitrazepam) in der Anästhesiologie und Intensivtherapie (eds. W. HÜGIN, G. HOSSLI, M. GEMPERLE), p. 161. Basel: Editiones Roche 1976.

43. VEGA, D. E.: Flunitrazepam: its association with analgesics in the intravenous general anaesthesia. Anesth. réan. prat. 8, 205 (1976).

44. VONTIN, H., HELLER, W., SCHORER, R.: Analgosedierung und Ataranalgesie: Untersuchungen über "Rohypnol" und Kombinationen mit Analgetika. In: Bisherige Erfahrungen mit "Rohyp-

nol" (Flunitrazepam) in der Anästhesiologie und Intensivtherapie (eds. W. HÜGIN, G. HOSSLI, M. GEMPERLE), p. 149.
Basel: Editiones Roche 1976.

45. ZIPF, H. F., HAMACHER, J.: Kombinationseffekte. 3. Mitteilung. Arzneimittelforsch. 16, 1297 (1966).

46. ZSIGMOND, E. K.: Ataract-analgesia with diazepam-ketamine-
pancuronium: clinical pharmacology and clinical experience.
Anesth. réan. prat. 8, 153 (1976).

Anwendung und Dosierung von Flunitrazepam in Kombination mit Analgetika

Von P. Milewski und W. Dick

Der Trend zur Nichtinhalationsanästhesie wird getragen durch die Entwicklung neuer Pharmaka und ihre Anwendung in den unterschiedlichsten Kombinationsformen.

Flunitrazepam bietet sich zur Einleitung und Aufrechterhaltung einer Anästhesie an aufgrund seiner rasch einsetzenden schlafanstoßenden Wirkung, der ausgeprägten Amnesie für die Zeit des Eingriffs und durch die Stabilisierung neurovegetativer Funktionen. Dennoch wird bei alleiniger Einleitung mit Flunitrazepam nicht die einer Inhalationsanästhesie oder einer Neuroleptanalgesie vergleichbare Narkosetiefe erreicht. Es kommt jedoch offenbar zu einer Potenzierung der Lachgaswirkung, so daß die alleinige Narkoseführung mit diesen beiden Substanzen in Verbindung mit einer Relaxierung grundsätzlich möglich ist, wie die an einem umfangreichen Patientengut gewonnene Erfahrung etlicher Autoren zeigt (9, 10, 12).

Uns erscheint trotzdem eine Supplementierung mit Analgetika angezeigt. Denn selbst wenn der Patient auch ohne Analgetika "einem hinterher keine Vorwürfe macht", wie es MARTI (10) ausdrückt, und der Schmerz unter Flunitrazepameinwirkung subjektiv nicht erlebt werden kann, muß doch mit autonomen Reaktionen gerechnet werden. Wenn dem auch die vielen glatten Narkoseverläufe unter alleiniger Flunitrazepam-Lachgas-Narkose widersprechen mögen, so sei doch nur an eine Erfahrung erinnert, die sicher jeder einmal gemacht hat, der dieses Medikament anwendet. Dann nämlich, wenn nicht oder zu spät relaxiert wird, ist die Rückmeldung vom Patienten doch sehr eindrucksvoll. In bester neurovegetativer Stabilität, ohne Blutdruck- und Pulsanstieg, mit engen Pupillen und trockener Haut versucht dieser dennoch, den Operationstisch zu verlassen. Warum sollte ihn allein die Relaxierung daran hindern? Wir sehen keinen triftigen Grund, der uns davon abhalten sollte, Analgetika in eine solche Kombination mit einzubeziehen. Dies gilt nicht nur für länger dauernde Eingriffe, sondern insbesondere auch für kurz dauernde Interventionen. Gerade bei Kurzeingriffen empfindet selbst MARTI (10) den Mangel an Analgesie bei alleiniger Verwendung von Flunitrazepam und Lachgas als störend. Bei kurzfristigen Anästhesien wird andererseits jedoch das Problem der Steuerbarkeit besonders relevant, das in idealer und praktikabler Weise bisher nur durch Inhalationsanästhetika lösbar erschien. Ohne auf das Für und Wider in der Diskussion um halogenierte Anästhetika eingehen zu wollen, sei nur der Aspekt der Mehrfachnarkosen erwähnt, deren Zahl in bestimmten operativen Disziplinen (z. B. Gynäkologie, Urologie) erheblich zugenommen hat. Zweifellos sind für derartige Mehrfachkurznarkosen, um die es sich ja in den meisten Fällen handelt, zahlreiche Verfahren entwickelt worden, die jedoch das Problem einer rasch einsetzenden, wir-

kungsvollen und dennoch kurzfristigen und steuerbaren Analgesie
nicht lösen konnten, weil die Anwendungsmöglichkeiten von Opiaten zwangsläufig limitiert blieben.

Mittlerweile steht uns jedoch der sogenannte reine Opiatanta-
gonist Naloxon zur Verfügung, der sich von den bisherigen Ant-
agonisten Nalorphin und Levallorphan dadurch unterscheidet, daß
er selbst nicht - wie diese - zum Agonisten werden kann, also
beispielsweise keine Atemdepression hervorruft, wenn nicht genügend Opiat zur "Neutralisierung" am Rezeptor verfügbar ist
oder wenn eine relative Überdosierung vorliegt. Nachdem die
klinischen Wirkungen und Nebenwirkungen des Naloxon bekannt
sind und insbesondere seine adäquate Dosierung erarbeitet worden ist, stellte sich für uns die Frage, ob nicht die Kombination von Flunitrazepam mit einem Opiatanalgetikum auch für Kurznarkosen anwendbar wäre, wenn es möglich ist, die postoperative Atemdepression zuverlässig aufzuheben. Die Anwendung des
Opiatantagonisten in fraktionierten kleinen Dosen, in Form der
sogenannten Titrationsreversion (1) soll dies ermöglichen, ohne zugleich auch den erwünschten analgetischen Effekt der Opiate zu blockieren. Auch die früher unter höheren Dosen beobachteten Nebenwirkungen einer Naloxonapplikation, wie Unruhe, Hy-
peralgesie, Nausea, Erbrechen, hyperkinetisches Syndrom, sollen durch diese Verabreichungsform vermieden werden.

Methodik

Die Untersuchungen wurden an insgesamt 70 Patienten durchgeführt. Sie waren mit Thalamonal prämediziert worden und erhielten Atropin grundsätzlich 5 min vor der Narkoseeinleitung intravenös appliziert. Die Einleitung selbst erfolgte mit Flunitrazepam. Auch wir haben die Erfahrung gemacht, daß hinsichtlich
der Schlafauslösung keine Beziehung zwischen Körpergewicht und
Wirkungsintensität einer danach bemessenen Dosis besteht. So
trugen wir der individuellen Ansprechbarkeit der Patienten Rechnung und verabfolgten bis zum Einschlafen der Patienten, d. h.
in der Regel bis zum Schwinden des Lidschlußreflexes, zwischen
0,5 und 1,6 mg Flunitrazepam langsam intravenös. Wir beobachteten keine Einleitungsversager. Anschließend erhielten 50 Patienten (Gruppe I) fraktionierte Dosen von Fentanyl, deren Gesamtmenge je nach Operationsdauer zwischen 0,1 und 0,4 mg lag.
Weitere 20 Patienten (Gruppe II) erhielten in gleicher Weise
zwischen 30 und 90 mg Pentazocin injiziert.

Alle Patienten wurden - gegebenenfalls unter Ergänzung durch
Muskelrelaxanzien - mit Sauerstoff/Lachgas im Verhältnis 1:2
assistiert oder kontrolliert über eine Maske oder einen Endo-
trachealtubus beatmet.

Mit Beendigung des operativen Eingriffs wurden - soweit schon
möglich - Atemfrequenz und Atemminutenvolumen mit Hilfe eines
Wright-Respirometers bestimmt; sodann erhielten die Patienten
Naloxon in einer Dosierung von 1 µg/kg KG intravenös - jeweils
im Abstand von 5 min - zwei- bis dreimal injiziert, bis die
Atemfunktion zufriedenstellende Werte zeigte. 30 min nach der

Tabelle 1. Untersuchungsgruppen, Untersuchungsablauf

	n = 50 Gruppe I - Fentanyl	n = 30 Gruppe II - Fortral
Alter - Jahre	50 (23 - 89)	62,4 (39 - 80)
Geschlecht	w. 32 - m. 18	w. 16 - m. 14
Gewicht	68 (48 - 102)	70,6 (50 - 95)
Rohypnol mg	1,18 (0,7 - 1,6)	0,95 (0,5 - 1,6)
Fentanyl mg	0,19 (0,1 - 0,4)	
Fortral mg		68,6 (30 - 90)
OP-Dauer min	12,94 (3 - 25)	13,8 (5 - 20)
Narkosedauer min	23,04 (15 - 35)	25,3 (10 - 35)
Naloxondosierung mg/kg		
OP-Ende i.v.	0,001	0,001
5 min nach OP-Ende i.v.	0,001	0,001
10 min nach OP-Ende i.v.	(0,001)	(0,001)
30 min nach OP-Ende i.m.	0,001 - 0,0015	0,001 - 0,0015

ersten Injektion wurden 1 - 1,5 µg/kg KG Naloxon intramuskulär
verabreicht, um den Effekt der intravenösen Injektion zu stabi-
lisieren und zu prolongieren.

Über einen Zeitraum von 60 min post operationem wurden Atemfrequenz, Atemminutenvolumen, Blutdruck, Pulsfrequenz sowie die
Blutgase und der Säuren-Basen-Status (kapillär nach der Methode
von Astrup unter Zuhilfenahme des Nomogramms von Siggaard-An-
dersen) kontrolliert. Die erste Messung dieser Parameter erfolgte am Operationsende, die weiteren Messungen jeweils 5 min nach
der Applikation von Naloxon sowie schließlich 30 min und 60 min
nach Operationsende. Auf die Registrierung von Blutgasen und
Säuren-Basen-Haushalt unmittelbar am Operationsende wurde verzichtet, da diese Werte nur den Effekt der assistierten bzw.
kontrollierten Beatmung wiedergegeben hätten.

Ergebnisse

Gruppe I (Flunitrazepam-Fentanyl-Naloxon):
Mit der Kombination von Flunitrazepam und Fentanyl konnte eine
gute Amnesie und Analgesie erzielt werden, die für die Dauer
und Art der diagnostischen oder therapeutischen Intervention
voll zufriedenstellte. Bei 50 % der Patienten kamen Muskelrelaxanzien zur Anwendung. In allen Fällen wurde kontrolliert
über Maske oder Tubus beatmet. Wir sahen keine der üblichen
Zeichen einer neurovegetativen Stimulation, die für eine unzu-
längliche Narkose gesprochen hätten.

Unmittelbar nach der Applikation von Flunitrazepam und Fentanyl
fiel der systolische Blutdruck signifikant ($p < 0,01$) um durchschnittlich 30 mm Hg ab, der Abfall des diastolischen Blutdruckes
um durchschnittlich 10 mm Hg ließ sich hingegen statistisch nicht
sichern (Abb. 1). Die Pulsfrequenz blieb annähernd konstant. Mit
Ende der Narkose wurden die Ausgangswerte wieder erreicht. Über
den gesamten postoperativen Zeitraum von 60 min wurden die am
Operationsende erreichten Blutdruckwerte trotz wiederholter Na-
loxondosen nahezu konstant beibehalten (Abb. 2).

Der therapeutische Erfolg der Naloxonapplikation ließ sich an
Atemfrequenz, Atemminutenvolumen und Blutgasen ablesen (Abb. 3).
Die mittlere Atemfrequenz betrug bei Operationsende ca. 11/min,
wobei die Spanne vom Atemstillstand bis zu übernormalen Werten
reichte. 5 min nach der ersten Naloxoninjektion lag die Atemfrequenz bei durchschnittlich 16/min. Diese Größenordnung wurde
bis zum Ende des Meßzeitraumes beibehalten. Das Atemminutenvolumen betrug bei Operationsende durchschnittlich 5 l/min, wobei die Spanne ebenfalls vom Atemstillstand bis zu 10 l/min
reichte, und bewegte sich nach der Naloxonapplikation bis zum
Ende des Beobachtungszeitraumes konstant in einem Bereich um
8 l/min.

Der Kohlensäurepartialdruck stellte sich auf Werte um 40 mm Hg
und der Sauerstoffpartialdruck auf Werte um 80 mm Hg ein (Abb.
4).

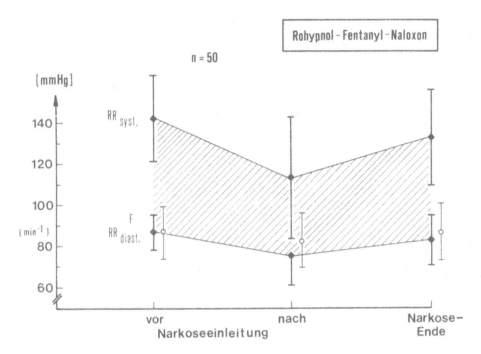

Abb. 1. Blutdruck- und Pulsverlauf während der Anästhesie
(Gruppe I)

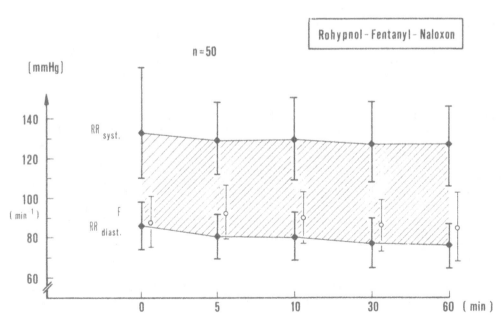

Abb. 2. Blutdruck- und Pulsverlauf nach der Anästhesie (Gruppe I)

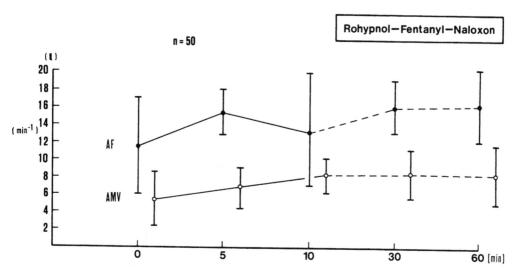

Abb. 3. Atemminutenvolumen und Atemfrequenz (Gruppe I)

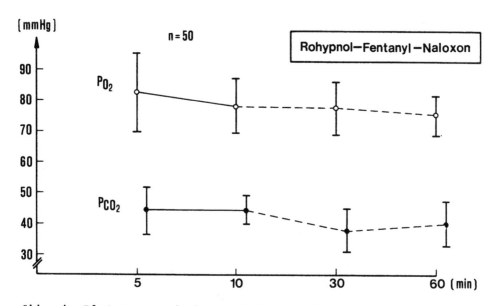

Abb. 4. Blutgase nach der Anästhesie (Gruppe I)

Bei Beendigung des operativen Eingriffs waren - nachdem zuvor
Lachgas aus dem Gasgemisch eliminiert worden war - 24 Patienten noch bewußtlos und reagierten nur auf starke Schmerzreize,
12 Patienten hingegen schon auf leichte Schmerzreize und 14 Patienten waren zwar benommen, aber ansprechbar. 5 min nach der
ersten Naloxonapplikation hatte sich das Bild bereits deutlich
zugunsten der Patienten verschoben, die zwar noch benommen,

154

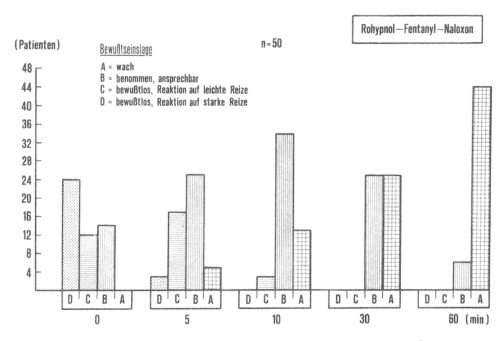

Abb. 5. Bewußtseinslage nach der Anästhesie (Gruppe I)

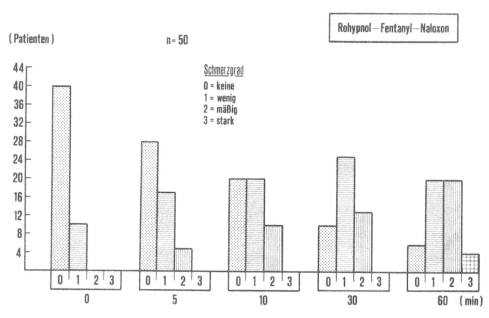

Abb. 6. Schmerzgrad nach der Anästhesie (Gruppe I)

aber ansprechbar waren. 5 min später, nach einer weiteren Naloxoninjektion, waren bereits 13 Patienten wach und 34 benommen, aber ansprechbar. 30 und 60 min postoperativ waren alle
Patienten entweder wach oder zumindest ansprechbar (Abb. 5).

Die Intensität der postoperativen Analgesie nahm nicht synchron
zum Wachheitsgrad ab (Abb. 6). Selbst 30 und 60 min post operationem klagten nur wenige Patienten über starke Beschwerden,
die Mehrzahl hatte keine oder nur leichte Schmerzen und dies
trotz der mehrfachen Applikation von Naloxon.

Während in den ersten 5 min noch enge Pupillen vorherrschten,
hatten die meisten Patienten 30 und 60 min nach dem Eingriff
mittelweite, prompt reagierende Pupillen (Abb. 7).

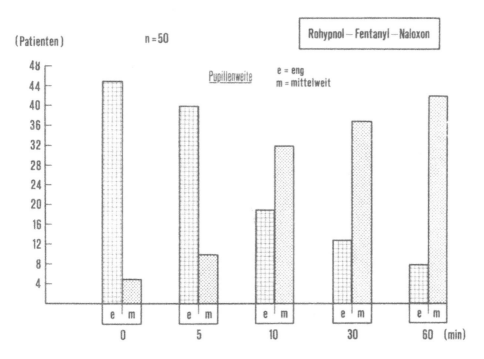

Abb. 7. Pupillenweite nach der Anästhesie (Gruppe I)

Gruppe II (Flunitrazepam-Pentazocin-Naloxon):
Wertet man die Parameter derjenigen Patienten, die statt Fentanyl Pentazocin erhalten hatten, nach dem gleichen Schema aus,
so zeigt sich, daß mit dieser Kombination ebenfalls eine zufriedenstellende bis gute Amnesie und Analgesie erzielt werden
konnte, die für die Dauer und die Art des operativen Eingriffs
ausreichten. Bedeutsam für die Erzielung eines guten analgetischen Effektes ist jedoch die strenge Beachtung der Wirkungs-
latenz insbesondere des Pentazocin von mindestens 5 min, andern-
falls kann es zu plötzlichen unerwarteten Schmerzäußerungen kom-

men. Wenngleich bei einigen Patienten die Spontanatmung angedeutet erhalten blieb, beobachteten wir doch unmittelbar im Anschluß an die Injektion von Pentazocin fast immer eine Atemdepression bis hin zum Atemstillstand. Aus diesem Grunde wurde -
ebenso wie nach der Fentanylapplikation - baldmöglichst assistiert bzw. kontrolliert beatmet.

Die systolischen und diastolischen Blutdruckmittelwerte blieben konstant nach der Narkoseeinleitung bis hin zum Narkoseende (Abb. 8). Das gleiche Verhalten zeigte die Pulsfrequenz.

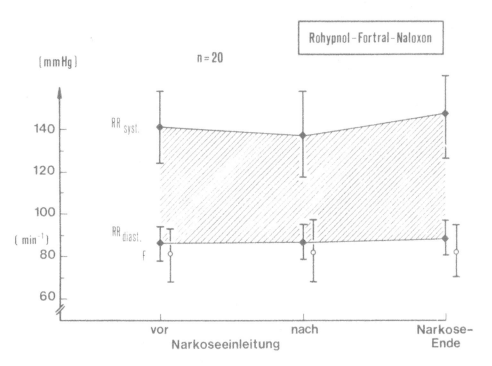

Abb. 8. Blutdruck- und Pulsverlauf während der Anästhesie
(Gruppe II)

Auch über den gesamten postoperativen Beobachtungszeitraum von
60 min waren relevante Veränderungen des systolischen und diastolischen Blutdruckes sowie der Pulsfrequenz trotz der mehrfachen Applikation von Naloxon nicht zu verzeichnen (Abb. 9).

Die Atemfrequenz bewegte sich im postoperativen Verlauf um 16/
min und das mittlere Atemminutenvolumen stellte sich bereits
nach der ersten Applikation von Naloxon auf Werte um 8 l ein
(Abb. 10).

Der PCO_2 blieb bis zum Ende des Beobachtungszeitraumes um 40 mm
Hg und der Sauerstoffpartialdruck auf einem Niveau von 80 mm Hg
konstant (Abb. 11).

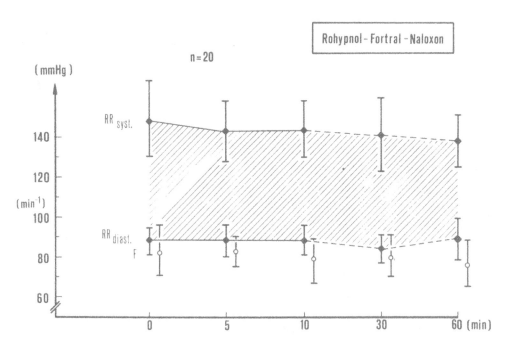

Abb. 9. Blutdruck- und Pulsverlauf <u>nach</u> der Anästhesie (Gruppe
II)

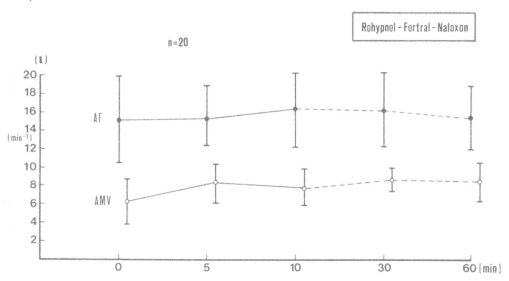

Abb. 10. Atemminutenvolumen und Atemfrequenz (Gruppe II)

Bereits bei Narkoseende war der größte Teil der Patienten ansprechbar, das gleiche Bild ergab sich 5 und 10 min nach Operationsende, wobei einige Patienten bereits hier völlig wach
waren. 30 min nach der Operation war die Hälfte und nach 60 min
waren nahezu alle Patienten vollständig wach (Abb. 12).

158

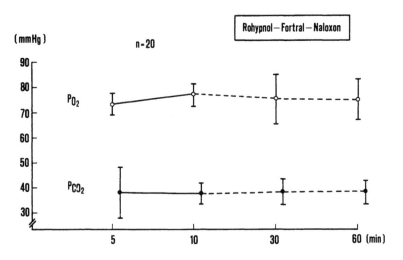

Abb. 11. Blutgase nach der Anästhesie (Gruppe II)

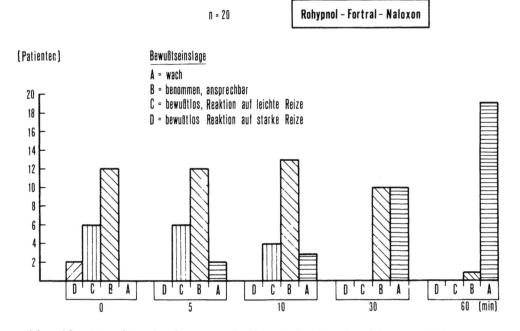

Abb. 12. Bewußtseinslage nach der Anästhesie (Gruppe II)

Die Intensität der Schmerzwahrnehmung stieg über den Beobachtungszeitraum an, wenngleich auch 30 und 60 min nach Operationsende nur wenige Patienten über schwere Schmerzen klagten; immerhin war der Anteil der Patienten, die keine oder nur leichte Schmerzen angaben, nahezu identisch mit der Zahl der Patienten, die über mäßige Schmerzen klagten (Abb. 13).

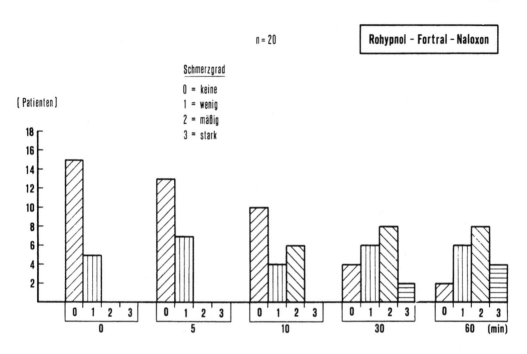

Abb. 13. Schmerzgrad nach der Anästhesie (Gruppe II)

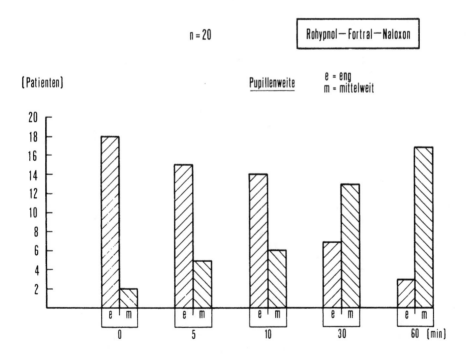

Abb. 14. Pupillenweite nach der Anästhesie (Gruppe II)

In den ersten 10 min nach Operationsende wiesen die meisten
Patienten noch enge Pupillen auf, nach 30 und 60 min herrsch-
ten mittelweite, prompt reagierende Pupillen vor (Abb. 14).

Diskussion

Beim Vergleich der beiden Gruppen fällt auf, daß die hämodynamischen Parameter nach der Narkoseeinleitung in der Pentazocin-
gruppe stabiler blieben als in der Fentanylgruppe, in der immerhin ein durchschnittlicher systolischer Blutdruckabfall von
etwa 20 % zu verzeichnen war. Es bestehen offenbar stärkere Interaktionen zwischen Flunitrazepam und Fentanyl als zwischen
Flunitrazepam und Pentazocin. Dies mag auch unseren Eindruck
einer etwas wirksameren Analgesie in der Fentanylgruppe erklären. Ein gewisser Abfall, vor allem des systolischen Blutdruckes,
wird vielfach auch nach der alleinigen Applikation von Flunitrazepam beobachtet als Ausdruck einer Verminderung des peripheren
Gefäßwiderstandes (7, 9, 11). Diese Abnahme gegenüber dem Ausgangswert erfolgt im allgemeinen innerhalb der ersten 10 min
nach der Injektion, danach nähert sich der systolische Blutdruck
spontan wieder dem Ruheausgangswert, eine Feststellung, die auch
andere Untersucher nach flunitrazepambedingten Blutdruckabfällen mitteilen (2, 11). Der diastolische Blutdruck und die Pulsfrequenz bleiben demgegenüber weitgehend konstant (9, 11). Obwohl die Kreislaufbeeinflussung durch Flunitrazepam weithin für
unbedenklich erachtet wird, sollte jedoch bei kreislauflabilen
Patienten oder bei präexistentem Volumendefizit die entsprechende Vorsicht am Platze sein. Eine Kombination mit Pentazocin wäre hier gegebenenfalls nach Volumenkorrektur vorzuziehen.

Trotz unterschiedlich langer Operations- und damit Narkosezei-
ten erhielten alle Patienten Naloxon in Titrationsdosen injiziert, weil schon die analgetische Wirkung von 0,1 mg Fentanyl
ca. 30 - 60 min, die analgetische und damit zum Teil atemdepressorische Wirkung höherer Dosen bis zu 4 h und länger anhalten
kann (8). Die Empfehlung KRIPKEs (8), Naloxon immer dann zu in-
jizieren, wenn Fentanyl innerhalb der letzten 45 min appliziert
worden ist, halten wir für durchaus realistisch, auch wenn TAM-
MISTO (13) eine routinemäßige Antagonisierung dann nicht befür-
wortet, wenn nur sogenannte kleine Dosen von Fentanyl (d. h.
0,3 - 0,4 mg/h bzw. 5 µg/kg KG/h) gegeben wurden.

Auf den ersten Blick scheint die Antagonisierung in der Penta-
zocingruppe nicht angebracht zu sein. Tatsächlich haben Nalorphin und Levallorphan keinen antagonistischen Effekt auf eine
pentazocininduzierte Atemdepression, wohl aber besitzt Naloxon
einen spezifisch antagonistischen Effekt bei Atemdepressionen,
die auf Pentazocin zurückzuführen sind, sowie bei Überdosierun-
gen von Pentazocin generell (4, 5, 6).

Wir selbst haben aufgrund früherer vergleichender Untersuchungen und der Berichte in der Literatur das Antagonisierungssche-
ma in der eingangs geschilderten Anwendungsweise konkretisiert
(1). Wie unter anderem GATTIKER (3) und KRIPKE (8) mitteilen
und wie auch aus unseren Daten nach Kurznarkosen erkennbar ist,

bleibt die Analgesie bei der Titrationsmethode lange erhalten und die Atemdepression kann trotzdem eliminiert werden.

Wir können zusammenfassend feststellen, daß sich der angestrebte anästhetische und analgetische Effekt mit den beiden geschilderten Verfahren erzielen läßt. Auch und gerade bei Kurzeingriffen ist es sinnvoll und unseres Erachtens auch erforderlich, eine Flunitrazepamanästhesie kurzfristig mit hinreichend wirksamen Opiatdosen zu potenzieren. Die anschließende Verabreichung des Opiatantagonisten Naloxon in Titrationsdosen verhindert unerwünschte Nebenwirkungen, insbesondere eine Atemdepression, ohne daß ein akuter Analgesieverlust zu befürchten wäre.

Literatur

1. DICK, W., MILEWSKI, P., KNOCHE, E., TRAUB, E.: Zur klinischen Anwendung von Naloxon nach Kurznarkosen mit Opiatanalgetika. Anaesthesist (im Druck).

2. FREUCHEN, J., ØSTERGAARD, J.: A new intravenous induction agent: Ro 5-4200 (Flunitrazepam). 11th Congress of the Scandinavian Society of Anaesthesiologists, Reykjavik, Juli 1973. Opuscula Medica 19/3, 1974.

3. GATTIKER, R., BERLIN, J., DIMAI, W., HOSSLI, G.: Aufhebung der Atemdämpfung durch Naloxone nach hochdosierter Fentanylanästhesie in der Gefäßchirurgie. Vortrag auf dem Zentraleuropäischen Anästhesiekongreß, Bremen 1975.

4. HATANO, S., IDE, Y. et al.: Pentazocine and its antagonists, N-allylnoroxymorphone. Jap. J. Anesthesiol. 19, 328 (1970).

5. HATANO, S., KEANE, D. M., WADE, M. A., SADOVE, M. S.: Naloxone reversal for anesthetic dosages of pentazocine. Anesthesiology Review 11 (1975).

6. KOLLAS, T., SMITH, T. C.: Naloxone reversal of pentazocine-induced respiratory depression. JAMA 204, 932 (1968).

7. KORTTILA, K.: The effect of diazepam, flunitrazepam and droperidol with an analgesic on blood pressure and heart rate in man. Arzneimittelforsch. 25, 1303 (1975).

8. KRIPKE, B. J., FINCK, A. J., SHAH, N. K., SNOW, J. C.: Naloxone antagonism after narcotic-supplemented anesthesia. Anesth. Analg. Curr. Res. 55, 800 (1976).

9. KURKA, P.: Die kombinierte "Rohypnol"-Stickoxydul-Narkose. In: Bisherige Erfahrungen mit "Rohypnol" (Flunitrazepam) in der Anästhesiologie und Intensivtherapie (eds. W. HÜGIN, G. HOSSLI, M. GEMPERLE), p. 124. Basel: Editiones Roche 1976.

10. MARTI, W. K.: Weitere Erfahrungen mit Ro 5-4200 ("Rohypnol") als Basisnarkotikum. In: Bisherige Erfahrungen mit "Rohypnol" (Flunitrazepam) in der Anästhesiologie und Intensivtherapie (eds. W. HÜGIN, G. HOSSLI, M. GEMPERLE), p. 131. Basel: Editiones Roche 1976.

11. NIESSNER, G.: Narkoseeinleitung mit Flunitrazepam in der Unfallchirurgie. Wien. med. Wschr. $\underline{21}$, 350 (1975).

12. RIFAT, K., BOLOMEY, M.: Les effets cardio-vasculaires du "Rohypnol" utilisé comme agent d'induction anesthésique. In: Bisherige Erfahrungen mit "Rohypnol" (Flunitrazepam) in der Anästhesiologie und Intensivtherapie (eds. W. HÜGIN, G. HOSSLI, M. GEMPERLE), p. 84. Basel: Editiones Roche 1976.

13. TAMMISTO, T: Anwendung von Naloxone nach N_2O-O_2 Fentanyl Kombinationsnarkosen. Anästh. Inform. $\underline{18}$, 465 (1977).

Die Amnesie nach den Benzodiazepinen Flunitrazepam und Lorazepam

Von W. Heipertz, H. Vontin, R. Schorer und H. Junger

Über das Auftreten von Amnesie nach Benzodiazepinen und anderen Medikamenten gibt es bereits eine Reihe wichtiger Arbeiten,
so von DUNDEE und GEORGE (2), KORTILLA und LINOILA (4), PANDIT,
HEISTERKAMP und COHEN (6). Die Beurteilung der Amnesie erfolgte
jeweils entsprechend der Betrachtungsweise sehr unterschiedlich.
Einmal ist sie eine brauchbare Wirkung solcher Medikamente, die
in der präoperativen Phase, zur Sedierung bei Eingriffen in Re-
gional- und Lokalanästhesie und in der Intensivpflege eingesetzt werden. Andererseits kann sie auch eine unerwünschte Nebenwirkung sein. So berichteten KUGLER und Mitarbeiter (5) von
"metabolisch-toxisch verursachten amnestischen Episoden", die
unter klinisch nicht kontrollierten Bedingungen auftraten und
für die keine biochemischen Äquivalente berichtet wurden. Unsere Arbeit hatte das Ziel, die Annahme VONTINs (7) zu überprü-
fen, die Amnesie nach Flunitrazepam sei dosisabhängig.

Wir folgten dabei einem einfachen Versuchsaufbau von PANDIT,
HEISTERKAMP und COHEN (6). Insgesamt untersuchten wir 94 Patienten beiderlei Geschlechts im Alter von 20 - 60 Jahren, die
weder Alkohol noch Tranquilizer oder andere zentraldämpfende
Mittel gwohnheitsmäßig zu sich nahmen. Alle erwarteten einen
allgemeinchirurgischen Eingriff in Teil- oder Vollnarkose. Sie
wurden aufgeklärt und nur bei Einverständniserklärung getestet.
Am Vorabend erhielten sie auf Wunsch Valium 10 oder Mogadan,
am Operationstag jedoch keine Medikation. Wir führten unsere
Untersuchung unmittelbar vor der Operation durch. Nach einmaliger intravenöser Applikation der Testdosis verblieben die Patienten auf einer Trage in ruhiger Atmosphäre in einem Aufwach-
oder Einleitungsraum unter Kontrolle. Zu drei vorher festgeleg-
ten Zeiten zeigten wir ihnen je ein Bild, also pro Patient drei
Bilder (Abb. 1). Dazu wurden die Versuchspersonen - wenn nötig -
aufgeweckt, kurz im Hinblick auf ihre allgemeine Orientierung
befragt und schließlich aufgefordert, die präsentierten Bilder
genau zu beschreiben und sich den Bildinhalt zu merken.

Zu denselben Zeitpunkten registrierten wir auch den Sedierungsgrad, in dem sich der Patient vor der Ansprache befand. Die Beurteilung erfolgte nach der Skala von PANDIT, HEISTERKAMP und
COHEN (6):

Grad I: keine Sedierung
Grad II: ruhig, aber wach
Grad III: schlafend, aber leicht aufweckbar
Grad IV: schlafend, aber nur schwer aufweckbar
Grad V: keine Verständigung möglich.

Die Versuchspersonen wurden in Gruppen zu fünf bis sechs eingeteilt. Jede Gruppe wurde einem bestimmten Zeitintervall zugeordnet.

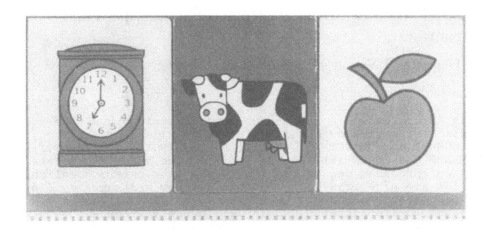

Abb. 1. Die drei Testbilder: rote Uhr auf gelbem, schwarzweiße
Kuh auf grünem, roter Apfel auf weißem Grund

Durch Aneinanderreihung mehrerer Gruppen konnten Zeiträume von
5 - 240 min post injectionem erfaßt werden. Die Überlappung
der Gruppen an einem oder beiden Enden mit der anschließenden
bewirkte bei feststehender Bilderfolge Uhr-Kuh-Apfel eine Zu-
fallsverteilung der Testbilder für bestimmte Zeitpunkte, so daß
also nicht immer zu gleichen Zeiten auch gleiche Bilder gezeigt
wurden.

Tabelle 1. Zeitliche Versuchsanordnung für Lorazepam. Zu den
mit Kreuzen bezeichneten Zeiten wurden den entsprechenden Gruppen die Testbilder gezeigt. Dosierungen: 2, 4, 6 mg, insgesamt
39 Probanden

	min post injectionem						
	10	20	30	60	90	180	240
Gruppe 1	x	x	x				
Gruppe 2			x	x	x		
Gruppe 3					x	x	x

In Tabelle 1 ist die zeitliche Versuchsanordnung für Lorazepam
dargestellt. Nachdem über dessen Amnesiewirkung - insbesondere
ihren Eintritt und Dauer - bereits einige Arbeiten vorlagen,
konnten wir in unserer Untersuchung die Zeitintervalle etwas
weiter fassen. Wir wählten sieben Zeitpunkte und bildeten dazu für jede getestete Dosierung drei Gruppen.

Die Amnesie nach Flunitrazepam untersuchten wir zu insgesamt
11 Zeiten, die besonders am Anfang eng gestaffelt lagen, um ein
möglichst genaues Bild über den Wirkungseintritt zu gewinnen.
Dazu benötigten wir für jede der geprüften Dosierungen je fünf
Versuchsgruppen.

Tabelle 2. Zeitliche Versuchsanordnung für Flunitrazepam. Dosierungen: 0,01, 0,02, 0,03 mg/kg KG; insgesamt 55 Probanden

| | min post injectionem | | | | | | | | | | |
	5	10	15	20	30	45	60	90	120	180	240
Gruppe 1	x	x	x								
Gruppe 2			x	x	x						
Gruppe 3					x	x	x				
Gruppe 4							x	x	x		
Gruppe 5									x	x	x

Am Tag nach der Operation wurde der Patient aufgesucht und nach seinen Erinnerungen an die präoperative Phase, den Untersucher, die Injektion und schließlich auch nach den Bildern gefragt. Konnte er sie nicht spontan nennen, zeigten wir je ein Testbild zusammen mit drei weiteren - vorher nie präsentierten - Bildern. Konnte auch jetzt das Testbild nicht identifiziert werden, nahmen wir eine anterograde Amnesie an. Eine retrograde Amnesie hätte dann vorgelegen, wenn sich die Patienten nicht mehr an die Vorgänge vor Verabreichung des Medikaments hätten erinnern können. Dies war nie der Fall. Eine anterograde Amnesie dagegen ließ sich nach beiden Präparaten finden.

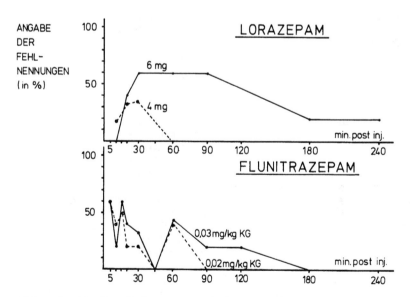

Abb. 2. Verlauf der Amnesiekurven für Lorazepam und Flunitrazepam

Bei 2 mg Lorazepam i.v. war sie nur sehr gering. Lediglich zwei
von insgesamt 24 dargebotenen Bildern waren nicht erinnerlich,
beide zum Zeitpunkt 60 min. Weitere Erinnerungslücken traten
nicht auf. Wir beließen es deshalb bei dieser Dosierung beim
halben Stichprobenumfang.

Für 4 bzw. 6 mg Lorazepam i.v. sind die Ergebnisse in der Abb.
2 dargestellt. Eine Amnesie fanden wir für 4 mg nur im Verlauf
der ersten Stunde mit einem Maximum von 40 % Fehlnennungen 30
min post injectionem. Wesentlich ausgeprägter war sie nach 6 mg.
Bereits nach 20 min stellten wir 40 %, bis 90 min 60 % und
noch nach 4 h 20 % Fehlnennungen fest.

Im Gegensatz zum Lorazepam bewirkte Flunitrazepam in allen getesteten Dosierungen einen auffällig unsteten Verlauf der Amnesie. Bei 0,01 mg/kg KG trat bei 27 Darbietungen nur zweimal
ein Erinnerungsverlust auf - 5 bzw. 15 min post injectionem -,
so daß wir auch hier auf eine vollständige Durchführung unseres
Versuchsprogramms über die gesamte Zeit von 4 h verzichteten.
Die Amnesie nach 0,02 mg/kg KG Flunitrazepam i.v. zeigte in der
ersten Stunde nach der Injektion einen ähnlichen Verlauf wie
nach 0,03 mg/kg KG. Dreimal - zu den Zeiten 5, 15 und 60 min
post injectionem - fanden wir Maxima an Fehlnennungen, zweimal
Minima - 10 und 45 min post injectionem -, wobei zum letztgenann-
ten Zeitpunkt überhaupt keine Amnesie bestand. Sie endete für
0,02 mg/kg KG nach spätestens 90 min, für 0,03 mg/kg KG nach
180 min.

Das Ergebnis der Registrierung der Sedierungsgrade wird in der
Abb. 3 dargestellt. Nach Lorazepam fanden wir bei allen Dosierungen über die gesamte Zeit eine Sedierung mindestens vom Grad
II, d. h. die Patienten waren ruhig, aber wach. Ähnlich verhielt
es sich auch für 0,03 mg/kg KG Flunitrazepam i.v., d. h. es ver-
mochte bei geringerer Dosierung nicht über die gesamte Zeit von
4 h zu sedieren; ein Befund, den wir auch klinisch immer feststellen konnten.

Die in unserer Untersuchung angewandte Methode bringt einige
Probleme mit sich. Nicht immer liegt eine Amnesie eindeutig vor.
So wußten Patienten gelegentlich von Ereignissen nach Injektion
des Medikaments, manchmal sogar von "irgendwelchen" Bildern,
konnten die richtigen aber nicht nennen oder identifizieren.
Im Sinne dieser Untersuchung wurde das als Amnesie gewertet,
obwohl hier im strengen Sinn von Erinnerungslosigkeit nicht
mehr gesprochen werden kann. Zudem stellt sich die Frage, ob
eine Amnesie allein durch das Fehlen der Wiedererkennung nur
visueller Stimuli festgestellt werden darf. Wir forderten daher die Patienten auf, sich nicht nur möglichst viele Bildde-
tails wie Farbe, Uhrzeit usw. zu merken, sondern auch bestimmte
Redewendungen, die im Zusammenhang mit der Darbietung der Bilder gefallen waren, z. B. "schwarzweiß gescheckte Kuh auf grü-
ner Weide". Die Einschätzung des Sedierungsgrades unterliegt
ebenfalls einigen Fehlerquellen. Eine Verbesserung könnten hier
die von GALE und GALLOON (3) vorgestellten Angst- und Sedations-
skalen zur Selbsteinschätzung der Patienten bringen.

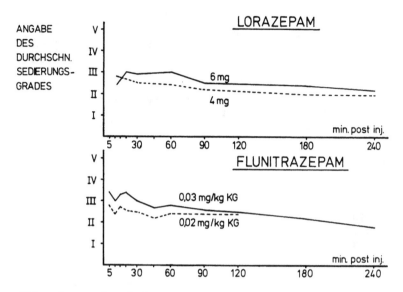

Abb. 3. Verlauf der Sedierung nach Lorazepam und Flunitrazepam

Die Annahme VONTINs (7), daß die Amnesie nach Flunitrazepam
dosisabhängig sei, können wir nach unseren Ergebnissen bestätigen. Das Ausmaß, die Dauer und die Geschwindigkeit ihres Ein-
tretens, aber auch der Grad der Sedierung hängen davon ab, wie-
viel Flunitrazepam verabreicht wird. Gleiches gilt für Lorazepam, was bereits COMER und Mitarbeiter (1), PANDIT, HEISTERKAMP
und COHEN (6) feststellten. Eine Erklärung für die stark wech-
selnde Wirkung von Flunitrazepam in den ersten 60 min post injectionem, insbesondere aber die völlig fehlende Amnesie zum
Zeitpunkt 45 min, konnten wir bisher nicht finden.

Die kürzeren Amnesiezeiten in unserer Untersuchung im Vergleich
zu anderen Autoren können auf verschiedenen Ursachen beruhen.
Ein durch Medikamente induzierter Schlaf - wie auch der physiologische - hält solange an, wie die betreffende Person ungestört
bleibt und das Schlafbedürfnis wirkt. Eine Erinnerung an eine Be-
gebenheit während des Schlafes kann man nur dann erwarten, wenn
die Person gründlich aufgeweckt wird. In der Intensität der Ansprache könnten Unterschiede bestanden haben. Zum zweiten könnten die Medikamente, die für eine ungestörte Nachtruhe des Patienten vor dem Operationstag sorgen sollten, aufgrund eines
verschieden raschen Abbaus zu einer mehr oder weniger starken
Überlagerung mit den Testpräparaten geführt haben. Zum dritten
befanden sich unsere Versuchspersonen bereits zu Beginn der Untersuchung im Operationsgeschoß. Die unmittelbare Aussicht auf
den bevorstehenden Eingriff mag zu einer von vornherein größeren Vigilanz geführt haben.

Zusammenfassend kann man sagen:
Die Wirkung von Flunitrazepam tritt sehr rasch ein, bei relativ
kurz dauernder Amnesie und befriedigender Sedierung. Damit empfiehlt es sich für Einleitungen bei Kombinationsnarkosen oder
zur schnellen intravenösen Prämedikation und Sedierung.

Der Wirkungseintritt von Lorazepam ist relativ langsam, bei
lang anhaltender, guter Sedierung und ebensolcher Amnesie. Es
ist sehr geeignet zur Ruhigstellung unruhiger Patienten auf Intensivstationen während längerer Zeit und zur Prämedikation bei
rechtzeitiger Applikation.

Erste Untersuchungen an Patienten mit Prämedikation zeigten,
daß die Wirkung beider Medikamente erheblich verstärkt wird,
so daß unsere Aussagen nur für nicht prämedizierte Fälle gelten können.

Literatur

1. COMER, W. H., ELLIOT, H. W., NOMOF, N., NAVARRO, G., KOKKA,
   N., RUELIUS, H. W., KNOWLES, J. A.: Pharmacology of paren-
   teral administered lorazepam in man. J. Int. Med. Res. 1,
   216 (1973).

2. DUNDEE, J. W., GEORGE, K. A.: The amnesic action of diazepam, flunitrazepam and lorazepam in man. Acta anaesth. belg.
   27, 3 (1976).

3. GALE, G., GALLOON, S.: Lorazepam as a premedicant. Canad.
   Anaesth. Soc. J. 23, 22 (1976).

4. KORTILLA, K., LINOILA, M.: Amnesic action of and skills related to driving after intravenous flunitrazepam. Acta anaesth. scand. 20, 160 (1976).

5. KUGLER, J., DOENICKE, A., LAUB, M.: Metabolisch-toxisch verursachte amnestische Episoden. Münch. med. Wschr. 117, 1585
   (1975).

6. PANDIT, S. K., HEISTERKAMP, D. V., COHEN, P. J.: Further
   studies of the anti-recall effect of lorazepam. Anaesthesiology 45, 495 (1976).

7. VONTIN, H.: Entwicklung der Analgosedierung. Symposium Analgosedierung, Berlin 1976. Im Druck.

Klinische Erfahrungen mit Flunitrazepamkombinationsnarkosen

Von P. Kurka

Unter dem Begriff Kombinationsnarkosen versteht der Anästhesist
den Einsatz synchron und synergistisch wirkender Mittel, die
sich trotz verschiedener Angriffspunkte in ihrer Wirkung addie-
ren oder noch besser steigern, also potenzieren sollen. Damit
hofft er, auch die Dosierung der einzelnen Substanzen so ver-
mindern zu können, daß unerwünschte Nebenwirkungen gar nicht
eintreten. Seit der Zeit, als LUNDY (15) den Begriff "balanced
anesthesia" prägte, wurden zahlreiche Präparate erprobt, Tech-
niken und Methoden geübt und wieder verlassen.

Mit der Entwicklung und Einführung des Droperidol und Fentanyl
durch JANSSEN (12) sowie DE CASTRO und MUNDELEER (5) schien man
dem Ziel, das Zentralnervensystem selektiv beeinflussen zu können, fast ideal nahegekommen zu sein.

Da jedoch die Neuroleptika eine Katalepsie induzieren und nur
im geringen Ausmaß schlafanstoßend wirken, wurde sehr bald die
Neuroleptanalgesie mit schlafinduzierenden Mitteln kombiniert.
Verwendet werden dazu Barbiturate, Ketamine, Epontol, Etomidate
und auch Benzodiazepine.

Unter den für die Anästhesiologie interessanten Benzodiazepinen
wurden zuerst das Diazepam (Valium) und etwa neun Jahre später
das Flunitrazepam (Rohypnol) klinisch erprobt. Sie zeichnen
sich durch ihre anxiolytische, antikonvulsive, muskelrelaxierende und zentraldämpfende Wirkung aus. Sie wirken schlafindu-
zierend bzw. schlafverlängernd. Diese Wirkungen werden im Gegensatz zu den holenzephalen Narkotika nicht erzwungen, sondern
durch eine Verstärkung physiologischer Hemmechanismen erreicht.
Die Wirkung der Benzodiazepine ist sehr wesentlich davon abhängig, in welchem Aktivitätszustand sich die GABA-erregenden Neu-
ronen des Zentralnervensystems befinden. Damit kann man auch
manche Beobachtungen erklären, die am Beginn der Anwendung der
Benzodiazepine zu kaum erklärbaren Reaktionen geführt haben.
Ich denke da an die von Gewicht und Alter relativ unabhängige
Dosierung und die gelegentlichen Mißerfolge bei der Schlafein-
leitung. Die starke schlafinduzierende Wirkung vor allem des
Rohypnol dürfte nach Ansicht von HAEFELY et al. (11) in direkter Beziehung zu der anxiolytischen Wirkung dieses Präparates
stehen.

Eine Wechselwirkung ist meiner Erfahrung nach besonders stark
zu Droperidol und Stickoxydul. Auch im Tierversuch konnte diese Wechselwirkung mit Droperidol von HAEFELY et al. und mit
Stickoxydul von GOGOLAK und STUMPF (10) nachgewiesen werden.

Die große Spanne zwischen der kleinsten noch zentral wirkenden
Dosis und jener, die schon schädliche bzw. letale Wirkungen erzeugt, ist besonders für das Flunitrazepam (11) deutlich.

Damit läßt sich auch die große Streuung bei der Angabe der Dosierung von Rohypnol erklären, wie wir sie in verschiedenen Arbeiten angegeben finden. Die Dosierung für eine ausreichende
Anästhesie schwankt zwischen O,4 mg/Patient bis 3 mg/Patient.
Dabei sind natürlich auch die verschiedenen Kombinationen mit
anderen Mitteln zu berücksichtigen.

Flunitrazepam ist in wesentlich kleineren Dosen wirksam als Diazepam. Dies ist nicht nur im Tierexperiment nachweisbar, z. B.
im Antikonflikttest bei der Ratte (4), auch bei der klinischen
Anwendung läßt sich ein deutlicher Unterschied zwischen Rohypnol
und Valium erkennen.

Da sowohl das Dehydrobenzperidol als auch das Flunitrazepam die
dienzephalen, mesenzephalen und limbischen Strukturen des Ge-
hirns beeinflussen, schienen mir diese beiden Substanzen besonders für eine Kombinationsnarkose geeignet. Diese Mittel ver-
ändern wohl die Schmerzwahrnehmung und die Schmerzverarbeitung,
sind jedoch keine Analgetika. Als Analgetika boten sich für die
erwähnte Kombination mehrere Mittel an. Das Fentanyl, das ja
seit langem seinen festen Platz im Rahmen der Neuroleptanalgesie gefunden hat. Das Stickoxydul, das lange in seiner analgetischen Wirkung unterschätzt wurde, sowie das Ketamin, Pentazocin und Piritramid. Da Fentanyl, Stickoxydul und Ketamin auch
echte narkotische Wirkungen haben, habe ich mich primär mit ihnen beschäftigt.

Fentanyl ist das Analgetikum der Neuroleptanalgesie. Es hemmt
die Verbindung zwischen dem Mesenzephalon und dem limbischen
System und ändert dadurch auch die Schmerzidentifikation. Da
sich dies in unmittelbarer Nähe des aufsteigenden retikulären
Systems abspielt, wirkt es wie auch andere Morphinderivate sedativ bzw. hypnotisch. Während jedoch Pethidin im Tierversuch
(8) eine deutliche kardiovaskuläre Depression hervorruft, vermag Fentanyl in hohen Dosen das vegetative Nervensystem zu sta-
bilisieren. Diese hypnotische Wirkung des Fentanyl hat DE CASTRO
(1973) und andere Autoren, wie ARAM et al. (2), angeregt, für
Allgemeinanästhesien nur Fentanyl und Stickoxydul zu verwenden.
Der Nachteil dieser Kombinationsanästhesie ist das Fehlen des
Dehydrobenzperidol und seiner pharmakologischen Eigenschaften.
Aber auch spezifische Eigenschaften des Fentanyl selbst sprechen dagegen, diese Substanz als Hauptträger einer Anästhesie
einzusetzen.

Nach DOENICKE (7) und SCHOPPENHORST (16) läßt sich aus EEG-Be-
funden ableiten, daß Fentanyl in ausreichend hoher Dosierung
etwa 10 min lang eine ausgeprägte narkotische Wirkung zeigt,
die sich durch jede Nachinjektion wiederholen läßt. Danach jedoch tritt ein frequenzstabiler α-Aktivitätsbereich auf, in
dem Fentanyl rein analgetisch wirkt. Die Tatsache, in Abständen immer wieder Fentanyl verabreichen zu müssen, trägt sicher
nicht dazu bei, eine stabile Anästhesielage zu erreichen. Die
Notwendigkeit, Patienten nach mehrfachen bzw. hohen Fentanylgaben besonders sorgfältig zu überwachen, schränkt die Anwendung dieser Technik auf Kliniken oder Großkrankenhäuser ein,
in denen eine kontinuierliche Patientenkontrolle auf Wach- bzw.
Intensivstationen gegeben ist.

Das Stickoxydul zählt zu den in der modernen Anästhesie am
meisten verwendeten Mitteln. Allerdings wurde und wird es auch
heute noch von vielen Anästhesisten in seiner Bedeutung und
Wirkung weit unterschätzt. Der Zusatz intravenös verabreich-
ter Narkotika und Analgetika sowie der Inhalationsnarkotika
ließen seine starke analgetische Wirkung in den Hintergrund
treten. Die in den Stadien I_4 und II nach BARTH und BÜCHEL (3)
auftretende motorische Unruhe sowie eine - wenn auch nur minimale - Versagerquote zeigen, daß auch das Stickoxydul als Mono-
narkotikum verwendet seine Grenzen andeutet. In Kombination mit
Dehydrobenzperidol und Rohypnol wird es als alleiniges Analgetikum zum dominierenden Faktor, wozu noch seine allerdings geringere narkotische Wirkung beiträgt. Seine in Wasser und Blut
geringe Löslichkeit bedingt eine hohe Gesamtspannung und seine
unbedeutende Bindungsfähigkeit führt dazu, daß der größte Teil
des vom Körper aufgenommenen Stickoxydul in wenigen Minuten aus-
geatmet wird. Das bedeutet volle Wirksamkeit in etwa 3 - 6 min
sowie Ansprechbarkeit des Patienten 2 - 3 min nach Absetzen des
Stickoxydul, eine Steuerbarkeit, die man manchem Inhalations-
narkotikum wünschte.

Ob die im Tierversuch beobachtete Wechselwirkung zwischen Rohypnol und Droperidol bzw. Rohypnol und Stickoxydul (17) beim
Menschen als echte Potenzierung oder nur als additive Wirkung
anzusehen ist, kann vom klinisch tätigen Anästhesisten nur
schwer beurteilt werden. Da bei ausreichender Sauerstoffzufuhr
das Stickoxydul als weitgehend atoxisch angesehen werden kann
und auch das Droperidol und Rohypnol eine große therapeutische
Breite besitzen, können den Patienten auch lang dauernde Anästhesien zugemutet werden.

Ketamin wurde sehr bald nach seiner Einführung in Europa mit
den Mitteln der Neuroleptanalgesie kombiniert. Die Autoren
SZAPPANYOS et al. (18) schätzen den raschen Wirkungseintritt,
die Analgesie und die geringen Auswirkungen auf das respiratorische und kardiale System. Später wurde von DE CASTRO (6) die
Kombination von Rohypnol mit Fentanyl oder Ketamine als Ataranalgesie bezeichnet. VONTIN et al. (19) haben diese Technik
weiter ausgebaut und konnten nachweisen, daß die Kombination
Rohypnol/Ketamin die geringste postoperative Veränderung des
PCO_2, pH und Basenexzeß aufwies. Die Kombination von Rohypnol
mit Fentanyl oder Pentazocin erzielte schlechtere Werte.

Ich selbst habe seit 1972 Rohypnol mit Ketalar kombiniert. Über
erste Erfahrungen auf diesem Gebiet habe ich 1974 in Bremen (13)
und 1975 in Wien berichtet (14).

Das Verhältnis der Dosen von Ketalar und Rohypnol wird sich nach
dem Zustand des Patienten richten. Relativ mehr Rohypnol wird
man einem jungen Patienten verabreichen, um die unerwünschten
Erscheinungen des Ketamine zu unterdrücken, oder aber auch einem älteren Hypertoniker, um eine weitere Blutdrucksteigerung
zu verhindern. Andererseits sollte man bei Patienten im Schock
oder auch bei hypotoner Ausgangslage das Dosisverhältnis mehr
in Richtung des Ketamine verschieben. Eine weitere Ausschöpfung
der pharmakologischen Eigenschaften von Ketamine und Rohypnol

läßt sich noch durch die Reihenfolge der Verabreichung erreichen. Man kann nämlich, wie ich es üblicherweise mache, beide Substanzen in Form einer Mischspritze verabreichen, oder aber auch je nach erwünschtem pharmakologischem Effekt die eine oder die andere Substanz zuerst verabreichen. Wenn unter meinen Flunitrazepamkombinationsnarkosen etwa nur 29 % zusätzlich mit Ketamine kombiniert wurden, so soll dies nur zeigen, daß auch die Anwendung von Ketamine ihre Indikation braucht. Ich sehe diese Indikation derzeit im kurzen, nicht ambulant durchgeführten, aber schmerzhaften Eingriff sowie bei Langzeiteingriffen für Risikopatienten. Bei allen anderen Fällen kommt man mit Droperidol, Rohypnol und Stickoxydul aus.

Intubation und Muskelrelaxation sind für diese Technik Voraussetzung. Trotz dieser genauen Indikationsstellung für die Anwendung von Ketamine halte ich die Kombination von Rohypnol mit Ketamine für die vielleicht derzeit in bezug auf die Anwendung sicherste und wahrscheinlich am leichtesten erlernbare Anästhesietechnik.

Kleinere klinische Versuche mit Pentazocin und Dipidolor haben nach meiner Erfahrung keine entscheidende Verbesserung der von mir geübten Kombinationsanästhesie ergeben.

Ich lehne die Einleitung der Neuroleptanalgesie durch Barbiturate ab. Sie führt zu einer direkten Dämpfung und Lähmung und erzwingt einen neokortikalen Schlaf. Auch die telenzephal wirkenden Hypnotika wirken nicht synergistisch zu Droperidol und Rohypnol.

Obwohl Dehydrobenzperidol und Rohypnol keine analgetische Wirkung haben, bin ich in der letzten Zeit fast völlig dazu übergegangen, Fentanyl im Rahmen meiner Kombinationsanästhesie wegzulassen.

Patienten, die vor der Operation keine Schmerzen haben, brauchen kein Analgetikum. Da außerdem die Halbwertszeit des Fentanyl kaum mehr als 20 min beträgt, ist die analgetische Wirkung für die Narkoseeinleitung schon zu gering. Während der Anästhesie ist die analgetische Wirkung des Stickoxydul durchaus ausreichend.

Ich lasse den Patienten, nachdem er eingeschlafen ist, ein Stickoxydul-Sauerstoff-Gemisch (3:1 - 4:2) spontan einatmen und intubiere dann mit Hilfe von Succinylchlorid. Die Reflexdämpfung durch das intramuskulär verabreichte Droperidol und das intravenös verabreichte Rohypnol ist ausreichend. Dazu kommt noch die deutlich amnestische Wirkung des Rohypnol.

GAUER et al. (9) haben im Rahmen von Intensivbehandlungen Amnesien bis zu vier Wochen beschrieben. Die Ursachen für die Amnesie unter Rohypnol sind derzeit nicht geklärt, dürften aber nach HAEFELY auf den starken Einfluß der Benzodiazepine auf das limbische System zurückzuführen sein. Dieses dürfte für die Bildung von Engrammen eine Rolle spielen.

Tabelle 1. Präoperative Vorbereitung

Thalamonal + Atropin	1.315
Dehydrobenzperidol + Atropin	294
Andere Mittel (z. B. Pethidin) und andere Kombinationen	391

Die präoperative Vorbereitung habe ich in der letzten Zeit völlig auf Droperidol und Atropin beschränkt. Sie wird etwa 1 h vor der Operation intramuskulär verabreicht. Ist die Sedierung vor der Operation nicht ausreichend, gebe ich vor Beginn der Operation noch 1,25 - 2,5 mg Droperidol intravenös. Die Gesamtdosis an Droperidol überschreitet fast nie 10 mg (Tabelle 1). Rohypnol dieser präoperativen Vorbereitung zuzusetzen, habe ich nach kurzer Zeit aufgegeben.

Man erreicht wohl fast immer, daß die Patienten schon vor der Operation schlafen, muß aber damit rechnen, daß der Schlaf nach der Operation anhält.

Eine quantitative Einsparung bei der Anästhesieeinleitung konnte ich durch die präoperative Vorbereitung mit Rohypnol nicht erreichen. Diese aus klinischer Beobachtung gemachte Erfahrung konnte von AMREIN et al. (1) durch pharmakokinetische und pharmakodynamische Untersuchungen bestätigt werden. Nach intravenöser Injektion von Rohypnol steigt der Plasmaspiegel rasch an. Nach intramuskulärer Injektion geht erst etwa nach 1 1/2 h die Hälfte der Dosis in das Blut über. Erst nach 5 h beträgt die Absorptionsrate 90 %.

Tabelle 2

Geschlecht:	1.226 Frauen, 774 Männer
Alter:	49 Jahre im Schnitt Jüngster Patient: 10,5 Jahre Ältester Patient: 92 Jahre 54 Patienten über 80 Jahre
Anästhesiedauer:	54 min (durchschnittlich) 706 Anästhesien (= 35,3 %) dauerten 60 min oder länger davon 60 min 162 bis 2 h 399 bis 3 h 109 bis 4 h 27 bis 5 h 7 bis 6 h 1 über 6 h 1

Bei den von mir hier vorgestellten Anästhesien war die Auswahl
der Patienten völlig willkürlich. Es sind Risiken aller Grade
vertreten, und bei den Operationen handelt es sich hauptsächlich um abdominelle Eingriffe (Tabelle 2). Von den 2.000 von
mir narkotisierten Patienten waren 1.226 Frauen und 774 Männer.
Das Durchschnittsalter betrug 49,5 Jahre, die durchschnittliche
Anästhesiedauer 54 min. 706 Narkosen dauerten 1 h oder länger,
das sind 35,3 %.

Tabelle 3. Durchschnittswerte von 40 Operationen mit einer Dauer
von mehr als 60 min, bei denen außer Stickoxydul kein anderes
Analgetikum verwendet wurde

Präoperative Vorbereitung:	Dehydrobenzperidol (5 - 10 mg) + Atropin
Alter der Patienten:	57 Jahre
Operationsdauer:	97 min
"Rohypnol"	0,4 mg pro Patient

Ich habe bereits erwähnt, daß ich in den letzten Monaten versucht habe, alle Analgetika außer dem Stickoxydul wegzulassen.
In der Tabelle 3 sind die Durchschnittswerte von 40 Operationen
über 60 min zusammengefaßt, bei denen ich diese Technik angewendet habe. Der Verbrauch von Rohypnol ist in diesen Fällen
nicht höher als der übliche Durchschnittsverbrauch (0,4 mg/Pa-
tient).

Tabelle 4

Rohypnol	Dosierung durchschnittlich pro Patient
2.000 Anästhesien	0,66 mg
Fall 1 - 100	1,61 mg
Fall 501 - 1.000	0,36 mg
Fall 601 - 700	0,29 mg
Fall 901 - 1.000	0,38 mg
Fall 1.001 - 2.000	0,42 mg
Versager:	7 Patienten = 0,35 %

Zusätzliche Mittel waren notwendig bei 50 Patienten (2,5 %)

Komplikationen:

Komplikationen von seiten des Kreislaufes, der Atmung oder der
Venen traten keine auf.

Ein 88jähriger Patient verstarb während einer Notoperation
(Witzelfistel) 35 min nach Beginn der Anästhesie. Die vorhandene Ösophagusstenose wurde durch eine Aortektasie hervorgerufen.
Aufgrund der vorhandenen Befunde und des Anästhesieprotokolls
verzichtete die Staatsanwaltschaft auf eine gerichtliche Obduktion.

Tabelle 5. Die Technik der kombinierten "Rohypnol-Stickoxydul-Narkose"

Präoperative Vorbereitung:

5 - 7,5 mg Dehydrobenzperidol + Atropin intramuskulär. Wenn der Patient nicht genügend sediert erscheint, 2,5 mg intravenös vor Beginn der Anästhesie.

Einleitung:

0,4 mg (0,3 - 0,6 mg) Rohypnol langsam i.v..
Das entspricht 4 ml einer Lösung von 1 mg Rohypnol in 10 ml physiologischer Kochsalzlösung.
Sobald der Patient schläft, Applikation von Stickoxydul/Sauerstoff (3:1) mittels Maske (etwa 2 min).
Wenn die Pupillen eng werden und ruhig stehen, erfolgt die Intubation mit Hilfe von Succinylbischolinchlorid.

Durchführung der Anästhesie:

Stickoxydul/Sauerstoff (3:1 oder 4:2) bei kontrollierter Beatmung und Muskelrelaxation mit einem nichtdepolarisierenden Muskelrelaxans.

Beendigung der Anästhesie:

Absetzen des Stickoxyduls. Der Patient wird noch auf dem Operationstisch ansprechbar. Es folgt ein Nachschlaf, aus dem der Patient jederzeit erweckbar ist. Eventuell 1 Ampulle Dipidolor intramuskulär.

Aus der Tabelle 4 ergibt sich die durchschnittliche Dosierung von Rohypnol bei 2.000 Anästhesien und aufgeschlüsselt einige interessante Versuchsserien. Beachten Sie bitte besonders die Fälle 601 - 700. In dieser Serie habe ich versucht, möglichst an die untere noch vertretbare Grenze der Rohypnoldosierung heranzukommen. Sie beträgt 0,29 mg pro Patient und zeigt, daß bis zum Durchschnitt von 0,42 mg/Patient der zweiten 1.000 Fälle noch ein deutlicher Sicherheitsspielraum bleibt. Dosen, die darüber liegen, sind nicht notwendig, es ist auch zu bedenken, daß Rohypnol trotz seiner guten Verträglichkeit immerhin eine Halbwertszeit von etwa 20 h hat.

Zusätzliche Mittel wie Fentanyl, Ketamin, Thiopental oder Halothan waren in 50 Fällen nötig, um eine ausreichende Narkosetiefe zu erreichen. Das sind 2,5 % der 2.000 Anästhesien. Diese zusätzlichen Mittel wurden von mir dann gegeben, wenn vegetative Symptome einer zu seichten Anästhesie auftraten. Versager, also Patienten, die nach Rohypnol nicht einschliefen, konnte ich in sieben Fällen beobachten.

In Tabelle 5 ist die Technik der von mir angewendeten "Rohypnol-Stickoxydul-Anästhesie" angegeben. Die präoperative Vorbereitung wurde bereits besprochen. Bei der "Einleitung" darf ich darauf aufmerksam machen, daß ich die gelieferten Rohypnolampullen seit

1972 so verdünne, daß 1 mg Rohypnol in 10 ml physiologischer
Kochsalzlösung gelöst wird. Damit erreicht man eine leichtere
Dosierung der kleinen Substanzmengen und auch eine wirklich
schmerzlose Injektion. Die Beurteilung der Narkosetiefe zum
Zeitpunkt der Intubation bedarf einer gewissen Erfahrung. Sobald die Pupillen eng werden und ruhig stehen, kann mit der Intubation begonnen werden. Das ist etwa 1 - 3 min nach der Injektion des Rohypnol der Fall. Sollte es länger dauern, kann
man 0,2 mg Rohypnol (= 2 ml der Lösung) nachspritzen. Mit zu-
nehmender Erfahrung lernt man dann, daß man meist auch intu-
bieren kann ohne nachzuspritzen. Es ist schön zu beobachten,
wie sich die Anästhesie durch das Stickoxydul ausreichend ver-
tieft. Dabei hilft sicher auch die deutliche amnestische Wirkung des Rohypnol. Über die Indikation der Kombination "Rohyp-
nol/Ketamin" habe ich bereits berichtet.

Tabelle 6. Kombinationsanästhesien mit "Rohypnol/Ketamine"
583 = 29,15 %

<u>Durchschnittsalter:</u>	29 Jahre
Über 80 Jahre alte Patienten	49
<u>Durchschnittliche Anästhesiedauer:</u>	40 min
Anästhesiedauer: 60 min bis über 3 h	58 Fälle
<u>Durchschnittsverbrauch von Ketamin:</u>	56,17 mg/Patient
bei Anästhesiedauer über 60 min	66 mg/Patient
<u>Durchschnittsverbrauch von Rohypnol:</u>	0,67 mg/Patient
bei Anästhesiedauer über 60 min	0,7 mg/Patient
<u>Zusätzliche Mittel waren notwendig</u>	
bei Intubation	4 Patienten = 0,68 %
bei Maskennarkosen	13 Patienten = 2,22 %

Tabelle 6 zeigt eine Übersicht über 583 dieser Kombinationsnarkosen. Die Dosierung des Ketalars liegt deutlich unter 1 mg/kg
Körpergewicht. Rohypnol wurde, meist mit dem Ketalar gemischt,
in einer Dosierung von 0,5 - 1,0 mg verabreicht. Besonders für
länger dauernde und abdominelle Eingriffe wird die Intubation
der Patienten empfohlen.

Zusammenfassend kann gesagt werden, daß die "Rohypnol-Stickoxydul-Anästhesie" mit Droperidol in der präoperativen Vorbereitung die pharmakologischen Möglichkeiten dieser Substanz voll
ausschöpft. Man kann damit praktisch auf die Verwendung anderer
Hypnotika, Analgetika und Inhalationsnarkotika verzichten. Ähnliches gilt für die Kombination von Ketamin und Rohypnol für
bestimmte Indikationen.

Mit einer minimalen Dosierung erreicht man eine stabile Anästhesie, die eine große Sicherheit für den Patienten bietet.
Aus dem postoperativen Nachschlaf sind die Patienten jederzeit
erweckbar und eine ausgeprägte Amnesie schützt sie vor unangenehmen Erinnerungen und Träumen.

Literatur

1. AMREIN, R., CANO, J. P., HÜGIN, W.: Pharmakokinetische und
   pharmakodynamische Befunde nach einmaliger intravenöser,
   intramuskulärer und oraler Applikation von "Rohypnol". In:
   Bisherige Erfahrungen mit "Rohypnol" (Flunitrazepam) in der
   Anästhesiologie und Intensivtherapie (eds. W. HÜGIN, G.
   HOSSLI, M. GEMPERLE), p. 39. Basel: Editiones Roche 1976.

2. ARAM, S., BENZER, H., GANGELBERGER, J., HAIDER, W., LACK-
   NER, F., MAYRHOFER, O., PETER, W.: Hohe Fentanyldosierung
   zur Anästhesie in der Cardiochirurgie. In: Probleme der intravenösen Anästhesie. Bericht über das 6. Bremer Neuroleptanalgesie-Symposion, 1. Teil (ed. W. F. HENSCHEL), p. 99.
   Erlangen: perimed Verlag 1974.

3. BARTH, L., BÜCHEL, C. G.: Klinische Untersuchungen über die
   narkotische Effektivität von Stickoxydul. Anaesthesist 24,
   49 (1975).

4. COOK, L., DAVIDSON, A. B.: Effects of behaviorally activ
   drugs in a conflictpunishment procedur in rats. In: The
   Benzodiazepines (eds. S. GARATTINI, E. MUSSINI, L. O. RAN-
   DALL), p. 327. New York: Ravens Press 1973.

5. DE CASTRO, J., MUNDELEER, P.: Anesthésie sans barbituriques:
   la neuroleptanalgésie. Anesth. Analg. 16, 1022 (1959).

6. DE CASTRO, J.: Atar-Analgesia with Ro 5-4200, Pancuronium
   and Fentanyl or Ketamine. In: Proceedings of the Fifth World
   Congress of Anaesthesiologists, Kyoto 1972, p. 184.

7. DOENICKE, A.: Klinische Pharmakologie: Intravenöse Anaesthe-
   tica. In: Lehrbuch der Anaesthesiologie, Reanimation und Intensivmedizin (eds. H. BENZER, R. FREY, W. HÜGIN, O. MAYR-
   HOFER), 4. Aufl., p. 152. Berlin-Heidelberg-New York: Springer 1977.

8. FREYE, E.: Hämodynamische Wirkung hoher Dosen von Fentanyl,
   Meperidine und Naloxone beim Hund. In: Probleme der intravenösen Anästhesie. Bericht über das 6. Bremer Neuroleptanalgesie-Symposion, 1. Teil (ed. W. F. HENSCHEL), p. 109.
   Erlangen: perimed Verlag 1974.

9. GAUER, E. F., DITTMANN, M., RÜEGGER, R., WOLFF, G.: Erfahrungen mit Flunitrazepam bei langzeitbeatmeten Patienten
   mit besonderer Berücksichtigung der hämodynamischen Auswirkungen. In: Bisherige Erfahrungen mit "Rohypnol" (Flunitrazepam) in der Anästhesiologie und Intensivtherapie (eds.
   W. HÜGIN, G. HOSSLI, M. GEMPERLE), p. 181. Basel: Editiones
   Roche 1976.

178

10. GOGOLAK, G., STUMPF, Ch.: Untersuchungen über die Wirkung zentral dämpfender Pharmaka auf die Stickoxydulnarkose. 7. Internationaler Fortbildungskurs für klinische Anästhesiologie, Wien 1975, Proceedings, p. 35.

11. HAEFELY, W., CUMIN, R., KULCSAR, A., POLZ, P., SCHAFFNER, R.: Einige Aspekte der Pharmakologie von Flunitrazepam ("Rohypnol"). In: Bisherige Erfahrungen mit "Rohypnol" (Flunitrazepam) in der Anästhesiologie und Intensivtherapie (eds. W. HÜGIN, G. HOSSLI, M. GEMPERLE), p. 13. Basel: Editiones Roche 1976.

12. JANSSEN, P. J., NIEMEGEERS, C. J. E., SCHELLEKENS, K. H. L., VERBRUGGEN, F. J., van NUETEN, J. M.: The pharmacology of dehydrobenzperidol, a new potent and short acting neuroleptic agent chemically related to haloperidol. Arzneimittelforsch. $\underline{13}$, 205 (1963).

13. KURKA, P.: Neuroleptanalgesie mit Rohypnol. In: Probleme der intravenösen Anästhesie. Bericht über das 6. Bremer Neuroleptanalgesie-Symposion, 1. Teil (ed. W. F. HENSCHEL), p. 129. Erlangen: perimed Verlag 1974.

14. KURKA, P.: Klinische Erfahrungen mit Flunitrazepam. 7. Internationaler Fortbildungskurs für Klinische Anästhesiologie, Wien 1975, Proceedings, p. 51.

15. LUNDY, J. S.: Balanced anesthesia. Minnesota Med. $\underline{9}$, 399 (1926).

16. SCHOPPENHORST, M., KUBICKI, St., HENSCHEL, W. F.: Die NLA-Einleitung (Standardtechnik und methodische Varianten) unter elektroenzephalographischer Kontrolle. In: Probleme der intravenösen Anästhesie. Bericht über das 6. Bremer Neuroleptanalgesie-Symposion, 1. Teil (ed. W. F. HENSCHEL), p. 39. Erlangen: perimed Verlag 1974.

17. STUMPF, C., GOGOLAK, G., HUCK, S., ANDICS, A.: Wirkung zentral dämpfender Pharmaka auf die Stickoxydul-Narkose. Anaesthesist $\underline{24}$, 264 (1975).

18. SZAPPANYOS, G., GEMPERLE, M., GEMPERLE, G.: The utilisation of Ketamine as an agent of induction combined with neuroleptanalgesia. In: Ketamine (ed. H. KREUSCHER). Anaesthesiologie und Wiederbelebung, Bd. 40, p. 182. Berlin-Heidelberg-New York: Springer 1969.

19. VONTIN, H., HELLER, W., SCHORER, R.: Analgosedierung und Ataranalgesie: Untersuchungen über "Rohypnol" und Kombination mit Analgetika. In: Bisherige Erfahrungen mit "Rohypnol" (Flunitrazepam) in der Anästhesiologie und Intensivtherapie (eds. W. HÜGIN, G. HOSSLI, M. GEMPERLE), p. 149. Basel: Editiones Roche 1976.

Anwendung und Dosierung von Flunitrazepam in Kombination mit der Regionalanästhesie

Von O. Schulte-Steinberg

Ein häufiges psychologisches Hindernis für die Regionalanästhesie stellt für viele Patienten die Vorstellung dar, daß die Anlage der Blockade mit der Nadel schmerzhaft sei. Mangel an Erfahrung durch ungeschulte Anästhesisten und früher auch operative Fachvertreter haben ein übriges getan, dieser Befürchtung in der Öffentlichkeit eine gewisse Berechtigung zu verleihen.

Tatsächlich lassen sich die meisten Blockaden bei ausreichender vorhergehender Infiltration mit einem Lokalanästhetikum schmerzfrei gestalten. Es bleibt ein gewisser Rest an Blockaden, bei denen es notwendig ist, sich an knöchernen Strukturen durch Berührung mit der Nadel zu orientieren, wie etwa bei der Paravertebralblockade. Hier läßt sich der Periostschmerz nicht ganz vermeiden, ebenso erfordern Interkostalblockaden zahlreiche, eventuell schmerzhafte Einstiche. In der Vergangenheit wurde für diese Blockaden vorwiegend ein Opiat in Verbindung mit Scopolamin zur Milderung der Schmerzeffekte und zur Erreichung einer retrograden Amnesie eingesetzt. Dieses Vorgehen hat auch heute noch seine Berechtigung. Beiden Mitteln sind aber durch ihre Nebenwirkungen Grenzen gesetzt, den Opiaten durch die Atemdepression und dem Scopolamin durch die gelegentlichen Verwirrungs- und Erregungszustände, insbesondere bei älteren Patienten.

Eine weitere Möglichkeit, Analgesie und Amnesie für den Blockadevorgang zu erreichen, bietet die Zugabe von minimalen Mengen von Ketamin. Bedenken ergeben sich hier bei Vorliegen einer Hypertonie oder bei nicht nüchternen Patienten.

Schließlich kommt noch Diazepam zum Einsatz, das eine anterograde Amnesie erzeugt und eine anxiolytische Wirkung hat. Besonders willkommen für die Regionalanästhesie ist hier noch die antikonvulsive Komponente bei etwaiger Überdosierung bzw. im Falle einer versehentlichen intravasalen Injektion. Nachteilig ist die häufige Schmerzreaktion bei intravenöser Gabe und die relativ schlechte Gefäßverträglichkeit, die sich oft noch nach Tagen bemerkbar macht. Hinzu kommt bei älteren Patienten die Abnahme der Atemfrequenz und des Atemminutenvolumens.

Das Flunitrazepam stellt mit seiner starken anterograden Amnesie, die die Erinnerung an unangenehme schmerzhafte Prozeduren ausschaltet, eine ideale Ergänzung der Mittel dar, die im Zusammenhang mit der Regionalanästhesie verwendet werden. Hinzu kommt auch hier neben der anxiolytischen und sedierenden Wirkung der sehr willkommene antikonvulsive Effekt. Dabei sind die kardiorespiratorischen Funktionen mit den zur Regionalanästhesie nötigen niedrigen Dosierungen nicht wesentlich beeinflußt. Klinisch sahen wir keine Folgeerscheinungen an den Gefäßen wie beim Diazepam.

Technik der Regionalanästhesie unter Flunitrazepam.

Zu Blockaden, für die die Mitarbeit des Patienten nicht erforderlich ist, wird in der Regel die übliche Prämedikation mit 0,5 mg Scopolamin und 0,75 - 1 mg Pethidin/kg Körpergewicht 30 min vor dem Eingriff gegeben. Zusätzlich erhalten die Patienten 5 - 10 mg Diazepam bei Tagesbeginn. Scopolamin entfällt bei Überschreitung des 65. und Pethidin jenseits des 70. Lebensjahres.

Im Operationssaal wird bei den rückenmarksnahen Blockaden nach Lagerung des Patienten zugleich mit der Hautdesinfektion des Einstichareals Flunitrazepam intravenös gegeben, besonders bei älteren und schwerkranken Patienten in einer Dosierung von 0,2 mg, aber bis zu 0,6 mg in der jüngeren Altersgruppe. Im Mittel reichen etwa 0,4 mg bereits aus, um Patienten gut zu sedieren und amnestisch zu machen.

Die postoperative Visite bei den Patienten, die unter diesem Vorgehen rückenmarksnah blockiert wurden, ergibt, daß sich die große Mehrzahl an den Blockadevorgang gar nicht erinnerte; auch schwierige und langwierige Verfahren wurden nicht mehr als unangenehm empfunden. Voraussetzung ist die Bereitschaft, bei beginnender Schmerzreaktion jeweils etwa 0,2 mg Flunitrazepam nachzugeben, eventuell unter Zusatz von 25 mg Ketamin. Schmerzen bei Durchführung dieser Blockaden sind damit sicher zu verhindern. Bereits operierte Patienten geben diese Erfahrung an neue Patienten weiter, so daß rückenmarksnahe Verfahren kaum noch abgelehnt werden.

Die Interkostalblockade bei Oberbaucheingriffen, die immerhin 14 Einstiche erfordert (sieben Interkostalnerven beiderseits) war bisher für Patienten wenig angenehm und auch für den Anästhesisten belastend. Hier hat es sich bewährt, nach Lagerung des Patienten und Anzeichnen der Einstichstellen 0,2 - 0,4 mg Flunitrazepam und 25 mg Ketamin i.v. zu geben. Gegebenenfalls werden für die zweite Seite nochmals 0,2 mg Flunitrazepam und 25 mg Ketamin nachinjiziert. Die Blockade wird so nicht durch Schmerzäußerung und Bewegungen des Patienten gestört und in der Regel erinnern sich die Patienten auch nicht daran.

Für viele periphere Nervblockaden ist in der Regel die Mitarbeit des Patienten zur Angabe von Parästhesien erforderlich. Dem ängstlichen Patienten kann man aber durchaus 0,2 - 0,4 mg Flunitrazepam geben und vielfach noch mit seiner Kooperation rechnen. Wo sie nicht mehr gegeben ist, läßt sich der Zeitpunkt des Nervenkontaktes mit der Nadel durch den Nervstimulator feststellen und damit immer noch eine zufriedenstellende periphere Nervblockade erreichen. Auch hier hat der Patient eine Amnesie für den Blockadevorgang.

Abgesehen von gelegentlicher Neigung zum Nachschlaf - was zumindest für stationäre Patienten nicht unbedingt als Nachteil angesehen werden muß - sahen wir keine Komplikationen. Dies gilt ganz besonders auch - wie schon erwähnt - für die kardiorespiratorischen Funktionen bei den von uns verwendeten Dosierungen.

Abschließend und zusammenfassend kann gesagt werden, daß die
Anwendung des Flunitrazepam aufgrund seiner anxiolytischen und
antikonvulsiven Wirkung und wegen der ausgeprägten anterograden
Amnesie eine wesentliche Erleichterung in der Durchführung der
Regionalanästhesie darstellt und deren Anwendungsspektrum er-
weitert.

Rohypnol und Lokalanästhesie bei 3.000 HNO-Operationen ohne Intubation

Von J. Heermann

In 20 Monaten haben wir 3.000 HNO-Operationen ohne Intubation
in Rohypnol und Lokalanästhesie durchgeführt. Nach unseren Erfahrungen ist bei schmerzhaften Eingriffen die wichtigste Voraussetzung eine gute Vorbereitung, z. B. Valium 20 mg oral 3 -
4 h präoperativ und ein Morphinpräparat i.v. 30 min präoperativ
mit 5 - 10 mg Megaphen i.v., falls Blutdrucksenkung erwünscht.
Rohypnol geben wir i.v. bis der Patient nicht mehr laut zählen
kann. Das Phänomen des Lautstärkeabfalls beim Sprechen kann regelmäßig beobachtet werden, wenn langsam genug injiziert wird.
Die Dosierung ist so am geringsten (0,3 - 1 mg) bei sicherer
Amnesie. Die Dosis wird nur erhöht, wenn bei demselben Patienten in einer Woche eine zweite Operation erfolgt (trotz vorzüg-
licher Sedierung trat bei normaler Dosierung bei zwei Patienten
keine Amnesie ein). Bei der anschließenden Lokalanästhesie zeigen die Patienten noch eine erkennbare Schmerzreaktion, so daß
eine ausreichende Wirkung der Lokalanästhesie überprüft werden
kann. Bei richtiger Vorsedierung wird nur in seltenen Fällen
noch bei unangenehmen Eingriffen (z. B. Osteotomie, Meißelungen) eine weitere i.v. Gabe (0,2 mg) während der Operation notwendig. Der Patient wird meistens nach 20 min wieder ansprechbar, während die Amnesie noch ca. 3 h weiterbesteht. Bei ge-
schickter Dosierung sind daher auch ambulante Operationen möglich (nur Valiumsupp. 12 h präoperativ). Unübertroffen ist bei
dieser Vorbereitung die Blutleere. Sie erleichtert bei mikro-
chirurgischen und kosmetisch-plastischen Eingriffen die Operation und verbessert das operative Endergebnis. Unsere Anästhesisten verabreichen neuerdings bei allen längeren Eingriffen
Sauerstoff durch einen Nasenschlauch in den Rachen. Ob das immer indiziert ist, bleibt zu diskutieren.

Im einzelnen sahen wir den erfreulichsten Verlauf bei 1.430 ge-
hörverbessernden Operationen (auch ohne Rohypnol hatten wir früher schon bei unseren Vorbereitungen in ca. 15 % Patienten, die
sich später an nichts mehr erinnern konnten): Die Amnesierate
betrug hier 99,5 %. Nur ganz vereinzelt waren Patienten (Alko-
holiker) unruhig, so daß zusätzlich ein Distraneurintropf ange-
hängt werden mußte.

Bei 823 Nasenoperationen lag unsere Amnesierate in den ersten
Monaten bei 96 %. Da wir endonasale Eingriffe (Septum, Siebbein,
Stirnhöhle, Kieferhöhle, Tränensack und kleinere kosmetische
Eingriffe und Probeexzisionen) meist ambulant ausführen, war
anfänglich die Vorsedierung nicht immer ausreichend. Seitdem
wir bei schmerzhaften Eingriffen (Osteomyelitis, Meißelungen
etc.) vorher etwas nachspritzen, haben wir in den letzten Monaten auch hier in 99 % eine Amnesie erreichen können. Wichtig
ist, die operative Tätigkeit sofort zu unterbrechen, wenn der
Patient über Schmerzen klagt. Ein kurz anhaltender Schmerz wird

nicht bewußt. Nach weiterer i.v. Gabe (0,2 mg) und Kontrolle
der Lokalanästhesie kann die Amnesie erhalten bleiben.

Insbesondere für plastische und kosmetische Eingriffe hat sich
Rohypnol bewährt (Rhinoplastiken, Lidkorrekturen, Narbenkorrek-
turen, Face lifting etc., ebenso bei der Parotischirurgie); die
Amnesierate betrug hier 100 %.

Da nach Rohypnol die Schluck- und Hustenreflexe erhalten bleiben, haben wir später auch bei 180 Tonsillektomien ohne Intubation Erfahrungen gesammelt. 70 % der Patienten öffnen nach
Aufforderung den Mund und lassen sich ohne Mundsperrer operie-
ren. Der Eingriff ist für den Operateur ein Genuß, da hierbei
im Vergleich zur ITN in Blutleere operiert werden kann. Allerdings muß vorher eine noch sorgfältigere Vorbereitung und Lokalanästhesie erfolgen, da die Patienten sonst unruhig werden
und die Operation nur in einer Art Ringkampf (5 %) beendet werden kann. Unsere Amnesierate lag bei den ersten 50 Operationen
ohne ausreichende Vorbereitung bei 85 %, danach bei 98 %. In
den letzten Monaten haben wir einen Anästhesisten und einen HNO-
Assistenten tonsillektomiert. Beide hatten vorher lange Zeit
verschiedene Anästhesieverfahren beobachtet oder selbst ausge-
führt. Beide haben sich nicht für die ITN, sondern für das
Rohypnol und Lokalanästhesie entschieden.

Ösophago- und Bronchoskopien und Probeexzisionen sind mit Rohypnol kurzzeitig gut durchführbar. Für größere Eingriffe (Laryng-
ektomien, Neck dissection, Kieferresektionen etc.) bevorzugen
wir weiterhin eine Intubationsnarkose.

Ein kurzzeitiger Atemstillstand wurde in drei Fällen bei Krebs-
patienten mit reduziertem Allgemeinzustand beobachtet. Ein Herz-
stillstand oder Exitus ist nicht aufgetreten. Vor Beendigung der
Operation geben wir seit fünf Jahren in jedem Fall Lorfan bzw.
Narcan, jetzt Naloxon (Winthrop).

Literatur

1. HEERMANN, J., CANDAS, H.: Prolongierte Amnesie nach "Rohypnol" i.v. vor der Lokalanästhesie bei Ansprechbarkeit während der Operation. Laryng. Rhinol. 56, 273 (1977).

Anwendung und Dosierung von Flunitrazepam in der Intensivmedizin

Von Th. Pasch und E. Rügheimer

Schwerpunkte des Einsatzes von Flunitrazepam (Ro 5-4200, Rohypnol) in der klinisch-anästhesiologischen Praxis waren bisher die Prämedikation und die Narkose in verschiedenen Modifikationen der Neurolept- und Ataranalgesie. Hier hat sich diese Substanz bei entsprechender Indikation gut bewährt. Da Flunitrazepam nicht nur zentraldämpfend und hypnotisch wirkt, sondern - wie alle Benzodiazepine - auch anxiolytische, muskelrelaxierende und antikonvulsive Eigenschaften hat, liegt es nahe, dieses breite Wirkungsspektrum für die Intensivmedizin auszunutzen. Dies gilt insbesondere für polytraumatisierte und dauerbeatmete Patienten, die in der Regel neben einer respiratorischen Insuffizienz eine latente oder ausgeprägte Schocksymptomatik mit labilen Kreislaufverhältnissen und ein gestörtes Stoffwechselgleichgewicht aufweisen. Diese Patienten bedürfen aus einer Vielzahl von Gründen fast ausnahmslos einer Sedierung mit zusätzlicher Analgesie (Tabelle 1).

Tabelle 1. Gründe für die Sedierung und Analgesie bei beatmeten Patienten

---

1. Patienten sind oft voll ansprechbar trotz schweren Schocks.
2. Psychomotorische Unruhe mit erhöhtem Sauerstoffbedarf.
3. Tubus und Trachealkanüle werden nicht toleriert.
4. Anpassung an das Beatmungsgerät ist nicht möglich.
5. Vermehrte Neigung zu Streßulzera ohne Sedierung.
6. Schmerzen und Irritationen infolge von
   - Frakturen und Wunden,
   - Nervenläsionen,
   - Drainagen und Sonden,
   - abdominellen Beschwerden,
   - therapeutischen Maßnahmen (Absaugen u.a.).

Prinzipiell kann die Sedation mit sehr vielen Substanzen vorgenommen werden, seien es Hypnotika, Neuroleptika oder Tranquilizer, und es ist unter klinischen Bedingungen äußerst schwierig, die Vor- und Nachteile der einzelnen Mittel wissenschaftlich exakt und quantitativ zu bestimmen. Immerhin sind an Sedativa, die für den Einsatz in der Intensivtherapie bestimmt sind, eine Reihe von Mindestanforderungen zu stellen, wie sie in Tabelle 2 zusammengestellt sind und nach denen ihre Eignung zu bewerten ist.

Tabelle 2. Forderungen an ein Sedativum in der Intensivtherapie

---

1. Genügende Sedierung mit vollständiger Amnesie.
2. Erhaltene Erweckbarkeit und Kooperation.
3. Ausreichend lange Wirkungsdauer.
4. Sichere Elimination auch bei Leber- und Nierenschäden.
5. Keine Toxizität auch bei wiederholter Gabe.
6. Keine Beeinträchtigung des
   - kardiopulmonalen Systems,
   - respiratorischen Systems,
   - Elektrolythaushaltes,
   - Säuren-Basen-Haushaltes.

Praktische Anwendung und Dosierung

Aufgrund seiner bekannten Wirkungen kommt Flunitrazepam diesen
Forderungen sehr entgegen, so daß wir es in orientierenden Versuchen auf unserer Intensivstation als Sedativum eingesetzt haben. Hierzu wurden langzeitbeatmete Patienten ausgewählt, die
hohe Dosen an Sedativa und Analgetika benötigten, um hinreichend
beatmet werden zu können. Es handelte sich um polytraumatisierte
Patienten mit schweren Hirnkontusionen, um Patienten mit zerebralen Schäden aus anderer Ursache (z. B. zerebrale Hypoxie
nach hämorrhagischem Schock) und um Tetanuspatienten.

Dabei gehen wir in folgender Weise vor. Als Initialdosis werden
je nach Alter, Gewicht und Gesamtzustand des Patienten 1 - 2 mg
Flunitrazepam langsam intravenös gespritzt; in den meisten Fällen werden 2 mg gegeben. Sofern ein zentraler Venenkatheter vorhanden ist, wird dieser als Zugangsweg benutzt, weil Flunitrazepam ähnlich wie Diazepam gelegentlich Reizungen kleiner peri-
pherer Venen hervorruft (5). Falls die Dosis ausreicht, tritt
die angestrebte sedierende Wirkung innerhalb von 5 min ein.
Nach diesem Zeitraum ist eine erste Kontrollmessung des Blutdruckes vorzunehmen. Ist er nicht unerwünscht stark abgefallen,
kann bei nicht ausreichendem Sedationseffekt die Initialdosis
erneut verabreicht werden. Auch dann ist nach 5 - 10 min eine
Blutdruckmessung notwendig. Repetitionsdosen in Höhe der ini-
tial applizierten Gesamtmenge werden in Anpassung an die jewei-
lige Situation gegeben. In den meisten Fällen betragen die Ein-
zeldosen bei diesem Vorgehen 2 mg, und die Intervalle zwischen
diesen belaufen sich auf 2 - 3 h, vorausgesetzt, daß zusätzlich
für eine ausreichende Analgesie gesorgt wird. Diese ist nach
unserer Erfahrung bei dauerbeatmeten Patienten immer erforderlich, da Flunitrazepam, von Ausnahmefällen abgesehen, wie andere Sedativa nicht ausreicht, um den Patienten die Respiratorbe-
atmung tolerieren zu lassen.

Müssen hohe Dosen in kurzen Intervallen verabreicht werden,
empfiehlt sich statt der Einzelinjektion die Dauerinfusion.
Die Lösung wird nach der Vorschrift von Tabelle 3 hergestellt
und mittels einer Perfusionspumpe kontinuierlich infundiert. In
den meisten Fällen reduziert sich die Gesamtdosis an Flunitrazepam deutlich, und der Sedationseffekt wird gleichmäßiger. Die

Tabelle 3. Flunitrazepam (Rohypnol) zur Dauerinfusion

---

1 Ampulle = 1 ml Rohypnol (ohne Diluens-Ampulle)
+ 9 ml physiologischer NaCl-Lösung
= 2 mg Rohypnol in 10 ml Lösung.

20 ml dieser Lösung in Perfusorspritze aufziehen.
Infusionsgeschwindigkeit: .... ml/h.
Lösung spätestens nach 8 h auswechseln!
Bei Trübungen schon eher!

---

benötigten Mengen liegen im Bereich von 0,5 - 1,0 mg/h. Diese
Art der Applikation kommt vorzugsweise bei Tetanuspatienten in
Frage und hat sich hierbei ausgezeichnet bewährt, wie anhand
des in Tabelle 4 wiedergegebenen kasuistischen Beispiels demonstriert sei.

Die 70jährige Patientin mit schwerem Tetanus mußte beatmet werden und erhielt zunächst 29 Tage lang Diazepam in Form einer
Dauerinfusion von 3 - 6 mg/h. Zur Unterdrückung der starken
Krampfaktivität mußten zusätzlich Diazepam (10 mg) und Pentobarbital (50 - 100 mg) als Einzelinjektionen gegeben werden.
Von einer einwöchigen Pause abgesehen, war außerdem eine Relaxierung mit Pancuronium nötig. Am 29. Behandlungstag wurde die
Diazepam- durch eine Flunitrazepaminfusion ersetzt. Die sedierende und vor allem die relaxierende Wirkung des Flunitrazepam
erwies sich als so gut, daß bereits nach 4 h die Dosis von 1 mg/h
auf 0,4 mg/h reduziert werden konnte, in der Folge konnte auf
supplementierende Einzelgaben von Diazepam verzichtet und die
Muskelrelaxation mittels Pancuronium beendet werden. Anstelle
von Pentobarbital wurde Gammahydroxybuttersäure in sechsstün-
digen Abständen als Hypnotikum verwendet und war nach weiteren
24 h entbehrlich. Innerhalb von einer Woche wurde die Flunitra-
zepamdosis schrittweise reduziert und dann ganz abgesetzt. Nach
weiteren drei Tagen konnte die Patientin mittels IMV (intermit-
tent mandatory ventilation) vom Respirator entwöhnt werden.

Wenn auch retrospektiv nicht auszuschließen ist, daß in diesem
Fall der Einsatz des Flunitrazepam gerade in die Abklingphase
der Erkrankung gefallen ist, so ist doch die ausgezeichnete relaxierende Wirksamkeit besonders hervorzuheben.

Wirkungen beim Einsatz in der Intensivmedizin

Flunitrazepam erweist sich bei Verwendung in der Intensivtherapie als gut geeignet, Patienten, die über lange Zeit beatmet
werden müssen, zu sedieren. Die hypnotisch-sedative Wirkung ist
an eine ausreichende Dosierung gebunden, welche oft in keinem
direkten Bezug zum Gewicht oder Alter des Patienten zu stehen
scheint; zur Klärung dieser Frage sind noch eingehende Untersuchungen erforderlich. Qualitativ ist der schlafinduzierende
Effekt dem des Diazepam gleichzusetzen. Schwierig ist eine vergleichende quantitative Beurteilung, und exakte Angaben über
äquipotente Dosen können nicht gemacht werden. Üblicherweise

Tabelle 4. Flunitrazepamanwendung bei einer 70jährigen Patientin mit Tetanus

Behandlungstag	Diazepam mg/h	Flunitrazepam mg/h	sonstige sedierende und relaxierende Medikation	Krampfaktivität
1. - 12.	3 - 6		Pentobarbital Diazepam (10 mg als Einzelinjektion) meistens Pancuronium	stark wechselnd
12. - 29.	6		Pentobarbital Diazepam Pancuronium	mehrfach täglich Krämpfe
29. - 30.		1,0 (4 h) 0,4	Pentobarbital Pancuronium	abnehmend
30. - 31.		0,4	Pentobarbital	keine
31. - 32.		0,24	Gammahydroxybuttersäure	keine
32. - 34.		0,2		keine
34. - 36.		0,1		keine
36.		0,05		keine
39.	Spontanatmung			
52.	Verlegung ins Heimatkrankenhaus			

wird vom Flunitrazepam nur ein Zehntel der Diazepamdosis zur
Narkoseeinleitung verwendet (3, 13). Hinsichtlich der amnestischen Wirkung soll das gleiche Wirkungsverhältnis bestehen (7).
Nach unseren Erfahrungen mit Flunitrazepam bei sehr unruhigen
Patienten, häufig mit schweren Schädel-Hirn- und Thoraxtraumen,
ist die sedierende Potenz von 2 mg Flunitrazepam der von 5 -
10 mg Diazepam gleichzusetzen, was eher den Eindrücken von GAUER
et al. (6) bei langzeitbeatmeten Intensivpatienten entspricht.
Sie haben feststellen können, daß die durch Flunitrazepam her-
vorgerufene Amnesie wesentlich länger bestehen bleibt als die
Sedation, welche zudem länger anhält als die durch Diazepam erzielte. Tierexperimentelle Untersuchungen über die potenzieren-
de Wirkung von Diazepam und Flunitrazepam auf die Stickoxydul-
narkose haben ebenfalls ein Wirkungsverhältnis von etwa 1:4 ergeben (14).

Wie aus der anhand von Tabelle 4 besprochenen Kasuistik zu ent-
nehmen ist, hat Flunitrazepam eine ausgeprägte relaxierende
Wirkung, welche relativ viel stärker als die des Diazepam ist.
Bei dieser Patientin hatten 0,4 mg/h Flunitrazepam ausgereicht,
die Tetanuskrampfaktivität vollständig zu unterdrücken, während
unter 6 mg/h Diazepam mehrmals täglich deutliche Krämpfe trotz
zusätzlicher Relaxation mit Pancuronium zu verzeichnen waren.
Bezogen auf die Gewichtseinheit kann deshalb die relaxierende
Wirksamkeit des Flunitrazepam mehr als zehnmal so hoch wie die
des Diazepam angesetzt werden.

Detaillierte Untersuchungen der hämodynamischen Eigenwirkungen
von Flunitrazepam haben gezeigt, daß arterieller Mitteldruck und
Pulmonalarteriendruck sinken und die Herzfrequenz kurzfristig ansteigt (6, 11, 12). Der hypotensive Effekt ist meist stärker als
nach der Gabe von Gammahydroxybuttersäure (9) und ungefähr gleich
groß oder etwas ausgeprägter als nach Droperidol (8) und Diazepam (1). Ursache ist eine periphere Widerstandsabnahme, die
nach unseren Untersuchungen durch eine Relaxation des glatten
Gefäßmuskels unter Flunitrazepameinfluß ausgelöst wird (Abb. 1).
In der Praxis der Intensivtherapie sind ernste kreislaufdepressive Wirkungen nach Flunitrazepam jedoch nicht zu befürchten,
wenn kein Volumenmangel oder Schockzustand vorliegt. Der arterielle Druck fällt nach der ersten und zweiten Dosis oft um
10 - 20 mm Hg ab; weitere Gaben erzeugen in der Regel nur noch
geringfügige Blutdruckverminderungen um höchstens 5 - 10 mm Hg,
während die Herzfrequenz als Folge der Sedierung oft sinkt. Eine Sonderstellung nehmen sehr unruhige und agitierte Patienten
mit schweren Hirnkontusionen ein, deren kardiovaskuläres System
einer heftigen sympatho-adrenalen Aktivierung ausgesetzt ist.
Diese äußert sich in hohen, häufig schwankenden Blutdruck- und
Pulsfrequenzwerten. In solchen Fällen bewirkt Flunitrazepam eine Stabilisierung dieser Kreislaufgrößen auf einem niedrigeren,
aber normalen Niveau und erweist hierdurch gerade bei diesen
Patienten eine gute sedierende Wirkung.

Da wir auf unserer Intensivstation grundsätzlich mit volumen-
konstanten Geräten beatmen, spielt eine durch das Flunitrazepam verursachte Atemdepression (2, 4, 6) keine Rolle und ist,
solange kontrolliert beatmet wird, sogar ein erwünschter Neben-

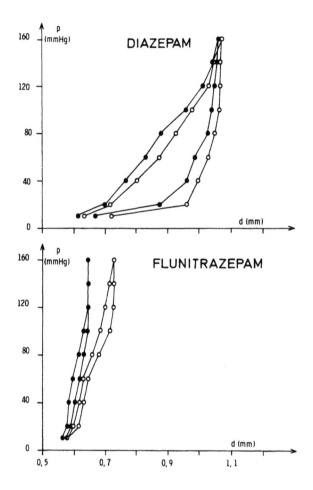

Abb. 1. In vitro bestimmte Druck-Durchmesser-Beziehungen von
noradrenalinkonstringierten Segmenten der muskelreichen Ratten-
schwanzarterie unter dem Einfluß von Diazepam (3,75 µg/ml) und
Flunitrazepam (O,375 µg/ml). Geschlossene Kreise: Kontrollwerte.
Offene Kreise: Werte nach Zusatz des jeweiligen Pharmakons.
Flunitrazepam ruft eine ausgeprägtere relative Durchmesserzu-
nahme hervor als Diazepam (Nach PASCH et al. (10))

effekt. Beim Übergang zu assistierter Beatmung oder gar zur
Spontanatmung - mit oder ohne Zuhilfenahme von IMV - muß dann
allerdings angestrebt werden, jede medikamentöse Beeinträchtigung der Spontanatmung zu vermeiden. Wir stellen dann aufgrund
der lang dauernden und schwer voraussagbaren Dauer der relaxierenden, sedierenden und amnestischen Wirkung des Flunitrazepam
24 - 48 h vor Beginn der Entwöhnung vom Respirator auf kürzer
wirkende Sedativa wie Diazepam oder Gammahydroxybuttersäure um,
welche sich auf unserer Intensivstation hervorragend bewährt
haben (9).

Tabelle 5. Sedativa und Analgetika für die Intensivtherapie

	Substanz	Handelsname	Dosis
Sedativa	Droperidol	Dehydrobenzperidol	2,5 – 7,5 mg
	Gammahydroxy-buttersäure	Somsanit	2 – 4 g
	Diazepam	Valium	5 – 10 mg
	Flunitrazepam	Rohypnol	2 – 4 mg
	seltener:		
	Pentobarbital	Nembutal	50 – 100 mg
	Phenobarbital	Luminal	100 – 200 mg
Analgetika	Morphin		5 – 10 mg
	Piritramid	Dipidolor	7,5 – 15 mg
	Pentazocin	Fortral	15 – 30 mg
	seltener:		
	Pethidin	Dolantin	50 – 100 mg
Droperidol + Fentanyl		Thalamonal	1 – 2 ml

Zusammenfassende Bewertung

Flunitrazepam (Rohypnol) hat gute zentraldämpfende und hypnotische sowie ausgezeichnete relaxierende Wirkungen von relativ
langer Dauer. Es stellt deshalb eine Bereicherung der Substanzen dar, die in der Intensivtherapie zur Sedierung und Analgesie zur Verfügung stehen (Tabelle 5). Kreislaufdepressive Effekte sind vorhanden, spielen wie die atemdepressiven Wirkungen bei den meisten Patienten aber keine klinisch bedeutsame
Rolle. Schwere Nebenwirkungen (Herzrhythmusstörungen, Stoffwechselveränderungen, Beeinflussung des Elektrolyt- oder Säuren-Basen-Haushaltes) sind bisher nicht beobachtet worden. Wegen seines guten und lang anhaltenden Sedationseffektes mit
ausgeprägter amnestischer Komponente ist der Einsatz von Flunitrazepam vor allem bei langfristig kontrolliert beatmeten
Patienten zu erwägen. Besonders indiziert ist die Anwendung
bei Tetanuspatienten, bei denen sich die gute relaxierende Wirksamkeit des Flunitrazepam klinisch bewährt hat.

Literatur

1. ABEL, R. M., REIS, R. L.: Intravenous diazepam for sedation
   following cardiac operations: clinical and hemodynamic as-
   sessments. Anesth. Analg. 50, 244 (1971).

2. BENKE, A., BALOGH, A., REICH-HILSCHER, B.: Der Einfluß von
   Flunitrazepam (Rohypnol[R]) auf die Atmung. Wien. klin. Wschr.
   87, 656 (1975).

3. CLARKE, R. S. J., LYONS, S. M.: Diazepam and flunitrazepam as induction agents for cardiac surgical operations. Acta anaesth. scand. 21, 282 (1977).

4. DIECKMANN, W., FRANK, W., SCHLOTTER, C.: Der Einfluß von "Rohypnol" auf die Atmung. In: Bisherige Erfahrungen mit "Rohypnol" (Flunitrazepam) in der Anästhesiologie und Intensivtherapie (eds. W. HÜGIN, G. HOSSLI, M. GEMPERLE), p. 64. Basel: Editiones Roche 1976.

5. DUNDEE, J. W., VARADARAJAN, C. R., GASTON, J. H., CLARKE, R. S. J.: Clinical studies of induction agents. XLIII: Flunitrazepam. Brit. J. Anaesth. 48, 551 (1976).

6. GAUER, E. F., DITTMANN, M., RÜEGGER, R., WOLFF, G.: Erfahrungen mit Flunitrazepam bei langzeitbeatmeten Patienten mit besonderer Berücksichtigung der hämodynamischen Auswirkungen. In: Bisherige Erfahrungen mit "Rohypnol" (Flunitrazepam) in der Anästhesiologie und Intensivtherapie (eds. W. HÜGIN, G. HOSSLI, M. GEMPERLE), p. 181. Basel: Editiones Roche 1976.

7. GEORGE, K. A., DUNDEE, J. W.: Relative amnestic actions of diazepam, flunitrazepam and lorazepam in man. Brit. J. clin. Pharmacol. 4, 45 (1977).

8. HEMPELMANN, G., HELMS, U., ZIAI, M., PIEPENBROCK, S.: Untersuchungen über die Beeinflussung von Herzkreislaufparametern durch Droperidol (Dehydrobenzperidol) bei Patienten mit vorgeschädigtem Myokard. Prakt. Anästh. 9, 232 (1974).

9. KÄMMERER, K., HAMER, P.: Elektrolyte und Säure-Basen-Haushalt bei Dauerbeatmungspatienten mit Somsanit. Vortrag Int. Symp. über Gamma-Hydroxybuttersäure u.a., 4. - 5.3.1977, Mainz.

10. PASCH, Th., BUGSCH, L. A., RENKL, F.: Wirkungen von Droperidol, Diazepam, Flunitrazepam, Fentanyl und anderen Analgetika auf den glatten Gefäßmuskel. Vortrag Zentraleuropäischer Anästhesie-Kongress 1977, 13. - 16.9.1977, Genf.

11. RIFAT, K., BOLOMEY, M.: Les effets cardio-vasculaires du "Rohypnol" utilisé comme agent d'induction anesthésique. In: Bisherige Erfahrungen mit "Rohypnol" (Flunitrazepam) in der Anästhesiologie und Intensivtherapie (eds. W. HÜGIN, G. HOSSLI, M. GEMPERLE), p. 84. Basel: Editiones Roche 1976.

12. SEITZ, W., HEMPELMANN, G., PIEPENBROCK, S.: Zur kardiovaskulären Wirkung von Flunitrazepam (Rohypnol[R], RO 5-4200). Anaesthesist 26, 249 (1977).

13. STOVNER, J., ENDRESEN, R., ÖSTERUD, A.: Intravenous anaesthesia with a new benzodiazepine Ro 5-4200. Acta anaesth. scand. 17, 163 (1973).

14. STUMPF, Ch., GOGOLAK, G., HUCK, S., ANDICS, A.: Wirkung zentral dämpfender Pharmaka auf die Stickoxydul-Narkose. Anaesthesist 24, 264 (1975).

Zusammenfassung der Diskussion

Teil I: Pharmakologie, Pharmakokinetik, Metabolismus

FRAGE:
Wodurch unterscheidet sich Flunitrazepam im wesentlichen von anderen bisher vorhandenen Präparaten der Benzodiazepinreihe sowohl aus pharmakologischer als auch aus klinischer Sicht?

ANTWORT:
Aus pharmakologischer Sicht unterscheidet es sich von den bisher vorhandenen Präparaten der Benzodiazepinreihe durch seine Dosis-Wirkungs-Relation bezogen auf die vier Parameter, die muskelrelaxierende Wirkung, die antikonvulsive Wirkung, die sedierende Wirkung und die anxiolytische Wirkung. Klinisch gesehen unterscheidet sich das Flunitrazepam von den klassischen Tranquillanzien vom Typ des Diazepam (Valium) dadurch, daß in dem therapeutischen Bereich die Sedation die anderen Komponenten so stark überlagert, daß deren Wirkqualitäten therapeutisch gar nicht genutzt werden können.

Untersuchungen von DOENICKE (siehe auch Beitrag DÖLP) ergaben, daß bei einem Vergleich von Flunitrazepam mit Diazepam (1 mg zu 10 mg) die Einschlafzeit nach Flunitrazepam schneller war. Die Erklärung hierfür liegt wahrscheinlich in der Tatsache begründet, daß Flunitrazepam lipophiler ist als andere Benzodiazepine.

FRAGE:
Ist Flunitrazepam mit anderen Präparaten aus der Benzodiazepinreihe in den oben genannten vier Wirkungsbereichen therapeutisch austauschbar?

ANTWORT:
Ist man sich über das Ziel der Therapie im klaren, kann diese Frage mit Ja beantwortet werden. Es ist z. B. ohne weiteres möglich, mit Flunitrazepam einen Status epilepticus zu durchbrechen; es wäre austauschbar mit Clonazepam (Rivotril) oder Diazepam. Klinisch gesehen zeigt sich jedoch, daß eine reine anxiolytische Wirkung nur vorübergehend zu erreichen ist, da relativ rasch die sedierende und schlafinduzierende Wirkung eintritt. Andererseits überdauert die anxiolytische die sedierende Wirkung, so daß diese Komponente damit dennoch zum Tragen kommt. Darauf beruht wahrscheinlich der klinische Eindruck, daß die Patienten nach Flunitrazepam sehr distanziert wirken.

Wird Flunitrazepam als Prämedikationsmittel verwendet, steht die anxiolytische Wirkung zunächst ganz im Vordergrund, sie ist jedoch kombiniert mit einer nicht vollen Ansprechbarkeit des Patienten. Daraus kann gefolgert werden, daß Flunitrazepam sehr gut geeignet ist für die Prämedikation eines Patienten, nicht jedoch als anxiolytisch wirkendes Medikament z. B. für ambulante Patienten.

FRAGE:
Wie groß ist die therapeutische Breite von Flunitrazepam zu veranschlagen?

ANTWORT:
Die akute Toxizität liegt bei Flunitrazepam für die Ratte 24 h nach der ersten Dosis, bezogen auf die DL_{50} in mg pro kg Körpergewicht per os bei 6.860 $\pm$ 1.475 mg. Sie liegt z. B. für andere Benzodiazepine in Größenordnungen von 1.000 mg/kg. Daraus ist zu ersehen, daß die therapeutische Breite, d. h. der Bereich, zwischen dem die gewünschte therapeutische Wirkung auftritt, und der Menge, bei der es zu unerwünschten Nebenwirkungen kommt, sehr groß ist. Bei Überschreiten der toxischen Grenze kommt es zu einer Depression vitaler Funktionen, vor allem des Atemzentrums.

Vergleicht man die Dosis-Wirkungs-Kurve beim Menschen in Hinblick auf die schlafinduzierende und -erhaltende Wirkung, so stellt man fest, daß mit steigender Dosis keine Wirkungssteigerung zu erzielen ist, sondern nur noch eine Verlängerung der Wirkung beobachtet wird. Es muß die Frage offen bleiben, ob mit steigender Dosierung der Schlaf in eine Narkose übergeht.

FRAGE:
Wie erklärt man sich diesen "ceiling-Effekt" und die Veränderung der Richtung in der Dosis-Wirkungs-Kurve?

ANTWORT:
Der ceiling-Effekt dürfte mit dem Wirkungsmechanismus dieser Substanzklassen zu tun haben. Es werden die GABA-induzierten Hemmeffekte präsynaptischer Neurone verstärkt. Diese können natürlich nur maximal verstärkt werden. Wird das Maximum erreicht, ist eine weitere Verstärkung der Wirkung nicht zu erwarten. Ähnliches kennt man von den Barbituraten bei niedriger Dosierung. Bei Steigerung der Dosis findet sich dann jedoch eine Hemmung exzitatorischer Funktionen. Man weiß inzwischen, daß durch die Wechselwirkung der Barbiturate mit der Membran eine Volumenzunahme stattfindet, die durch die Konfigurationsänderung bedingt ist und dadurch natürlich die Erregungsprozesse, die Ionenverschiebung, die bei der Erregung stattfinden müssen, unmöglich gemacht werden. Diese Wirkung der Barbiturate ist natürlich nicht nur auf das Zentralnervensystem beschränkt, sondern findet auch in der Peripherie statt. Die Barbiturate können ebenfalls die Erregungsfunktion des Herzens und die Kontraktilität erheblich beeinträchtigen. Diese Hemmung erregender Strukturen sind für das Flunitrazepam bisher nicht beschrieben.

FRAGE:
Gibt es Untersuchungen oder Hinweise dafür, daß es neben der
Atemdepression zu einer Schädigung anderer Organfunktionen bei
hohen Dosen Flunitrazepam kommen kann?

ANTWORT:
Sowohl in den Untersuchungen über die chronische Toxizität als
auch in der Beurteilung der akuten Toxizität finden sich keine
Beobachtungen über irgendwelche Organschädigungen, die auf die
Applikation von Flunitrazepam zurückzuführen sind.

FRAGE:
Gibt es Untersuchungen über die Teratogenität der Substanz?

ANTWORT:
Es wurden sowohl der rat litter-Test als auch andere reproduk-
tionsphysiologische Untersuchungen durchgeführt. Im Tierexperiment ergab sich kein Anhalt für Veränderungen der Reproduktions-
physiologie und auch der Teratogenese; für den Menschen liegen
diese Erfahrungen bisher jedoch nicht vor.

In der sogenannten DEGENHARDT-Studie, durchgeführt von der Deut-
schen Forschungsgemeinschaft unter der Leitung von DEGENHARDT,
Frankfurt, zeigte sich für die untersuchten Präparate aus der
Benzodiazepinreihe kein Hinweis auf eine teratogene Wirkung. Bezogen auf Flunitrazepam ist also lediglich ein Analogschluß möglich. Dennoch ist, wie bei allen Substanzen, Zurückhaltung bei
der Anwendung in der Frühschwangerschaft angezeigt, um so mehr,
als Alternativpräparate bekannt sind, über die mehr Erfahrungen
vorliegen.

FRAGE:
Für Diazepam wurden im Fetalkreislauf höhere Konzentrationen be-
stimmt als im mütterlichen Blut. Ist diese Beobachtung auch bei
Flunitrazepam gemacht worden?

ANTWORT:
Da im Zeitpunkt der Probenahme im mütterlichen Blut wahrscheinlich noch eine arteriovenöse Differenz für die Diazepamkonzen-
tration bestand, ist die obige Aussage nicht ganz richtig. Allerdings stimmt, daß die plazentare Schranke sehr leicht überschritten wird. Deshalb findet man im fetalen Kreislauf gleiche
Konzentrationen wie im mütterlichen Blut (2, 4, 7).

Diese Aussage gilt, solange der Fet in Verbindung mit dem mütterlichen Kreislauf steht. Es kann durchaus sein, daß nach der
Abnabelung die Wirkung des Flunitrazepam beim Feten aufgrund
eines langsameren Abbaues der Substanz länger anhält. In dieser Richtung ist auch die Empfehlung verschiedener Autoren zu
sehen, Flunitrazepam während einer Sectio nicht vor der Abnabelung des Kindes zu geben.

FRAGE:
Besonders bei Kindern und bei älteren Leuten wurde die Beobachtung gemacht, daß nach Flunitrazepam eine paradoxe Wirkung auftritt, die Patienten sind erregt, dabei gleichzeitig jedoch mus-
kelrelaxiert. Was spielt sich hierbei spezifisch an der GABA-
ergen Transmitterfunktion der Hemmechanismen ab?

ANTWORT:
Die Frage ist in dieser Form nicht zu beantworten. Es ist jedoch bekannt, daß die Benzodiazepine paradoxe Effekte zeigen
(1, 3, 5, 6), bevorzugt bei Kindern oder geriatrischen Patienten. Es ist bekannt, daß bei Vorliegen einer Hirnschädigung bei
Kindern diese Umkehreffekte auffallend gehäuft auftreten. VON-
TIN hat den paradoxen Effekt bei geriatrischen Patienten im Rahmen der Sedierung und Narkoseeinleitung nicht beobachten können.

FRAGE:
Welche Dosierungsangabe ist besser: nach Wirkung oder in mg/kg
KG?

ANTWORT:
Grundsätzlich sollen alle rasch wirkenden Medikamente nach Wirkung dosiert werden. Darüber hinaus richtet sich die Dosierung
nach dem Auftreten bestimmter Symptome, z. B. einem Nystagmus
oder dem Erlöschen des Lidreflexes. Unabhängig davon hat es sich
jedoch bewährt, Erfahrungsrichtwerte anzugeben, innerhalb deren
Erreichen nach Wirkung dosiert werden soll. Ein Überschreiten
dieser Menge sollte zu erhöhter Aufmerksamkeit zwingen. Auf die
Angabe der Dosierung in mg/kg KG sollte auch deshalb nicht verzichtet werden, da Nebenwirkungen, z. B. auf das Herz, von der
aktuellen Konzentration des Medikaments am Organ abhängen. Die
mittlere empfohlene Dosis liegt zwischen 0,015 und 0,02 mg/kg KG.

FRAGE:
Gibt es eine Möglichkeit, die Wirkung von Flunitrazepam zu antagonisieren?

ANTWORT:
Pharmakologisch begründbar gibt es bisher keine Möglichkeit, die
Wirkung dieser Substanz zu antagonisieren. Aus der klinischen
Praxis ist jedoch bekannt geworden, daß mit Physostigmin eine
gewisse Antagonisierbarkeit besteht. Noch nicht klar zu beantworten ist die Frage, ob die Wirkung durch Opiatantagonisten beeinflußt werden kann. Es hat den Anschein, als ob Naloxon anta-
gonisierende Wirkungen habe. Ebenso auf klinischem Eindruck beruht die Feststellung, daß Neostigmin nach Flunitrazepam eine
gewisse Weckwirkung hat, obwohl Neostigmin die Liquorschranke
nicht passieren kann. Die Tübinger Gruppe unter VONTIN arbeitet
an dieser Fragestellung.

FRAGE:
Hat das Flunitrazepam eine diuresesteigernde Wirkung?

ANTWORT:
Zur Beantwortung dieser Frage wurde in Ulm bei 12 Patientinnen
der Gynäkologie, die sich einer abdominalen oder vaginalen Hy-
sterektomie unterzogen hatten, postoperativ die Urinproduktion
gemessen (KNOCHE). Alle Patientinnen waren nierengesund.

Ab Operationstag abends um 19.00 Uhr bis zum zweiten postoperativen Tag abends 19.00 Uhr wurden die stündlichen Urinmengen gemessen mit 12stündiger Zwischenbilanz. Das Infusionsregime war
mit 20 ml/kg KG einer 2/3-Elektrolytlösung pro 12 h standardi-
siert. Am ersten postoperativen Tag um 19.00 Uhr wurden der ersten Gruppe 0,5 mg Flunitrazepam und der zweiten Gruppe 1 mg
Flunitrazepam i.v. injiziert. Es wurden keinerlei Unverträglich-
keiten oder Nebenwirkungen bemerkt.

Weder bei den stündlichen noch bei den 12-Stunden-Urinmengen
konnten statistisch (t-Test für Paardifferenz) Unterschiede vor
und nach Injektion von Flunitrazepam festgestellt werden (Tabelle 1 und 2). Auch im zusätzlich durchgeführten t-Test für Mit-
telwertvergleiche bei den 12-Stunden-Urinmengen konnten statistisch signifikante Unterschiede nicht errechnet werden.

Tabelle 1. 12-Stunden-Urinmenge in ml bei intravenöser Injektion von 0,5 mg Flunitrazepam

Kontrollwerte	0,5 mg Flunitrazepam
1. Urinportion	3. Urinportion
$\overline{x}$ 1.711	$\overline{x}$ 1.349
s_x 397	s_x 207
n 5	n 5
2. Urinportion	4. Urinportion
$\overline{x}$ 1.888	$\overline{x}$ 1.511
s_x 271	s_x 316
n 5	n 5

1. Urinportion (Operationstag 19.00 Uhr - 1. postop. Tag 7.00 Uhr)
2. Urinportion (1. postop. Tag 7.00 Uhr - 19.00 Uhr)
3. Urinportion (1. postop. Tag 19.00 Uhr - 2. postop. Tag 7.00 Uhr)
4. Urinportion (2. postop. Tag 7.00 Uhr - 19.00 Uhr)

Auch die alle 12 h im Blut bestimmten Parameter Hämatokrit, Blutzucker, Harnstoff, Natrium, Kalium und Osmolalität zeigten ebenfalls vor und nach Flunitrazepam keine signifikanten Unterschiede.

Aus diesen Untersuchungen möchten wir den Schluß ziehen, daß weder 0,5 mg noch 1,0 mg Flunitrazepam i.v. injiziert eine klinisch
meßbare Diurese bewirken.

Tabelle 2. 12-Stunden-Urinmenge in ml bei intravenöser Injektion von 1,0 mg Flunitrazepam

Kontrollwerte		1 mg Flunitrazepam	
1. Urinportion		**3. Urinportion**	
$\bar{x}$	1.302	$\bar{x}$	1.308
s_x	381	s_x	424
n	7	n	7
2. Urinportion		**4. Urinportion**	
$\bar{x}$	1.572	$\bar{x}$	1.670
s_x	531	s_x	440
n	7	n	7

FRAGE:
Wie hoch ist der Anteil von Flunitrazepam, der unverändert mit dem Urin ausgeschieden wird?

ANTWORT:
Der Anteil liegt bei weniger als 2 %.

FRAGE:
Es ist bekannt, daß die Substanz Flunitrazepam zu 98 % im Organismus metabolisiert wird. Wie ist die pharmakologische Aktivität der Metaboliten, wie lange wirken sie? Muß z. B. bei niereninsuffizienten Patienten mit einer verlängerten Wirkung gerechnet werden? Liegen Erfahrungen vor über die Konzentrationen der Metaboliten bei Lebererkrankungen?

ANTWORT:
Bei Niereninsuffizienten kumulieren die Metaboliten etwas mehr als bei Nierengesunden. Untersuchungen bei ca. 30 Patienten mit Anurie (HEIERLI, Ch., HAEFELFINGER, P.: Plasmaspiegel von Rohypnol (Flunitrazepam) und seiner Hauptmetaboliten nach mehrmaliger oraler Verabreichung von 2 mg bei Patienten mit terminaler Niereninsuffizienz. Zur Publikation vorgesehen. HEIERLI, Ch., HAEFELFINGER, P.: Persönliche Mitteilung) zeigten, daß der 7-Aminometabolit im Verlaufe der Therapie deutlich in der Konzentration angestiegen war. Dennoch ist es nicht zu einer Wirkungsintensivierung des Medikaments gekommen.

Dies ist ein Hinweis darauf, daß der 7-Aminometabolit verglichen mit der unveränderten Wirksubstanz beim Menschen relativ wenig wirksam ist.

In Hinblick auf die Wirkung des Medikaments bei Leberinsuffizienz liegen noch keine detaillierten Ergebnisse vor. Aufgrund von pharmakokinetischen Überlegungen wird jedoch vorausgesagt, daß eine mäßige Einschränkung der Leberfunktion nicht zu einer

Wirkungsverlängerung von Flunitrazepam führen wird: Für die
Elimination von Flunitrazepam ist der langsame Rückfluß (K_{32})
des Medikaments aus dem großen dritten Kompartiment geschwin-
digkeitsbestimmend und nicht die Eliminationskonstante KE, die
ja im Fall von Flunitrazepam praktisch mit der Metabolisierungs-
konstante identisch ist. Die Leber besitzt, mit anderen Worten,
eine bedeutende Leistungsreserve. Eine nur mäßige Einschränkung
der Leberfunktion wird deshalb die Ausscheidung von Flunitrazepam kaum verlängern.

Ein bedeutender Vorteil der Substanz ist ohne Zweifel, daß sie
auf drei verschiedenen Wegen metabolisiert wird. Ist einer der
Wege blockiert oder eingeschränkt, so ist zu erwarten, daß die
beiden anderen Wege alternativ benützt werden können. Im weiteren Abbau der Substanz treten schließlich Metaboliten auf, die
nierengängig sind, d. h. 90 % der Substanz werden in irgendei-
nem Stadium der Metabolisierung über die Niere ausgeschieden.
Bisher haben sich aber noch keine Anzeichen dafür ergeben, daß
irgendeiner der Metaboliten toxisch ist.

FRAGE:
Die Eliminationshalbwertszeit von Flunitrazepam beträgt ca. 19 h.
Mit welcher Wirkungsdauer der Metaboliten (Desmethylderivat, 7-
Aminoderivat) ist zu rechnen? Sind Interaktionen anderer Phar-
maka mit diesen Metaboliten zu erwarten? Kann die Elimination
dieser Metaboliten beeinflußt werden?

ANTWORT:
Es erscheint noch zu früh, definitive Antworten auf diese Fragen zu geben. Es wurden aber unter verschiedenen Umständen (z.
B. bei Anurikern) stark erhöhte Metabolitenkonzentrationen beobachtet, ohne daß es dabei zu einer klinisch beobachtbaren Wirkungsverstärkung oder Wirkungsverlängerung gekommen wäre. Beim
Menschen scheinen also die Metaboliten wenig an der Wirkung beteiligt.

Aufgrund der Metabolismusarbeit von WENDT wird häufig für den
7-Aminometaboliten eine Eliminationshalbwertszeit von 20 h, für
Desmethylmetaboliten eine Halbwertszeit von 30 h angegeben. Mit
Sicherheit sind die Eliminationshalbwertszeiten der beiden Hauptmetaboliten kürzer, da die entsprechenden Messungen - und darauf
hat WENDT seinerzeit deutlich hingewiesen - zu einer Zeit erfolgen mußten, da die Metaboliten nicht nur eliminiert, sondern
gleichzeitig immer noch aus der unveränderten Wirksubstanz gebildet wurden. Aufgrund von theoretischen Überlegungen vermuten
wir, daß die Hauptmetaboliten bei Gesunden Eliminationshalbwertszeiten haben, die höchstens gleich wie diejenige der unveränderten Wirksubstanz sind. Wir wären aber nicht erstaunt, wenn sie
für 7-Aminometaboliten etwa 10 h betragen würde.

Eine Voraussage über die Indifferenz der Metaboliten mit anderen Medikamenten ist endgültig bisher nicht möglich. Bis heute
haben sich jedoch keine Anhaltspunkte für Interferenzen ergeben.

FRAGE:
Sind die kumulierenden 7-Aminometaboliten dialysierbar?

ANTWORT:
Im Prinzip ja, da jedoch der Verteilungsraum zu groß ist, würde
der Zeitraum zur Entfernung dieser Substanz durch die Dialyse
zu groß sein.

FRAGE:
Gibt es Untersuchungen über die Metabolisierung des Flunitrazepam bei Kindern?

ANTWORT:
Bisher liegen Befunde über die Metabolisierungswege bei Kindern
noch nicht vor.

FRAGE:
Gibt es Erklärungen für die Beobachtung, daß bei wenigen Patienten eine überlange Wirkung nachweisbar wurde? Die Patienten gaben an, zwar nicht geschlafen zu haben, gleichzeitig konnten sie
jedoch "nicht wach" werden.

ANTWORT:
Diese Beobachtung ist pharmakologisch und pharmakokinetisch nicht
zu erklären. Lediglich zu diskutieren ist, ob es aus dem tiefen
Kompartiment (Körperfett, Muskelmasse?) zu einer zeitlich verschieden schnellen Mobilisierung der primär in diesen Raum aufgenommenen Wirksubstanz kommt. Dies könnte abhängig sein von dem
Ausmaß der körperlichen Aktivität, ebenso ist jedoch auch der
Einfluß anderer Medikamente im Sinne einer Potenzierung zu diskutieren. Da es sich um Einzelbeispiele handelt, ist eine Abklärung der Ursache nur sehr schwer möglich.

FRAGE:
Führt das Flunitrazepam zu einer Enzyminduktion, wie es z. B.
für die Barbiturate bekannt ist?

ANTWORT:
Die Enzyminduktion beeinflußt den definitiven Ausscheidungspro-
zeß der Substanz. Bisher sind keine Arbeiten bekannt, die beim
Menschen eine Enzyminduktion durch Flunitrazepam nachweisen. Um-
gekehrt gibt es Studien, die gezeigt haben, daß bei einem z. B.
mit Barbituraten induzierten System ein schnellerer Abbau von
Diazepam zu beobachten ist, wahrscheinlich gilt dies auch für
Flunitrazepam (OHNHAUS et al. (in press)).

KURKA berichtet, daß von den sieben Patienten, bei denen eine
Wirkung des Flunitrazepam nicht eingetreten war, drei mit Ami-
triptylin (Tryptizol) wegen Depressionen vorbehandelt worden
sind.

FRAGE:
Bis zu welcher Zeit muß man bei späterer Gabe von anderen Medikamenten - insbesondere Sedativa und Analgetika - mit kumulativen Effekten bezüglich Schlafinduktion, Atemdepression oder Kreislaufwirkungen rechnen?

ANTWORT:
Es ist bekannt, daß 24 h nach der Medikamentenapplikation nur noch 6 % des ursprünglichen Plasmaspiegels der Substanz nachweisbar sind. Es ist daher nicht damit zu rechnen, daß es nach dieser Zeit zu irgendwelchen Interaktionen mit anderen Medikamenten kommen wird. Im übrigen hängt es natürlich ganz entscheidend davon ab, welches Medikament mit Flunitrazepam kombiniert wird, um eine Aussage über die genannten Effekte zu ermöglichen.

Untersuchungen von VONTIN und Mitarbeitern ergaben, daß CO_2-Antwortkurven nach Flunitrazepam und Pentazocinmedikation (Fortral) (30 min später) im Vergleich zu alleiniger Flunitrazepamgabe völlig unverändert blieben. Die intravenöse Prämedikation mit Flunitrazepam führte zu einem vorübergehenden Abfall des PO_2, der nach 60 min nicht mehr nachweisbar war, während er nach Prämedikation mit Thalamonal über den genannten Zeitraum anhielt (Abb. 1 und 2).

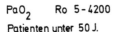

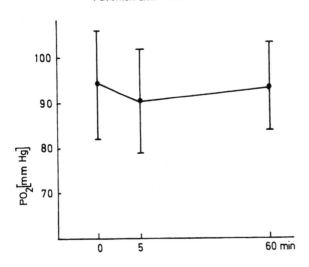

Abb. 1. PO_2-Werte nach Flunitrazepam bei 31 Patienten ohne Prämedikation. Die PO_2-Verminderung beträgt im Mittel 4 Torr. Nach 60 min ist der Ausgangswert wieder erreicht. Die PCO_2-Werte bewegen sich zwischen 37 und 39 Torr

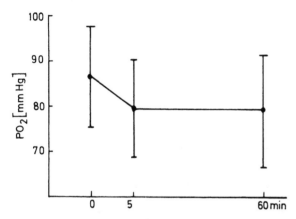

PaO₂ Ro 5 - 4200

Patienten unter 50 J.
nach Prämedikation

Abb. 2. PO$_2$-Veränderungen nach intravenöser Flunitrazepamgabe
(O,7 - 1,5 mg) bei 2O Patienten mit vorheriger Thalamonalpräme-
dikation (1,5 ml). Im Gegensatz zur nichtprämedizierten Gruppe
(Abb. 1) ist der PO$_2$-Abfall etwas ausgeprägter und nach 60 min
wird der Ausgangswert nicht erreicht. Die Ergebnisse der Abb. 1
und 2 zeigen, daß eine Prämedikation mit einem atemdepressorischen Pharmakon zu ungünstigeren Resultaten führt als die alleinige Anwendung von Flunitrazepam

FRAGE:
Wie wirkt sich die Einleitung einer Narkose mit Flunitrazepam
auf die postoperative Gabe von Analgetika aus? Leitet man z. B.
eine Narkose mit 2 mg Flunitrazepam ein und gibt man mehrere
Stunden postoperativ aus begründeter Indikation ein Analgetikum, ist dann noch mit einer Wirkung des Flunitrazepam im Sinne
einer verstärkten Atemdepression zu rechnen?

ANTWORT:
Von der Wirkungsweise der Substanz her ist zu erwarten, daß eine Wirkungsverstärkung über einen Zeitraum von 8 - 12 h eintreten kann. Ohne Frage wird sich daher auch die postoperative An-
algetikagabe daran orientieren müssen, ob präoperativ Flunitrazepam verabreicht wurde. Die Wirkungsverstärkung bezieht sich
hierbei nicht nur auf die atemdepressorische Wirkung, sondern
ebenfalls auf die analgetische Komponente.

FRAGE:
Sind wesentliche Wechselwirkungen bei Kombination von Flunitra-
zepam mit anderen Pharmaka zu erwarten? Gibt es Medikamente und
Infusionen, mit denen Flunitrazepam inkompatibel ist? Gibt es
Empfehlungen, welche Medikamente bzw. Infusionslösungen nicht
mit Flunitrazepam kombiniert werden sollten?

ANTWORT:
Es erscheint ausgeschlossen, alle Infusionslösungen auf Kompatibilität mit Flunitrazepam zu untersuchen. Keine Schwierigkeiten ergeben sich bei der Kombination mit isotoner Kochsalzlösung und 5%iger Glukoselösung. In bezug auf andere Medikamente scheint Flunitrazepam nicht von dem üblichen Verhalten der Benzodiazepine abzuweichen. Eine Kombination mit Atropin zur intramuskulären Injektion empfiehlt sich nicht (KAPP).

FRAGE:
Wie stabil ist die Substanz und welche Lösungsmittel werden verwendet?

ANTWORT:
Der Lösungsvermittler von Flunitrazepam setzt sich zusammen aus 20 % Äthylalkohol, 3 % Benzylalkohol, der Rest ist Propylenglykol. Um die Gewebefreundlichkeit des Flunitrazepam zu verbessern, wird es mit einem Diluens verdünnt. Die Diluensampulle enthält 1 ml Wasser für Injektionszwecke. Benzodiazepine sind prinzipiell schwer wasserlöslich. Bei der Verdünnung mit einem wäßrigen Diluens entsteht eine übersättigte Lösung. Flunitrazepam wird deshalb mit der Zeit aus dieser Lösung unter Bildung von feinsten Kristallen auskristallisieren. Physikalisch ist die Flunitrazepamampulle nach Zugabe des Diluens also nicht über längere Zeit stabil. Die chemische Stabilität, d. h. die Stabilität der Wirksubstanz an sich, ist dagegen sehr gut.

FRAGE:
Wie lange kann man eine Flunitrazepamampulle nach der Verdünnung noch verwenden?

ANTWORT:
Gibt man die Diluensampulle zu der Wirkstoffampulle, können bereits nach 20 min mikroskopisch Mikrokristalle nachgewiesen werden. Selbstverständlich werden die Kristalle wieder relativ rasch in Lösung gehen, das hängt von der Größe der Mikrokristalle ab. Bleibt die verdünnte Lösung längere Zeit liegen, sind die Kristalle so stark gewachsen, daß das Verhältnis zwischen Oberfläche und Volumen relativ ungünstig geworden ist, es dauert dann eine bestimmte Zeit, bis die Kristalle wieder in Lösung gegangen sind. Dies erklärt wahrscheinlich hinreichend, warum der Wirkungseintritt bei Lösungen, die längere Zeit verdünnt aufbewahrt wurden, verzögert sein kann. Man kann auch sagen, daß damit unwillentlich eine Retardform entstanden ist. Allgemein muß empfohlen werden, daß die verdünnte Lösung innerhalb von wenigen Stunden verbraucht wird. Es muß noch einmal betont werden, daß die Substanz chemisch stabil ist, daß also keine Abbauprodukte bei der Lagerung entstehen.

Eine 5%ige Glukoselösung eignet sich als Mittel bei höhergradiger Verdünnung für intravenöse Injektionen und Infusionen besser als eine physiologische Kochsalzlösung. Für die Klinik am

günstigsten scheint die Zusammensetzung von 1 ml der Wirkstoffampulle und 9 ml einer 5%igen Glukoselösung zu sein. Wird eine
Ampulle Wirksubstanz auf 250 ml Kochsalzlösung oder 5%ige Glukoselösung verdünnt, so kann mit einer Stabilität von 8 h gerechnet werden.

FRAGE:
Wie ist die Gefäßverträglichkeit von Flunitrazepam?

ANTWORT:
Es ist bekannt, daß die heute verwendeten Lösungsvermittler nicht
optimal venenverträglich sind. Selbstverständlich gilt für das
Flunitrazepam auch, daß eine intraarterielle Injektion wegen der
Nekrosegefahr strikt vermieden werden muß. Es ist bekannt, daß
das Propylenglykol für die Gefäßwand nicht gut verträglich ist;
bis heute ist es jedoch aus Gründen der Galenik nicht möglich,
auf diese Substanz zu verzichten. Das zugegebene Diluens vermindert die bei unverdünnter Injektion hohe Gefäßwandreizung nur
bis zu einem gewissen Grade, daher stammt die Empfehlung, höhere Injektionsvolumina zu verwenden (z. B. 1 ml Flunitrazepam und
9 ml Glukose- oder Kochsalzlösung). Die intramuskuläre Injektion
wird auch unverdünnt gut vertragen.

Insgesamt wurden die Probleme der schweren Löslichkeit der Substanz, die Möglichkeit des Ausfallens und der nicht optimalen
Venenverträglichkeit von den Teilnehmern als schwerwiegend angesehen, die dem sonst sehr interessanten Wirkungsspektrum der
Substanz einen gewissen Abbruch tun. Dennoch scheint Flunitrazepam jedoch venenverträglicher zu sein als Diazepam. Erklärlich
ist dies durch die Tatsache, daß im Flunitrazepam wesentlich
weniger Lösungsvermittler enthalten ist als im Diazepam.

FRAGE:
Wie hoch muß man die allergische Potenz von Flunitrazepam veranschlagen?

ANTWORT:
Die Untersuchungen von DOENICKE ergaben nur einen geringen Hi-
staminanstieg nach Flunitrazepam. Klinisch sind bisher keine
schweren allergischen Reaktionen nach Applikation von Flunitrazepam bekannt geworden. Bei etwa 6.000 Anwendungen von Flunitrazepam in Tübingen sind keine allergischen Reaktionen beobachtet
worden.

FRAGE:
Sind besondere Hinweise bzw. Vorsichtsmaßregeln bei Kombination
mit zentral wirkenden Medikamenten zu beachten (z. B. Antihyper-
tensiva oder Antipsychotika)?

ANTWORT:
Bisher sind keine Besonderheiten bekannt geworden.

FRAGE:
Welche kardiozirkulatorischen Auswirkungen hat die Gabe von
Flunitrazepam?

ANTWORT:
Die von TARNOW und BRÜCKNER vorgetragenen Veränderungen wurden
im allgemeinen als sehr diskret bezeichnet. Der Lösungsvermittler wurde nicht gesondert überprüft. Es scheint so, als ob die
Substanz selbst negative Auswirkungen auf die Herz-Kreislauf-
Funktion hätte. Eine gewisse negativ inotrope Wirkung wurde aus
dem linksventrikulären dp/dt abgeleitet. KLAUS glaubt nicht, daß
dies stimmt, da sowohl preload als auch afterload und die Herzfrequenz sich geändert haben, so daß dieser Parameter nur sehr
schwer zu interpretieren sein wird. Die Folgerung von TARNOW,
auf eine gewisse negativ inotrope Wirkung schließen zu müssen,
weil die Vasodilatation nicht von einer Steigerung des Herzzeitvolumens gefolgt war, ist nicht ganz eindeutig, da auch die preload abgenommen hat. Wenn das venöse Angebot an das Herz sinkt,
kann das Herz natürlich nicht mehr fördern. Die Einschränkung
der kardialen Funktion scheint daher mehr zirkulatorisch als
primär kardial bedingt zu sein.

FRAGE:
Wie hoch ist die Proteinbindung des Flunitrazepam? Wirken sich
pathologische Abweichungen des Proteingehalts auf die Wirkung
von Flunitrazepam aus?

ANTWORT:
Im Plasma ist Flunitrazepam 80 % an Eiweiß, vorwiegend an Albu-
min, gebunden. Das Gesamtverteilungsvolumen von Flunitrazepam
beträgt mehr als 200 l. Von der gesamten, im Körper vorhandenen
Menge sind also weniger als 2 % an die Proteine des Plasmas gebunden. Eine isolierte Verarmung des Körpers an Plasmaproteinen
wird sich deshalb auf seine Wirkung kaum auswirken. Anders ist
es hingegen, wenn der Gesamtkörper massiv an Eiweiß und/oder
Fett verarmt wird. Unter diesen Umständen wird mit Sicherheit
das Verteilungsvolumen beachtlich verkleinert werden. Entsprechend werden die Plasmakonzentrationen und wahrscheinlich auch
die Konzentrationen am Wirkungsort höher sein als gewöhnlich.
Am ehesten dürften solche Verhältnisse bei kachektischen Patienten angetroffen werden, von denen ja ganz allgemein bekannt ist,
daß sie besonders vorsichtig therapiert werden müssen.

Zusammenfassung der Diskussion

Teil II. Klinische Anwendung

FRAGE:
Muß man nach den vorgetragenen Befunden fordern, daß die intravenöse Gabe von Flunitrazepam nur erfolgen darf, wenn eine Möglichkeit zur sofortigen Beatmung des Patienten besteht?

ANTWORT:
Das Ausmaß der atemdepressorischen Wirkung ist sowohl abhängig von der Dosis als auch von der Injektionsgeschwindigkeit. Die intravenöse Gabe von Flunitrazepam sollte daher nur dort erfolgen, wo eine kontinuierliche Überwachung und die Möglichkeit zur Beatmung gegeben ist.

FRAGE:
BENKE hat nachgewiesen, daß der Lösungsvermittler des Diazepam eine atemantriebssteigernde Wirkung besitzt. Ist ein solcher Effekt auch von dem Lösungsvermittler des Flunitrazepam zu erwarten?

ANTWORT:
Die Arbeitsgruppe um VONTIN hat Blutgasanalysen nach Gabe des reinen Lösungsvermittlers durchgeführt. Dabei ergaben sich keine sichtbaren Veränderungen.

FRAGE:
Kann die Kombination von Ketamin mit Flunitrazepam unter Beibehaltung einer Spontanatmung empfohlen werden?

ANTWORT:
Die Meinungen gingen bei der Beantwortung dieser Frage etwas auseinander. Nach BRÜCKNER sollte eine solche Kombination nicht zur Narkose beim spontan atmenden Patienten eingesetzt werden, da unter Umständen auch Ketamin zusätzlich zum Flunitrazepam atemdepressive Wirkungen entfalten kann. BERGMANN hingegen meint, daß die Phase der atemdepressorischen Wirkung nur unmittelbar nach der intravenösen Injektion von Flunitrazepam gegeben sei, so daß man durchaus eine solche Kombination für eine Narkose in Spontanatmung in Erwägung ziehen könne. Die Tübinger Arbeitsgruppe verweist auf eine steigende Anzahl von Narkosen unter Spontanatmung; sie ist nicht geeignet bei starken Alkoholikern und ausgeprägtem Analgetikaabusus.

FRAGE:
Wird der Säuren-Basen-Haushalt durch die Gabe von Flunitrazepam
beeinflußt, bzw. wie wirkt sich eine Alkalose oder Azidose auf
die Wirkung von Flunitrazepam aus?

ANTWORT:
Die Veränderungen der respiratorischen Komponente des Säuren-
Basen-Haushaltes sind bereits besprochen worden. Metabolische
Veränderungen des Säuren-Basen-Haushaltes sind von TARNOW nicht
gefunden worden. Untersuchungen über eine Beeinflussung der Substanz durch eine bestehende Alkalose bzw. Azidose stehen noch
aus.

FRAGE:
Wie verhält sich die Sauerstoffaufnahme nach Gabe von Flunitrazepam?

ANTWORT:
Die Sauerstoffaufnahme ist nach Flunitrazepam geringfügig erniedrigt.

FRAGE:
Sind Veränderungen des Stoffwechsels zu erwarten?

ANTWORT:
Unter Gabe von Flunitrazepam sinkt der Grundumsatz. Sowohl im
Kohlenhydrat- als auch im Fettstoffwechsel fanden sich keine
klinisch relevanten Veränderungen.

FRAGE:
Welche Auswirkungen auf die Hämodynamik sind nach Gabe von Flunitrazepam zu erwarten?

ANTWORT:
Nach Gabe von Flunitrazepam kam es vorwiegend aufgrund einer
Gefäßerweiterung zu einem Abfall des systolischen Druckes und
des arteriellen Mitteldruckes (TARNOW). Dies soll nicht drama-
tisiert werden; in Kombination mit anderen Anästhetika - und
das wird in der Regel der Fall sein, da Flunitrazepam ja kein
Monoanästhetikum ist - muß in Einzelfällen, besonders wenn bereits ein Volumenmangel besteht, durchaus mit Kreislaufveränderungen gerechnet werden. Prinzipiell ist zu sagen, daß eine
Kreislaufüberwachung ähnlich der Überwachung der Atmung zur
Routine gehören sollte.

Nach den Ausführungen von BRÜCKNER ist festzuhalten, daß bei
Flunitrazepam eine wesentlich größere Sicherheitsbreite gegenüber anderen intravenösen Anästhetika besteht; dies schließt
allerdings nicht aus, daß es im Einzelfall oder bei besonderer

Prädisposition zu Blutdruckabfällen kommen kann. Bei den mittel-
gradigen Kreislaufveränderungen erscheint der Abfall des peripheren Gefäßwiderstandes und des Aortendruckes vielleicht am be-
deutsamsten, denn dieser Effekt kann bei Patienten, die schon
nach Bettlägrigkeit von ein bis zwei Tagen einen relativen Volumenmangel entwickeln können, hämodynamisch bei der Einleitung
der Anästhesie mit Flunitrazepam durchaus wirksam werden. Ein
anderer - eine Koronardilatation - wurde nur im Tierexperiment
und erst in hoher Dosierung gesehen. Kreislaufphänomene sind
viel eher von seiten der Verminderung des peripheren Gefäßwiderstandes zu erwarten.

Die Wirkungen auf die Kontraktilität des Herzens waren sowohl
bei den experimentellen Untersuchungen als auch bei den Untersuchungen von TARNOW im Vergleich zu anderen Medikamenten so
diskret, daß hier besondere Gefahren nicht zu erwarten sind.

Die Auswirkungen auf den Kreislauf werden immer eine Kombination sämtlicher Einzelwirkungen sein. Kann man dem Flunitrazepam etwas geringere Wirkungen auf die Hämodynamik zuschreiben
als anderen Einleitungshypnotika, ist das durchaus von Vorteil.
Außerdem ist eine Vasodilatation besser zu behandeln als eine
Myokarddepression. Die Vasodilatation kann man mühelos durch
Volumengabe kompensieren; kommt noch dazu, daß der Sauerstoffverbrauch des Myokards und die Herzarbeit vermindert werden,
wirkt sich dies für Koronarpatienten auch günstig aus; insgesamt kann das Flunitrazepam daher in Hinblick auf seine Auswirkungen auf die Hämodynamik während der Narkoseeinleitung günstig
beurteilt werden. Es sollte jedoch bekannt sein, daß es bei
schneller Injektion und bei Patienten mit vorbestehendem Volumenmangel zu Blutdruckabfällen kommen kann, die sich insbesondere bei Patienten mit koronarer Herzkrankheit negativ auswirken können.

FRAGE:
Wie kommt es zu einer Erhöhung der Koronardurchblutung unter
Flunitrazepam?

ANTWORT:
Die von BRÜCKNER am Hund unter hoher Dosierung gemessene Erhöhung der Koronardurchblutung geht über das Maß hinaus, was durch
metabolische Veränderungen, Erhöhung der Frequenz oder Beeinflussung der pre- und afterload, eine Änderung der Kontraktilität oder durch Veränderungen der myokardialen Wandspannung zu
erwarten gewesen wäre. Die Veränderungen dieser Parameter waren
zu gering, um den Anstieg der Koronardurchblutung zu erklären.
Man kann den Schluß ziehen, daß hier eine spezifische, gefäßdi-
latierende Wirkung der Substanz vorliegt.

VONTIN hat Flunitrazepam mit verschiedenen Analgetika kombiniert
(Fentanyl, Pentazocin, Ketamin). Die günstigsten postoperativen
Blutgasanalysen wurden bei der Flunitrazepam-Ketamin-Kombination
gefunden (8).

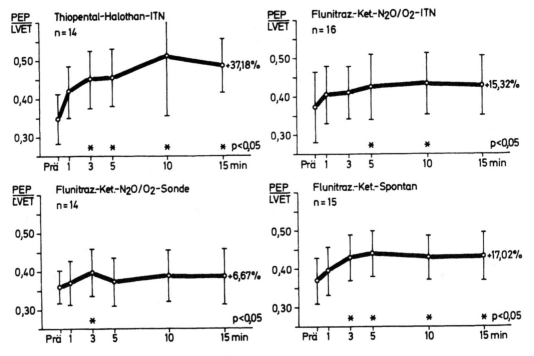

Abb. 3. Darstellung des Kontraktilitätsparameters PEP/LVET
(= Anspannungszeit/Auswurfzeit) während der Narkoseeinleitung
bei verschiedenen Anästhesieverfahren. Dosierungen: Thiopental
150 - 250 mg, Halothan 0,5 - 0,7 Vol.%, Flunitrazepam 0,5 - 2 mg,
Ketamin 1 mg/kg KG. Prämedikation mit 1,0 - 1,5 ml Thalamonal,
sechs Patienten der Thiopental-Halothan-Gruppe, vier Patienten
mit Flunitrazepam-Ketamin mit Intubation (ITN), zwei der Gruppe
mit N$_2$O/O$_2$-Sonde und drei Patienten der Flunitrazepam-Ketamin-
Spontanatmungsgruppe. Die stärksten Veränderungen zeigten sich
nach Einleitung mit Thiopental-Halothan (37 - 46 %). Bei der
Spontanatmungsgruppe mit Flunitrazepam-Ketamin und N$_2$O/O$_2$-Sonde
lagen nach 5 min keine signifikanten Veränderungen bei PEP/LVET
mehr vor

Außerdem wurde der sogenannte Kontraktilitätsparameter PEP/LVET
bei Kombinationen mit Flunitrazepam und Ketamin unter Beatmung
und Spontanatmung verglichen. Die Flunitrazepam-Ketamin-Kombination mit Intubation wurde mit der Einleitungsphase bei einer
Thiopental-Halothan-Narkose verglichen. Obwohl die Thiopental-
Halothan-Gruppe die besten Ausgangswerte der Myokardfunktion
enthielt (PEP/LVET = 0,35), ergaben sich in der 15minütigen
Einleitungsphase bei dieser Anästhesieform die stärksten Verminderungen der Myokardkontraktilität (Abb. 3).

FRAGE:
Liegen Untersuchungen vor, ob die Substanz negativ inotrope Wirkungen am Papillarmuskel ausübt?

ANTWORT:
Untersuchungen dieser Art sind noch nicht durchgeführt worden.

FRAGE:
Kommt es bei alleiniger Gabe von Flunitrazepam zur Einleitung einer Narkose zum Anstieg der Herzfrequenz?

ANTWORT:
Sowohl bei alleiniger Gabe als auch bei Kombination mit Analgetika konnte ein Anstieg der Herzfrequenz um maximal 10 % beobachtet werden.

FRAGE:
Kommt es zu Änderungen der Hirndurchblutung oder des Hirndruckes?

ANTWORT:
Diese Frage kann nur aufgrund klinischer Erfahrungen beantwortet werden. MILEWSKI und FRICKE fanden bei Liquordruckmessungen vor Spinalanästhesien bei zehn Patienten nach Flunitrazepamgabe einen deutlichen Abfall zwischen 1 und 4 cm H_2O (Tabelle 3). BERGMANN berichtet über eine Untersuchungsreihe, in der der intrakranielle Druck nach Gabe von Diazepam gemessen wurde. Dabei konnten keine Veränderungen des intrakraniellen Druckes festgestellt werden. Bisher konnten nur wenige Untersuchungen mit Flunitrazepam durchgeführt werden, sie ergaben ein Absinken des Liquordruckes in drei Fällen (VONTIN) und des intrakraniellen Druckes bei einem direkt gemessenen Fall.

Tabelle 3. Lumbaler Liquordruck nach Gabe von Flunitrazepam
$\bar{x} \pm s$; n = 10; Alter (Jahre) 70,7 $\pm$ 4,4

	vor	nach	Irrtumswahr-scheinlich-keit
	Gabe von 0,4 - 0,7 mg Flunitrazepam i.v.		
Arterieller Mitteldruck (mm Hg)	90,3 $\pm$ 11,4	91,7 $\pm$ 10,0	nicht signifikant
Pulsfrequenz/min	76,8 $\pm$ 14,5	77,0 $\pm$ 11,8	nicht signifikant
Liquordruck (cm H_2O)	16,1 $\pm$ 2,6	13,8 $\pm$ 2,7	p < 0,001

Unter dem Vorbehalt, daß Veränderungen des lumbalen Liquordruckes nicht immer die intrakraniellen Verhältnisse widerspiegeln (BERGMANN), erlaubt dieser eindeutige, bei jedem der untersuchten Patienten verifizierbare Befund im Verein mit der Feststellung, daß auch der Augeninnendruck unter Flunitrazepam abnimmt, doch den Rückschluß, daß unter der Einwirkung dieses Mittels kaum eine Zunahme des intrakraniellen Druckes erwartet werden kann.

FRAGE:
Welche Wirkung übt Flunitrazepam auf den Augeninnendruck aus?

ANTWORT:
EISELE und MILEWSKI fanden nach Gabe von Flunitrazepam eine signifikante Verminderung des Augeninnendruckes beider Seiten. Die Untersuchungen wurden bei zehn augengesunden gynäkologischen Patientinnen im Verlauf von vaginalen Eingriffen vor und nach Gabe von Flunitrazepam gemessen. Nach Stabilisierung der Kreislaufverhältnisse wurde unter Normoventilation 1,0 mg Flunitrazepam intravenös verabreicht. Mit dem Handaplanationstonometer nach Dräger erfolgte dann alle 5 min die Bestimmung des Augeninnendruckes. Noch nach 20 min ließ sich eine signifikante Senkung des intraokulären Druckes gegenüber dem Ausgangswert registrieren. Eine Blutdrucksenkung trat in dem beobachteten Zeitraum nicht auf (Tabelle 4).

Die Arbeitsgruppe um VONTIN bestätigt dies: Sie fanden bei 13 Patienten nach Flunitrazepam ebenfalls regelmäßig eine Abnahme des Augeninnendruckes (Messung mit dem Aplanationstonometer).

Orientierende Untersuchungen am Kantonsspital Zürich (HEINZL) ergaben, daß Veränderungen des Augeninnendruckes bei Narkoseeinleitung mit Flunitrazepam mit dem Verhalten des systolischen Druckes korrelierten.

FRAGE:
Sind Veränderungen der Gerinnung nach Flunitrazepam beobachtet worden?

ANTWORT:
Bei 11 Patienten wurden Quickwert, PTT und Thrombinzeit 5 und 60 min nach Flunitrazepamgabe bestimmt. Es fanden sich keine Veränderungen.

FRAGE:
Kann Flunitrazepam zur ambulanten Narkose eingesetzt werden?

ANTWORT:
Die lange Wirkung des Flunitrazepam läßt es als ungeeignet für den Einsatz bei ambulanten Narkosen erscheinen. Eine Empfehlung für die ambulanten Narkosen auch nur in Ausnahmefällen würde allen Prinzipien widersprechen, die für eine ambulante Narkose gelten. Zu diesen Grundprinzipien gehört die rasche Wiederherstellung aller Funktionen, die durch die Narkose gestört worden

Tabelle 4. Augeninnendruck vor und nach Gabe von Flunitrazepam (IOD = intraokulärer Druck)
$\overline{x} + s$; n = 10, **$p < 0,01$; *$p < 0,05$

| | vor Gabe von 1 mg | nach Gabe von Flunitrazepam i.v. | | | |
		5 min	10 min	15 min	20 min
Arterieller Mitteldruck (mm Hg)	94,2 ± 11,2	93,0 ± 18,9	96,0 ± 15,5	98,4 ± 14,0	98,2 ± 15,5
Pulsfrequenz/min	92,1 ± 12,1	85,7 ± 12,2	83,2 ± 12,4	84,3 ± 12,7	82,5 ± 13,4
PCO_2 (mm Hg)	38,2 ± 4,6	39,4 ± 5,0	39,0 ± 4,4	39,8 ± 3,6	40,9 ± 4,6
IOD links (mm Hg)	12,1 ± 1,5	10,1 ± 1,9**	10,0 ± 2,0**	10,3 ± 1,6**	11,3 ± 1,9*
IOD rechts (mm Hg)	12,1 ± 1,9	10,2 ± 1,9**	10,0 ± 2,2**	10,7 ± 1,9*	11,0 ± 1,9*

sind; dies ist bei Flunitrazepam nicht der Fall, unabhängig von der Frage der Straßenfähigkeit und auch unabhängig davon, daß ambulante Narkosen mit Flunitrazepam gemacht worden sind.

FRAGE:
Ist Flunitrazepam zur Prämedikation geeignet, wenn ja, in welcher Dosierung und in welcher Applikationsform? Kann man durch eine intramuskuläre Gabe eine ausreichende präoperative Sedierung und Anxiolyse erreichen?

ANTWORT:
Aus pharmakologischer Sicht ist damit zu rechnen, daß etwa nach 20 min mit größter Wahrscheinlichkeit wirksame Plasmakonzentrationen bestehen. Aufgrund von Aufnahme und Elimination wird nach intramuskulärer wie nach peroraler Gabe etwa um die zweite bis dritte Stunde nach Applikation die maximale Plasmakonzentration erreicht, d. h. das Maximum der Wirkung. Nach 3 h sind ca. 25 % der Substanz noch nicht aufgenommen, diese werden nur langsam resorbiert, da die Konzentrationsdifferenz jetzt gering geworden ist. Dieser Faktor muß bei einer späteren intravenösen Gabe von Anästhetika mit berücksichtigt werden.

Klinisch kann Flunitrazepam grundsätzlich zur Prämedikation empfohlen werden. Eine intravenöse Prämedikation sollte jedoch nur erfolgen, wenn eine ständige Überwachung gewährleistet ist. Dabei sollte die Dosis eine Grenze von 0,5 mg möglichst nicht überschreiten. Wie bei jedem Medikament ergibt sich auch hier eine individuelle Reaktionsweise. Die Dosierung bei i.m. Injektion liegt zwischen 0,5 mg und maximal 2,0 mg.

DÖLP berichtet über sehr gute Erfahrungen mit der präoperativen intramuskulären Gabe von Flunitrazepam. Bis auf wenige Ausnahmen waren alle Patienten schläfrig und gaben an, sich wohlzufühlen. Da die Patienten grundsätzlich, und zwar unabhängig vom Operationszeitpunkt, morgens gegen 7.00 Uhr Flunitrazepam intramuskulär erhielten, waren sie bis zum OP-Beginn ausreichend anxiolytisch und sedierend versorgt.

Über eine nicht ausreichende Wirkung von intramuskulär gegebenem Flunitrazepam 1 h vor der Operation zum Zwecke der Prämedikation berichten dagegen EBERLEIN, HEERMANN und KURKA. In vielen Fällen sei eine Sedierung nicht eingetreten. Die Diskussion ergibt, daß offensichtlich eine Diskrepanz in der Erwartung einer Medikamentenwirkung besteht. Eine sedierende Wirkung kann mit den angegebenen Dosierungen bei intramuskulärer Injektion nicht immer erwartet werden, wohl aber eine suffiziente und dauerhafte Anxiolyse. Eine spätere intravenöse Gabe nach vorausgegangener intramuskulärer Injektion (2 - 3 h vorher) erfährt eine deutliche Wirkungsverstärkung und -verlängerung.

FRAGE:
Welche Dosierung ist bei der Prämedikation von Kindern mit Flunitrazepam anzusetzen?

ANTWORT:
Gute Erfahrungen bei der Prämedikation von Kindern werden im
Kantonsspital Zürich mit einer Dosierung von 0,05 mg/kg gemacht. 80 % der Kinder kommen unter dieser Prämedikation schlafend im OP an, 7 - 8 % in einem gut sedierten Zustand; 1 - 2 %
der Kinder sind erregt. Auch zur Einleitung werden deutlich höhere Dosierungen empfohlen als für den Erwachsenen. So liegt die
Dosisobergrenze für Kinder bei 0,1 mg/kg KG (HEINZL).

FRAGE:
Ergeben sich aus den klinischen Untersuchungen Hinweise, wonach
für bestimmte Patientengruppen oder operative Eingriffe sich
Flunitrazepam besonders eignet?

ANTWORT:
Je länger eine Operation dauert, je älter der Patient ist und
je mehr eine kardiovaskuläre Vorschädigung besteht, um so mehr
kann Flunitrazepam als geeignete Substanz für eine Narkose angesehen werden. Besonders günstig wirkt sich die sichere Amnesie bei allen Eingriffen in Lokalanästhesie aus.

FRAGE:
Gibt es Substanzen, mit denen Flunitrazepam nicht kombiniert
werden sollte?

ANTWORT:
Es gibt keine generelle Kontraindikation zur Kombination mit anderen Medikamenten, es sollte nur vermerkt werden, daß Flunitrazepam die Wirkung aller zentral wirkenden Medikamente verstärkt.

FRAGE:
Sind Kontraindikationen für die Anwendung von Flunitrazepam bekannt?

ANTWORT:
Patienten mit Myasthenia gravis sollte diese Substanz nicht gegeben werden. Bisher gibt es keinen Hinweis darauf, daß Flunitrazepam bei Porphyrie oder maligner Hyperthermie kontraindiziert
ist. Bei der Sectio caesarea sollte bis zur Abnabelung des Kindes kein Flunitrazepam verabreicht werden. Desgleichen sollten
Frühgeborene, Neugeborene und Säuglinge in schlechtem Allgemeinzustand kein Flunitrazepam erhalten, da bei diesen Kindern mit
einem erheblich verzögerten Abbau zu rechnen ist.

FRAGE:
Kann Flunitrazepam zur Anwendung im Dauertropf im intensivmedi-
zinischen Bereich empfohlen werden?

ANTWORT:
Allgemein ist zu sagen, daß eine Dauertropfinfusion aus zwei
Gründen indiziert sein kann:
1. Ein kurz wirksamer Wirkstoff soll über einen längeren Zeitraum hinweg gegeben werden,
2. eine bestimmte Dosis eines lang wirksamen Medikaments soll
   aus injektionstechnischen Gründen besonders langsam zugeführt
   werden.

Diese beiden Bedingungen treffen für Flunitrazepam im Intensiv-
medizinbereich nicht zu, so daß Flunitrazepam im Regelfall in
Form von Einzelinjektionen zu geben ist.

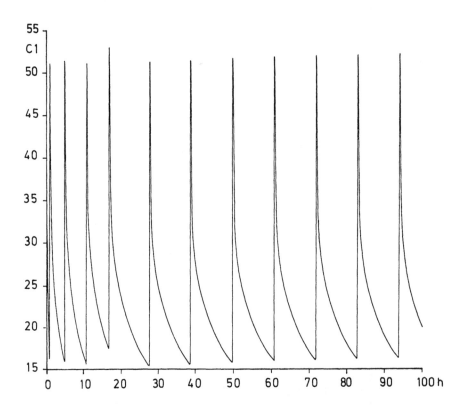

Abb. 4. Theoretisch erwartete Plasmaspiegel nach Verabreichung
von 2 mg Flunitrazepam zu den folgenden Zeitpunkten: O, 2, 8,
18, 30, 42 und 54 h (etc. alle 12 h)

Setzt man Flunitrazepam in der Intensivpflege ein, dann wünscht
man wohl eine andauernd starke Sedation des Patienten, vergesell-
schaftet mit vollständiger oder wenigstens weitgehender Amnesie,
die Abschirmung des Patienten gegen jegliche Art von Streß. Wird
der Patient assistiert beatmet, dann sollte Flunitrazepam dazu
beitragen, daß der Tubus möglichst gut ertragen wird und daß
sich der Patient möglichst widerstandslos in den künstlichen

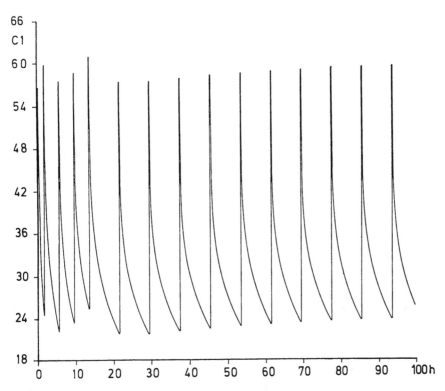

Abb. 5. Theoretisch erwartete Plasmaspiegel nach Verabreichung von 2 mg Flunitrazepam zu den folgenden Zeitpunkten: O, 20 min, 2, 6, 10, 14, 22 und 30 h (etc. alle 8 h)

Beatmungsrhythmus einfügt. Andererseits sollte gewährleistet sein, daß der Patient nach Absetzen des Medikaments nicht während einer sehr langen Zeit noch unter einer massiven Flunitrazepamwirkung steht. Wir glauben, daß diese Ziele erreicht werden können, wenn die Plasmakonzentrationen von Flunitrazepam dauernd über 15 - 20 ng gehalten werden und dann andererseits ein Therapieschema gewählt wird, das zur möglichst geringfügigen Kumulation der Wirksubstanz führt. Wir haben ein Therapieschema durchgerechnet, das unseren Idealvorstellungen recht nahe kommt. Während der ganzen Therapiezeit wird die Therapiedosis konstant gehalten und bis zum Erreichen der steady state-Bedingungen das Dosierungsintervall geändert (Abb. 4 und 5). Wir sind der Meinung, daß ein günstiges Therapieschema in der Intensivpflege darin bestehen könnte, die zweite Dosis 20 min nach der ersten, die dritte nach 2 h, die folgenden nach 6, 10 und 14 h zu verabreichen und dann schließlich definitiv auf ein 8-Stunden-Intervall überzugehen.

Diese Plasmaspiegel sagen jedoch nichts über sonstige Wirkungen von Flunitrazepam aus, was unter anderem für die bei Tetanuspatienten erwünschten relaxierenden Effekte zutrifft.

FRAGE:
Ist Flunitrazepam zur Behandlung des Alkoholdelirs geeignet?

ANTWORT:
Nach den Erfahrungen von NEUBAUER und KURKA ist eine Behandlung
des Alkoholdelirs mit Flunitrazepam - allerdings in sehr hohen
Dosierungen bis 80 mg/Tag - möglich. Der Hersteller weist allerdings darauf hin, daß die Behandlung eines Alkoholdelirs mit
Benzodiazepinen (also auch mit Flunitrazepam) nicht empfohlen
werden kann, da die Gefahr des "Umsteigens" unverhältnismäßig
hoch sei. Allenfalls ist Flunitrazepam zur kurzzeitigen initialen Sedierung solcher Patienten geeignet. Benzodiazepine sind
per se in der Regel nicht suchtauslösend. Ein Abhängigkeitsver-
halten von Benzodiazepinen tritt häufig bei Polytoxikomanen ein,
die auch Benzodiazepine in den Mißbrauch einbeziehen.

FRAGE:
Gibt es juristische Besonderheiten, die bei der Gabe von Flunitrazepam besonders zu beachten sind? Muß der Patient im Rahmen der
Aufklärungspflicht auf eine eventuell verminderte Geschäftsfähigkeit nach Flunitrazepamgabe hingewiesen werden (Amnesieproblem)?

ANTWORT:
Amnesien sind nicht flunitrazepamspezifisch. Allerdings sollte
man bei der Aufklärung den Patienten auf eine eventuell verminderte Geschäftsfähigkeit aufmerksam machen. Nachdem Flunitrazepam nicht für die ambulante Narkose empfohlen wird, sollten sich
daraus für den Anästhesisten keine besonderen Probleme ergeben.
Der Zeitpunkt der verminderten Geschäftsfähigkeit muß mit mindestens 8 h angesetzt werden, wenn man überhaupt aus den Elimi-
nationskurven Rückschlüsse auf eine juristische Verantwortlich-
keit ziehen kann.

Literatur

1. BOISSIER, J. R., SIMON, P., WOLFF, J. M.: Sur une action
   paradoxale du chlordiazépoxide (Librium). Therapie 18, 1247
   (1963).

2. CAVANAGH, D., CONDO, C. S.: Diazepam - a pilot study of drug
   concentrations in maternal blood, amniotic fluid and cord
   blood. Curr. Ther. Res. 6, 122 (1964).

3. COUNCIL ON DRUGS: Evaluation of a tranquilizing agent diazepam (Valium). J. amer. med. Ass. 189, 371 (1964).

4. ERKKOLA, R., KANTO, J., KANGAS, L., PHROINEN, O.: Feto-ma-
   ternal concentrations of diazepam and N-demethyl-diazepam
   after intra-amniotic diazepam injection. Inter. J. Gynaecol.
   Obst. 14, 213 (1976).

5. HIPPIUS, H.: Komplikationen der Langzeittherapie mit Psychopharmaka. Der Landarzt 41, 933 (1965).

6. INGRAM, J. M., TIMBURY, G. C.: Side-effects of Librium. Lan-
   cet II, 766 (1960).

7. DE SILVA, J. A. F., D'ARCONTE, L., KAPLAN, J.: The determination of blood levels and the placental transfer of diazepam
   in humans. Curr. Ther. Res. 6, 115 (1964).

8. VONTIN, H., HELLER, W., SCHORER, R.: Analgosedierung und
   Ataranalgesie: Untersuchungen über "Rohypnol" und Kombinationen mit Analgetika. In: Bisherige Erfahrungen mit "Rohypnol" (Flunitrazepam) in der Anästhesiologie und Intensivtherapie (eds. W. HÜGIN, G. HOSSLI, M. GEMPERLE), p. 149. Basel:
   Editiones Roche 1976.

Klinische Anästhesiologie und Intensivtherapie

Band 5: Mikorzirkulation
Workshop April 1974
Herausgeber: F. W. Ahnefeld, C. Burri, W. Dick, M. Halmágyi
Unter Mitarbeit zahlreicher Fachwissenschaftler
1974. 126 Abbildungen, 8 Tabellen. XI, 207 Seiten
DM 24,–; US $ 12.00   ISBN 3-540-06981-X

Band 6: Grundlagen der postoperativen Ernährung
Workshop Mai 1974
Herausgeber: F. W. Ahnefeld, C. Burri, W. Dick, M. Halmágyi
Unter Mitarbeit zahlreicher Fachwissenschaftler
1975. 89 Abbildungen. IX, 128 Seiten
DM 24,–; US $ 12.00   ISBN 3-540- 07209-8

Band 7: Infusionstherapie II: Parenterale Ernährung
Workshop Dezember 1974
Herausgeber: F. W. Ahnefeld, C. Burri, W. Dick, M. Halmágyi
Unter Mitarbeit zahlreicher Fachwissenschaftler
1975. 103 Abbildungen. X, 214 Seiten
DM 28,–; US $ 14.00   ISBN 3-540-07288-8

Band 8: Prohylaxe und Therapie bakterieller Infektionen
Workshop Januar 1975
Herausgeber: F. W. Ahnefeld, C. Burri, W. Dick, M. Halmágyi
Unter Mitarbeit zahlreicher Fachwissenschaftler
1975. 65 Abbildungen. X, 217 Seiten
DM 28,–; US $ 14.00   ISBN 3-540-07429-5

Band 9: Indikation, Wirkung und Nebenwirkung kolloidaler Volumenersatzmittel
Symposium April 1975
Herausgeber: F. W. Ahnefeld, H. Bergmann, C. Burri, W. Dick, M. Halmágyi, E. Rügmheimer
Unter Mitarbeit zahlreicher Fachwissenschaftler
1975. 27 Abbildungen. X, 103 Seiten
DM 24,–; US $ 12.00   ISBN 3-540-07464-3

Band 10: Notfallmedizin
Workshop April 1975
Herausgeber: F. W. Ahnefeld, H. Bergmann, C. Burri, W. Dick, M. Halmgyi, E. Rügheimer
Unter Mitarbeit zahlreicher Fachwissenschaftler
1976. 109 Abbildungen. XIII, 386 Seiten
DM 48,–; US $ 24.00   ISBN 3-540-07581-X

Die Bänder 1-4 sind im J. F. Lehmanns Verlag München erschienen

Preisänderungen vorbehalten

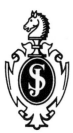

Springer-Verlag
Berlin
Heidelberg
New York

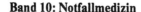

Klinische Anästhesiologie und Intensivtherapie

Band 12: Der Risikopatient in der Anästhesie
2. Respiratorische Störungen
Herausgeber: F.W. Ahnefeld, H. Bergmann, C. Burri, W. Dick,
M. Halmágyi, E. Rügheimer
Unter Mitarbeit zahlreicher Fachwissenschaftler
1976. 79 Abbildungen, 52 Tabellen. X, 240 Seiten
DM 38,–; US $ 19.00   ISBN 3-540-08039-2

Band 13: Fortschritte in der parenteralen Ernährung
Herausgeber: F.W. Ahnefeld, H. Bergmann, C. Burri, W. Dick,
M. Halmágyi, L. Heller, E. Rügheimer
Unter Mitarbeit zahlreicher Fachwissenschaftler
1977. 96 Abbildungen, 31 Tabellen. X, 245 Seiten (85 in
Englisch)
DM 34,–; US $ 17.00   ISBN 3-540-08262-X

Band 14: Infusionslösungen
Technische Probleme in der Herstellung und Anwendung
Herausgeber: F.W. Ahnefeld, H. Bergmann, C. Burri, W. Dick,
M. Halmágyi, E. Rügheimer
Unter Mitarbeit zahlreicher Fachwissenschaftler
1977. 59 Abbildungen, 56 Tabellen. XIV, 240 Seiten
DM 36,–; US $ 18.00   ISBN 3-540-08404-5

Band 15: Wasser–Elektrolyt- und Säuren-Basen-Haushalt
Herausgeber: F.W. Ahnefeld, H. Bergmann, C. Burri, W. Dick,
M. Halmágyi, E. Rügheimer
Unter Mitarbeit zahlreicher Fachwissenschaftler
1977. 89 Abbildungen, 37 Tabellen. X, 194 Seiten
DM 32,–; US $ 16.00   ISBN 3-540-08509-2

**Band 16: Grundlagen der Ernährungsbehandlung im
Kindesalter**
Herausgeber: F.W. Ahnefeld, H. Bergmann, C. Burri, W. Dick,
M. Halmágyi, E. Rügheimer
Unter Mitarbeit zahlreicher Fachwissenschaftler
1978. 90 Abbildungen, 57 Tabellen. XI, 246 Seiten
DM 36,–; US $ 18.00   ISBN 3-540-08609-9

Preisänderungen vorbehalten

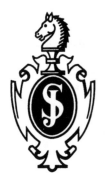

Springer-Verlag
Berlin Heidelberg New York

Printed in the USA
CPSIA information can be obtained
at www.ICGtesting.com
LVHW071959160124
769138LV00012B/721